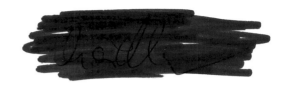

D1704031

W. Hausotter

Neurologische Begutachtung

Einführung und praktischer Leitfaden

W. Hausotter

Neurologische Begutachtung

Einführung und praktischer Leitfaden

Mit 6 Abbildungen
und 101 Tabellen

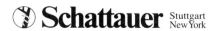 Schattauer Stuttgart
New York

Dr. med. Wolfgang Hausotter

Facharzt für Neurologie
Facharzt für Psychiatrie
Sozialmedizin – Rehabilitationswesen
Spezielle Schmerztherapie
Martin-Luther-Straße 8
87527 Sonthofen/Allgäu

Bibliografische Information der Deutschen Bibliothek
Die Deutsche Bibliothek verzeichnet diese Publikation
in der Deutschen Nationalbibliografie; detaillierte
bibliografische Daten sind im Internet über
<http://dnb.ddb.de> abrufbar.

Besonderer Hinweis:
Die Medizin unterliegt einem fortwährenden Entwick-
lungsprozess, sodass alle Angaben, insbesondere zu
diagnostischen und therapeutischen Verfahren, immer
nur dem Wissensstand zum Zeitpunkt der Druckle-
gung des Buches entsprechen können. Hinsichtlich der
angegebenen Empfehlungen zur Therapie und der
Auswahl sowie Dosierung von Medikamenten wurde
die größtmögliche Sorgfalt beachtet. Gleichwohl werden die Benutzer aufgefordert, die Beipackzettel und
Fachinformationen der Hersteller zur Kontrolle heran-
zuziehen und im Zweifelsfall einen Spezialisten zu
konsultieren. Fragliche Unstimmigkeiten sollten bitte
im allgemeinen Interesse dem Verlag mitgeteilt werden. Der Benutzer selbst bleibt verantwortlich für jede
diagnostische oder therapeutische Applikation, Medikation und Dosierung.
In diesem Buch sind eingetragene Warenzeichen
(geschützte Warennamen) nicht besonders kenntlich
gemacht. Es kann also aus dem Fehlen eines entsprechenden Hinweises nicht geschlossen werden, dass es
sich um einen freien Warennamen handelt.

Das Werk mit allen seinen Teilen ist urheberrechtlich
geschützt. Jede Verwertung außerhalb der Bestimmungen des Urheberrechtsgesetzes ist ohne schriftliche
Zustimmung des Verlages unzulässig und strafbar.
Kein Teil des Werkes darf in irgendeiner Form ohne
schriftliche Genehmigung des Verlages reproduziert
werden.

© 2006 by Schattauer GmbH,
Hölderlinstraße 3, 70174 Stuttgart, Germany
E-Mail: info@schattauer.de
Internet: http://www.schattauer.de
Printed in Germany

Lektorat: Marion Lemnitz, Berlin
Umschlagabbildung: Picture Press/Illustration Source/
Marc Bruce
Satz: Satzpunkt Ewert GmbH, Bayreuth
Druck und Einband: fgb – freiburger graphische
betriebe GmbH & Co KG, Freiburg

ISBN 3-7945-2405-5

Wer da will, dass sein Urteil Glauben finde, spreche es kalt und ohne Leidenschaften aus. Denn alle Heftigkeit entspringt aus dem Willen: daher wird man diesem und nicht der Erkenntnis, die ihrer Natur nach kalt ist, das Urteil zuschreiben.

Arthur Schopenhauer

Vorwort

Die 2. Auflage der „Neurologischen Begutachtung" liegt jetzt völlig neu überarbeitet, erweitert und aktualisiert vor. Es wurde nach wie vor großer Wert auf Handlichkeit und Übersichtlichkeit gelegt, um dem neurologischen und psychiatrischen Gutachter ein rasches Nachschlagen im Alltag zu erleichtern. Viele Tabellen und Übersichten sollen einen leichten Zugriff zu den Informationen ermöglichen, die der Sachverständige meist kurzfristig während der Gutachtenerstellung benötigt.

Besonders berücksichtigt wurden die immer häufiger vom neurologischen Gutachter zu beurteilenden funktionellen bzw. somatoformen Störungen einschließlich der chronischen Schmerzsyndrome. Sie stellen inzwischen in der Rentenbegutachtung, aber auch in der Begutachtung nach Unfällen das Gros der geltend gemachten Gesundheitsstörungen dar.

Damit zeigt sich auch das breite Spektrum der Fragestellungen, die heute von einem neurologischen Sachverständigen zu bearbeiten sind.

Das Buch ersetzt keinesfalls ein Lehrbuch der Neurologie oder Psychiatrie. Deshalb sind auch die Angaben zu den einzelnen Krankheitsbildern bewusst knapp gehalten und nur soweit angeführt worden, wie sie zum Verständnis der Beurteilung im Gutachten erforderlich sind. Klinische Einzelheiten, Ätiologie, Pathophysiologie und auch die erforderliche Zusatzdiagnostik sind daher den einschlägigen Lehrbüchern zu entnehmen.

Das Ziel des Buches ist es, dem medizinischen Sachverständigen, der mit Fragestellungen aus dem neurologischen und zum Teil psychiatrischen Bereich bzw. den Grenzgebieten befasst ist, ein handliches Werk zur raschen Information für den Alltag der Begutachtung zur Verfügung zu stellen. Es ist aus der gutachtlichen Praxis entstanden und soll gerade dem praktisch tätigen Gutachter eine Hilfestellung geben.

Im Vordergrund stehen die Fragestellungen aus dem Bereich der gesetzlichen Rentenversicherung, der gesetzlichen und privaten Unfallversicherung, des sozialen Entschädigungsrechts und des Schwerbehindertenrechts, aber auch der privaten Unfallversicherung und der privaten Berufsunfähigkeits-(Zusatz-)Versicherung, wobei auch auf Nachbargebiete eingegangen wird.

Gutachter anderer Fachgebiete wie Chirurgen, Orthopäden, Internisten, Augenärzte, HNO-Ärzte werden immer wieder mit Fragestellungen aus dem neurologischen Bereich konfrontiert werden. Das Buch soll auch ihnen eine rasche Orientierung ermöglichen.

Mein besonderer Dank gilt Frau Dr. med. Andrea Heinrich vom Schattauer Verlag für die engagierte und zuverlässige Betreuung und die gute Zusammenarbeit während der Entstehung des Buches und Frau Marion Lemnitz für die sorgfältige und prompte Lektoratsarbeit.

Sonthofen,
im Herbst 2005 Wolfgang Hausotter

Inhalt

1 Allgemeine Grundlagen der ärztlichen Gutachtertätigkeit

Der moderne Sozialstaat mit seinem Netz der sozialen Sicherung ist darauf angewiesen, rechtliche Entscheidungen über die Gewährung von Sozialleistungen im weitesten Sinne auf ärztliche Beurteilungen zu stützen, die nicht nur Befunde und Diagnosen mitteilen, sondern auch eine differenzierte Einschätzung des Leistungsvermögens zulassen.

1.1 Definition

Unter einem **Gutachten** versteht man die Anwendung besonderer medizinischer Erkenntnisse und Erfahrungen auf einen Einzelfall im Hinblick auf eine bestimmte, zumeist aus rechtlichen Gründen gebotene Fragestellung.

Die Begutachtung kann sich auf *finale* Fragestellungen beziehen, wenn unabhängig von Kausalitätsfragen die bestehenden Gesundheitsstörungen und ihre Auswirkungen auf das berufliche oder soziale Umfeld zu erfassen sind. *Kausale* Gutachten erfordern eine Auseinandersetzung mit Fragen der Ursache der geltend gemachten Gesundheitsstörungen.

1.2 Position des Arztes als Gutachter

Die Position des Arztes als Gutachter unterscheidet sich grundsätzlich von der des behandelnden Arztes. Während der Patient in der Regel freiwillig den Arzt seiner Wahl aufsucht, wird er bei der Begutachtung fast immer zu einem ihm unbekannten Gutachter einbestellt. Damit besteht ein völlig anderes psychologisches und rechtliches Verhältnis als in der Behandlungssituation. Dies sollte auch terminologisch zum Ausdruck kommen. Es ist nicht angebracht, im Gutachten vom „Patienten" zu sprechen, da ja auch kein Behandlungsvertrag zustande kommt. Korrekt sind neutrale Begriffe wie „Proband", „Untersuchter" oder „Versicherter". In der gesetzlichen Unfallversicherung wird meist vom „Verletzten" gesprochen, im Sozialgerichtsverfahren vom „Kläger".

1.3 Schweigepflicht

Der Untersuchte muss sich im Klaren sein, bzw. sollte bei Zweifeln ausdrücklich darauf hingewiesen werden, dass seine Vorgeschichte und seine Befunde an den Auftraggeber des Gutachtens weitergeleitet werden und damit nicht in vollem Umfang der Schweigepflicht unterliegen, wie diese ansonsten in der Behandlungssituation vorausgesetzt wird. Als Ausnahme gelten Fakten und Äußerungen des Untersuchten in Bereichen, die nicht den Gutachtensauftrag und die dortigen Fragestellungen tangieren. Hier gilt unverändert die ärztliche Schweigepflicht gegenüber dem Auftraggeber. Erfährt der Sachverständige beispielsweise bei der Begutachtung eines Karpaltunnelsyndroms von Eheproblemen oder finanziellen Schwierigkeiten, so wird dies nicht in das Gutachten aufgenommen. Soll dagegen die Leistungsfähigkeit eines neurotisch gestörten Probanden für die Rentenversicherung beurteilt werden, so sind derartige Äußerungen natürlich Bestandteil der biographischen Anamnese und damit in das Gutachten aufzunehmen.

Wenn der zu Untersuchende nach entsprechender Einbestellung den Untersuchungstermin wahrnimmt, so zeigt er durch dieses konkludente, d. h. schlüssige Verhalten, dass er mit der Begutachtung und damit der Weitergabe der dadurch gewonnenen Erkenntnisse an den Auftraggeber einverstanden ist. Im Zweifelsfall sollte er ausdrücklich darauf hingewiesen werden.

> Die ärztliche Schweigepflicht ist im Rahmen der Begutachtung naturgemäß eingeschränkt, aber nicht aufgehoben. Sie besteht auch gegenüber dem Auftraggeber für alle Informationen weiter, die nicht in unmittelbarem Zusammenhang mit der Fragestellung des Gutachtenauftrags stehen.

Der Untersuchte bzw. sein Rechtsvertreter hat grundsätzlich das Recht, das erstattete Gutachten einzusehen, was bei der Formulierung beachtet werden sollte. Im Sozialgerichtsverfahren ist das Gericht sogar dazu verpflichtet, den Parteien Ablichtungen des Gutachtens zuzusenden.

1.4   Grundhaltung des Gutachters

Die Grundhaltung des Gutachters muss durch Sachlichkeit, Objektivität, Unparteilichkeit und Neutralität geprägt sein, unabhängig davon, ob es sich um eine Begutachtung für eine Versicherung oder für ein Gericht handelt. Dieses oberste Prinzip kann nicht hoch

genug bewertet werden, ist es doch die Grundlage unserer Tätigkeit und die Vertrauensbasis als medizinischer Sachverständiger für den Auftraggeber wie für den Probanden gleichermaßen. Er unterscheidet sich damit grundsätzlich vom behandelnden Arzt, der sich in der Regel als Anwalt seines Patienten versteht.

Die ansonsten verständnisvolle Haltung des *behandelnden Arztes* gegenüber seinem Patienten im Sinne des „Helfenwollens" ist hier nicht angebracht. Es gibt grundsätzlich auch kein Gutachten nach dem Motto „in dubio pro aegroto". Ein sog. „wohlwollendes Gutachten" dient in aller Regel nicht dem Versicherten, da es leicht von der Gegenseite, d. h. den beratenden Ärzten der Versicherungen, angegriffen werden kann, die aufgrund ihrer Berufserfahrung sehr wohl in der Lage sind, eine einseitige und parteiische Haltung des Gutachters zu erkennen. Sachliche Objektivität führt zur Gleichbehandlung aller Untersuchten und verhindert überzogene Ansprüche des Antragstellers, die nicht selten durch gut meinende Atteste seiner behandelnden Ärzte unterstützt werden, welche eben in einer ganz anderen Beziehung zu ihren Patienten stehen. Gerade dies führt jedoch nicht selten zu lang anhaltenden Rechtsstreitigkeiten bis hin zum „Rentenkampf", der häufig erst nach langen Jahren und vielfach enttäuschend für den Antragsteller endet. Der Hausarzt sollte sich daher auf die Mitteilung objektivierbarer Befunde beschränken und sich rechtlicher Aussagen enthalten, wie „mein Patient ist erwerbsunfähig" oder „mein Patient ist zu 100 % behindert". Nicht selten begnügt sich der behandelnde Arzt jedoch nur mit diesen Formulierungen und verzichtet darauf, Befunde mitzuteilen, sodass im Grunde derartige Atteste sinnlos sind und bei den Patienten nur Begehrensvorstellungen wecken, die letztlich nicht zu befriedigen sind. Damit erweist der behandelnde Arzt seinem Patienten keinen Nutzen, sondern kann ihm eher schaden. Als medizinischer Sachverständiger wünscht man sich ärztliche Befundberichte, die in sachlicher

Form die zum jeweiligen Zeitpunkt erhobenen Befunde und die durchgeführten Behandlungsmaßnahmen mitteilen – ohne überflüssige sozialmedizinische Kommentare, die in aller Regel keine entsprechende Basis haben.

Der Gutachter sollte sich aber seinerseits ebenso einer Kritik an den bisher durchgeführten diagnostischen und therapeutischen Maßnahmen enthalten – vor allem dem Probanden gegenüber –, es sei denn, er wird vom Auftraggeber ausdrücklich dazu aufgefordert.

Er sollte auch nicht bestehende Gesetze oder das Sozialsystem insgesamt kritisieren, schließlich steht ihm dies nicht zu. Private Meinungen haben im Gutachten nichts zu suchen. Je sachlicher und unparteiischer das Gutachten erstellt wird, umso brauchbarer ist es für den Auftraggeber und desto weniger ist es von der Gegenseite angreifbar.

Der medizinische Sachverständige sollte sich stets bewusst sein, dass seine Unparteilichkeit, Sachlichkeit und Objektivität neben seinen Fachkenntnissen die Grundlage seiner Tätigkeit darstellen. Wäre es anders, so könnte auf ihn verzichtet werden.

1.5 Haftung des Gutachters

Der Sachverständige hat sehr wohl haftungsrechtliche Fragen zu berücksichtigen. Eine zivilrechtliche Haftung, d. h. eine Schadensersatzpflicht, kann sich aus der Verletzung einer Vertragspflicht gemäß § 280 BGB oder wegen Haftung aus Delikt bzw. unerlaubter Handlung gemäß §§ 823 ff. BGB ergeben, wobei eine vorsätzliche oder fahrlässige Pflichtverletzung seitens des Anspruchstellers nachzuweisen ist. Für den gerichtlich bestellten Sachverständigen besteht seit dem 01.08.2002 in § 839a BGB eine spezialgesetzliche Haftungsgrundlage, wonach er für Vermögensschäden einzustehen hat, die durch ein vorsätzlich oder grob fahrlässig erstelltes unrichtiges Gutachten als Grundlage einer gerichtlichen Entscheidung entstanden sind.

Die strafrechtliche Verantwortlichkeit bezieht sich auf vorsätzliche Falschaussage, Verletzung der ärztlichen Schweigepflicht, vorsätzliche oder fahrlässige Körperverletzung, Betrug, Untreue, Bestechlichkeit und anderes.

2 Häufige gutachtensrelevante Begriffe und Definitionen

Krankheit

Bemerkenswerterweise ist der Begriff „Krankheit" in der medizinischen Wissenschaft nicht eindeutig festgelegt. Er wird aber dennoch in der Gesetzgebung verwendet und ist in der Rechtsprechung wie folgt definiert: „Krankheit ist ein regelwidriger Körper- oder Geisteszustand, der eine Heilbehandlung erforderlich macht oder Arbeitsunfähigkeit zur Folge hat" (BSG-Urteil vom 12.11.85 – 3 RK 45/83). „Eine Heilbehandlung ist dann erforderlich, wenn sich Schmerzen einstellen oder die Gefahr der Verschlimmerung des Zustandes droht" (BSG-Urteil vom 13.10.78 – 3 RK 81/77). Krankheit ist aber auch schon dann anzunehmen, wenn „der Zustand zwar noch keine Schmerzen oder Beschwerden bereitet, durch ärztliche Behandlung aber eine wesentliche Besserung oder gar Beseitigung des Leidens und damit eine günstige Wirkung auf die spätere Erwerbsfähigkeit erreicht werden kann" (BSG-Urteil vom 28.10.60 – 3 RK 29/59).

„Die Regelwidrigkeit eines Körper- oder Geisteszustandes ist bereits mit der Abweichung von der durch das Leitbild des gesunden Menschen geprägten Norm gegeben" (BSG-Urteil vom 28.4.67 – 3 RK 12/65).

Von der WHO wird **„Gesundheit"** als ein Zustand völligen körperlichen, seelischen und sozialen Wohlbefindens definiert, nicht nur als das Freisein von Krankheit und Gebrechen.

In der Gesetzgebung und in der Rechtsprechung wird dieser sehr weit gefasste Begriff jedoch nicht verwendet.

Erwerbsminderung bzw. Erwerbsunfähigkeit

In der gesetzlichen Rentenversicherung war Erwerbsminderung bzw. Erwerbsunfähigkeit früher nach SGB VI § 44 Abs. 2 wie folgt definiert: „Erwerbsunfähig sind Versicherte, die wegen Krankheit oder Behinderung auf nicht absehbare Zeit außerstande sind, eine Erwerbstätigkeit in gewisser Regelmäßigkeit auszuüben oder Arbeitsentgelt oder Arbeitseinkommen zu erzielen, das 1/7 der monatlichen Bezugsgröße übersteigt. Erwerbsunfähig ist nicht, wer eine selbstständige Tätigkeit ausübt." Der Gutachter sollte sich grundsätzlich nicht dazu äußern, ob Erwerbsfähigkeit besteht oder nicht, sondern eine Minderung der Leistungsfähigkeit im Erwerbsleben quantitativ und qualitativ beschreiben, d. h. resultierende Funktionseinbußen, deren Auswirkungen auf die Leistungsfähigkeit im Erwerbsleben (negatives Leistungsbild), die verbliebenen Leistungsmöglichkeiten (positives Leistungsbild), die noch verwertbare Arbeitszeit (vollschichtig – unter vollschichtig – unter halbschichtig – unter zweistündig) und auch Beginn und Dauer einer Leistungseinschränkung. Dies trifft heute noch für die vor dem 02.01.1961 geborenen Versicherten zu.

Seit 01.01.2001 ist dieser Begriff durch den der vollen oder teilweisen Erwerbsminderung ersetzt worden. Entscheidend ist jetzt, ob der Antragsteller mehr als 6 Stunden, 3–6 Stunden oder weniger als 3 Stunden täglich leistungsfähig ist, letzteres entspricht einem aufgehobenen Leistungsvermögen. Maßstab ist grundsätzlich nicht mehr der ausgeübte Beruf, sondern die Fähigkeit, jede denkbare Tätigkeit auf dem allgemeinen Arbeitsmarkt unter den üblichen Bedingungen zu verrichten.

Es ist Aufgabe des Gutachters, das bestehende Leistungsvermögen so zu beschreiben, dass die Einschätzung für Verwaltung oder Richter am Sozialgericht nachvollziehbar ist. Ein funktionell oder zeitlich eingeschränktes Leistungsvermögen ist dabei eingehend zu begründen. Nach wie vor gilt es, ein positives und ein negatives Leistungsbild und damit das verbliebene individuelle oder Restleistungsvermögen herauszuarbeiten.

Von einem aufgehobenen Leistungsvermögen ist beispielsweise auch bei Versicherten auszugehen, die in Werkstätten für behinderte Menschen tätig sind und wegen der Art oder Schwere der Behinderung nicht auf dem allgemeinen Arbeitsmarkt tätig sein können.

Berufsunfähigkeit

Auch Berufsunfähigkeit ist in der gesetzlichen Rentenversicherung heute ein veralteter Begriff. Nach SGB VI § 43 Abs. 2 war dieser wie folgt definiert: „Berufsunfähig sind Versicherte, deren Erwerbsfähigkeit wegen Krankheit oder Behinderung auf weniger als die Hälfte derjenigen von körperlich, geistig und seelisch gesunden Versicherten mit ähnlicher Ausbildung und gleichwertigen Kenntnissen und Fähigkeiten gesunken ist. Der Kreis der Tätigkeiten, nach denen die Erwerbsfähigkeit vom Versicherten zu beurteilen ist, umfasst alle Tätigkeiten, die ihren Kräften und Fähigkeiten entsprechen und ihnen unter Berücksichtigung der Dauer und des Umfanges ihrer Ausbildung sowie ihres bisherigen Berufes und der besonderen Anforderungen ihrer bisherigen Berufstätigkeit zugemutet werden können. Zumutbar ist stets eine Tätigkeit, für die die Versicherten durch Leistungen zur beruflichen Rehabilitation mit Erfolg ausgebildet oder umgeschult worden sind."

Damit spielten Ausbildung, bisheriger Beruf und bisherige Berufstätigkeit, letztlich außermedizinische Fragen, eine wesentliche Rolle. Von besonderer Bedeutung war hier die Erstellung eines positiven und negativen Leistungsbildes, aber auch z. B. welche Wegstrecke eines Arbeitsweges der Betroffene noch zurücklegen konnte. Gerade hier zeigte sich, dass die medizinische Beurteilung nur eine Teilkomponente darstellte. Die Gesamtwertung oblag der Verwaltung oder dem Gericht.

Die Kategorien „Erwerbsunfähigkeit" und „Berufsunfähigkeit" haben im Rahmen der Übergangsregelungen und des Bestandschutzes noch über Jahre hinaus Bedeutung für die Jahrgänge von Rentenantragstellern vor dem 02.01.1961 und damit auch für den medizinischen Sachverständigen, obgleich sie rechtlich überholt sind.

Der Begriff „Berufsunfähigkeit" spielt heute noch eine Rolle bei der privaten Berufsunfähigkeits(Zusatz)-Versicherung, allerdings in anderem Zusammenhang und mit anderer Definition.

Arbeitsunfähigkeit

Der Begriff „Arbeitsunfähigkeit" wird in der gesetzlichen Krankenversicherung und im Arbeitsrecht verwendet. Man versteht darunter einen Gesundheitszustand, bei dem der Versicherte nicht mehr in der Lage ist, *die zuletzt verrichtete Arbeit* auszuüben, ohne dabei den Gesundheitszustand zu verschlimmern. Der Begriff Arbeitsunfähigkeit bezieht sich somit ausdrücklich auf die zuletzt ausgeübte Tätigkeit, wobei allenfalls noch eine sehr eng auszulegende „ähnlich gelagerte Tätigkeit" in Betracht kommt.

Dienstunfähigkeit

Der Begriff „Dienstunfähigkeit" wird bei Beamten, Richtern und Soldaten angewandt, wobei zwischen vorübergehender und dauernder Dienstunfähigkeit zu unterscheiden ist. Dienstunfähigkeit wegen Krankheit liegt vor, wenn der Beamte, bedingt durch Krankheit oder einen Unfall, seinen Dienstpflichten nicht nachkommen kann. Von dauernder Dienstunfähigkeit ist auszugehen, wenn der Beamte „infolge Erkrankung innerhalb eines Zeitraumes von 6 Monaten mehr als 3 Monate keinen Dienst getan hat und keine Aussicht besteht, dass er innerhalb weiterer 6 Monate wieder voll dienstfähig wird" (§ 42 Abs. 1 Satz 2 BBG). Der Begriff entspricht im Wesentlichen inhaltlich der Arbeitsunfähigkeit von Arbeitnehmern. Die Begutachtung obliegt im Allgemeinen dem Amtsarzt. Ähnliches gilt für die Bundeswehr.

Minderung der Erwerbsfähigkeit (MdE) und Grad der Behinderung (GdB)

In der Unfallversicherung und im sozialen Entschädigungsrecht gilt die MdE als Maßstab für die bestehende Leistungsminderung und bestimmt die Höhe der Rente. Im Schwerbehindertenrecht wird bei etwa gleichen Anwendungskriterien vom GdB gesprochen, wobei hier die Ursachen der Behinderung ohne Bedeutung sind.

Die Höhe der MdE ist in der Unfallversicherung für die jeweiligen Schädigungsfolgen nicht gesetzlich festgelegt. Sie ist Tabellen zu entnehmen, die auf langjährigen medizinischen und gutachtlichen Erfahrungen beruhen. In der allgemein akzeptierten Standardliteratur, z. B. von Schönberger et al. (2003), Mehrhoff et al. (2005) und Mollowitz (1998), sind die üblicherweise anerkannten Erfahrungswerte für die MdE enthalten.

Bei der Begutachtung in der gesetzlichen Unfallversicherung ist zu berücksichtigen, dass grundsätzlich erst ab einer MdE von 20% Rente gewährt wird. Eine MdE von 10% hat aber insofern Bedeutung, als sie als „Stützrente" zusammen mit anderen Unfallrenten doch zu einer Rentengewährung führen kann. Ein vorläufiger Rentenanspruch wird während der ersten 3 Jahre festgestellt. Die erste Feststellung

des Anspruchs auf Rente auf unbestimmte Zeit setzt grundsätzlich keine Änderung der Verhältnisse, etwa eine Besserung oder eine Verschlimmerung, voraus und ist damit unabhängig von einer früheren Einschätzung. Die Rente auf unbestimmte Zeit (früher „Dauerrente") kann jedoch nur in Abständen von mindestens einem Jahr nach der letzten Bescheiderteilung geändert werden, wenn entscheidende Änderungsmerkmale nachweisbar sind.

Für das soziale Entschädigungsrecht und das Schwerbehindertenrecht – und nur dort! – sind die „Anhaltspunkte für die ärztliche Gutachtertätigkeit im sozialen Entschädigungsrecht und nach dem Schwerbehindertenrecht (Teil 2 SGB IX)", zuletzt in der Ausgabe von 2004, herausgegeben vom Bundesministerium für Gesundheit und Soziale Sicherung, maßgeblich. Sie finden Anwendung bei der Begutachtung nach dem Schwerbehindertenrecht, dem Bundesversorgungsgesetz (BVG), dem Soldatenversorgungsgesetz (SVG), dem Zivildienstgesetz (ZDG), dem Opferentschädigungsgesetz (OEG) und dem Infektionsschutzgesetz (IfSG). Es handelt sich zwar weder um Gesetzes- noch Verwaltungsvorschriften, sie haben jedoch normähnliche Qualität und sind im Interesse der Gleichbehandlung aller Betroffenen nach der Rechtsprechung des BSG als „antizipierte Sachverständigengutachten" wie untergesetzliche Normen für die Versorgungsverwaltung bindend und von den Gerichten zu beachten. Dabei wird der Gesamt-GdB nach dem Schwerbehindertenrecht grundsätzlich nicht summiert, sondern ist in einer Gesamtschau unter dem Aspekt herauszuarbeiten, ob und inwieweit sich die einzelnen Behinderungen gegenseitig beeinflussen. Es wird die Behinderung mit dem höchsten GdB-Wert zugrunde gelegt und bei weiteren Behinderungen geprüft, inwiefern sich dadurch das Ausmaß der Gesamtbehinderung vergrößert. Der MdE-Grad im sozialen Entschädigungsrecht wird nach ähnlichen Gesichtspunkten bestimmt.

Ein Rentenanspruch besteht im sozialen Entschädigungsrecht erst ab einer MdE von 25%. Der Schwerbehindertenstatus wird ab einem GdB von 50 erreicht.

Zur Abgrenzung gegenüber der MdE wird der GdB nach dem Schwerbehindertenrecht nicht mit einer Prozentangabe versehen. Die Angabe erfolgt in Zehnergraden.

Die „Anhaltspunkte" finden aber keine Anwendung in der Unfallversicherung! Sie dort zu zitieren zeugt von gutachterlicher Inkompetenz.

Invalidität

Der Begriff „Invalidität" wird in der privaten Unfallversicherung im Sinne einer „dauernden Beeinträchtigung der körperlichen oder geistigen Leistungsfähigkeit" verwandt. Es gibt auch hier Literatur mit der Empfehlung fester Invaliditätsgrade. Der Invaliditätsgrad nach Schädigung der Extremitäten, des Auges, Gehörs und Geruchs wird nach der sog. Gliedertaxe bestimmt, die einschlägigen Tabellen zu entnehmen ist.

Behinderung

Die WHO hat 1976 Behinderung als „eine vorhandene Schwierigkeit bei der Ausübung einer oder mehrerer Tätigkeiten, die dem Alter, Geschlecht und der normativen sozialen Stellung entsprechend als wesentliche und grundlegende Komponenten des täglichen Lebens angesehen werden, wie z. B. Selbstständigkeit, soziale Beziehungen und berufliche Betätigung" definiert. Behinderung als Prozess ist nach der WHO als Folge dargestellt: Dem Schaden (impairment) folgt die funktionelle Einschränkung (disability) und daraus die soziale Beeinträchtigung (handicap). In der ICIDH bzw. der ICF entspricht der sozialen Beeinträchtigung, dem „handicap", die Bezeichnung „Teilhabe am Leben". In der ICF findet der ressourcenorientierte Ansatz besondere Berücksichtigung. Hier ist der zentrale Begriff die funktionale Gesundheit (Tab. 2.1).

Nach dem Schwerbehindertenrecht (§ 2 SGB IX) gelten Menschen als behindert, wenn ihre körperliche Funktion, geistige Fähigkeit oder seelische Gesundheit mit hoher Wahrscheinlichkeit länger als sechs Monate von dem für das Lebensalter typischen Zustand abweichen und daher ihre Teilnahme am Leben in der Gesellschaft beeinträchtigt ist. Eine Schwerbehinderung liegt vor, wenn ein Gesamt-GdB von mindestens 50 festzustellen ist.

Beweismaße

Der Gutachter sollte sich auch mit den rechtlichen Beweismaßen Vollbeweis und Wahrscheinlichkeit vertraut machen. Dabei bedeutet *Vollbeweis*, Feststellungen mit einem Grad von Wahrscheinlichkeit zu treffen, der prak-

Tab. 2.1 Klassifikation der ICF (International Classification of Functioning, Disability and Health) (deutsch: Funktionsfähigkeit, Behinderung und Gesundheit)

- Klassifikation der Körperstrukturen
- Klassifikation der Körperfunktionen (körperlich, mental)
- Klassifikation der Aktivitäten und der Teilhabe
- Bedeutung von Kontext(Umwelt)-Faktoren

Eine Person ist funktional gesund, wenn die Strukturen und Funktionen ihres Körpers, einschließlich dem geistig-seelischen Bereich, keine Störungen aufweisen, sie alles tun kann, was sie tun möchte und sie ihr Dasein in allen Lebensbereichen entfalten kann.

tisch der Gewissheit gleichkommt. Der Vollbeweis gilt als Regelbeweismaß, welches überall dort anzuwenden ist, wo nicht aus besonderen Gründen als Abweichung davon eine geringere Beweisstärke vorgeschrieben ist. Es bedeutet dies, Feststellungen mit „an Sicherheit grenzender Wahrscheinlichkeit" zu treffen.

Nach der Formulierung des Bundesgerichtshofes „ein für das praktische Leben brauchbarer Grad von Gewissheit, der den Zweifeln Schweigen gebietet ohne sie völlig auszuschließen". Dabei muss der Sachverständige sein Gutachten auf gesicherten Erkenntnissen der medizinischen Wissenschaft und ärztlichen Erfahrung aufbauen, darf aber auch nicht verschweigen, wo Grenzen verlaufen und Ungewissheiten bestehen. Abweichend vom Vollbeweis, dem Regelbeweismaß, sind auf den Gebieten der Unfallversicherung und der sozialen Entschädigung Beweiserleichterungen vorgesehen im Sinne der *Wahrscheinlichkeit*, weil die Aufgabe, Kausalzusammenhänge aufzuklären, leicht an die Grenzen naturwissenschaftlich-medizinischer Erkenntnis stoßen kann. Eine bloße Möglichkeit reicht jedoch nicht aus.

Kausalität

Kausalität bezeichnet den Ursachenzusammenhang zwischen Bedingungen und bestimmten Erfolgen. Im Strafrecht gilt die *Äquivalenztheorie,* auf sie braucht hier nicht näher eingegangen zu werden. Im Zivilrecht, d. h. im Haftpflichtrecht und in der privaten Unfallversicherung, gilt die *Adäquanztheorie,*

Tab. 2.2 Kausalität

- Haftungsbegründend = ursächlicher Zusammenhang zwischen der versicherungsrechtlich geschützten Tätigkeit und dem Unfall (Verwaltung)
- Haftungsausfüllend = ursächlicher Zusammenhang zwischen Unfall und dem entstandenen Schaden (medizinischer Gutachter)

wonach ein Ereignis im Allgemeinen und nicht unter besonders eigenartigen, unwahrscheinlichen und nach dem gewöhnlichen Verlauf der Dinge außer Betracht zu lassenden Umständen geeignet sein muss, einen Erfolg der eingetretenen Art herbeizuführen. Im Bereich der gesetzlichen Unfallversicherung und im Versorgungsrecht gilt die *„Theorie der wesentlichen Bedingung",* wonach zu erwägen ist, welchen Ursachen nach der Anschauung des täglichen Lebens die wesentliche Bedeutung für den Eintritt des Ereignisses zukommt. Konkret ist zu prüfen, welche von verschiedenen Ursachen einen Körperschaden wesentlich bewirkt hat, wobei dafür der Vollbeweis zu fordern ist. Im Bereich der gesetzlichen Unfallversicherung sind die Begriffe „haftungsbegründende" und „haftungsausfüllende Kausalität" von Bedeutung (Tab. 2.2). Entscheidend ist zunächst, ob es sich tatsächlich um eine versicherte Tätigkeit gehandelt hat und somit die haftungsbegründende Kausalität als Voraussetzung einer Haftung der Unfallversicherung vorliegt. Es ist dann Inhalt der medizinischen Beurteilung, ob die schädigende Einwirkung mit dem eingetretenen Gesundheitsschaden in ursächlichem Zusammenhang steht, d. h. ob eine haftungsausfüllende Kausalität besteht.

Conditio sine qua non

Ursache ist jede Bedingung, die nicht hinweggedacht werden kann, ohne dass gleichzeitig der Erfolg entfiele. Wäre der Gesundheitsschaden auch ohne den Unfall eingetreten, so ist dieser keine Ursache für den Eintritt des Schadens.

Grundsatz: Der Versicherte ist in dem Gesundheitszustand (auch dem psychischen) geschützt, in dem er sich zum Zeitpunkt des Unfalles befunden hat.

Ein *Vorschaden* muss im Vollbeweis nachgewiesen werden, bloße Vermutungen und Hinweise auf eine möglicherweise vorbestehende „psychische Labilität" genügen nicht. Lässt sich das Vorliegen unfallfremder Faktoren nicht sicher feststellen, darf sich laut BSG „gar nicht erst die Frage stellen", ob sie ursächlich im Rechtssinn sein könnten.

Alles-oder-nichts-Prinzip: In der gesetzlichen Unfallversicherung ist der unfallbedingte Gesundheitsschaden stets in vollem Umfang zu entschädigen, auch wenn das Unfallereignis nur eine Teilursache neben anderen Ursachen darstellt. Klinisch stumme vorbestehende Organveränderungen sind rechtlich unerheblich, solange sie nicht zu nachweisbaren Funktionsbeeinträchtigungen geführt haben.

Berufskrankheiten

Berufskrankheiten werden in der Beurteilung Arbeitsunfällen gleichgestellt, wobei nach dem Gesetz jedoch nur Krankheiten in Betracht kommen, die in der Berufskrankheitenverordnung (BKVO) bezeichnet sind und die der Versicherte in Ausübung einer versicherten Tätigkeit erleidet. Sie können in dem veröffentlichen Verzeichnis der Berufskrankheiten nachgelesen werden. Gleichgestellt sind Erkrankungen, die nach bestimmten Kriterien „wie eine Berufskrankheit" anerkannt werden können. Es sind dies solche, die trotz neuer medizinischer Erkenntnisse noch nicht in die offizielle Liste der Berufskrankheiten eingegangen sind. Die Anerkennung und Entschädigung erfolgt durch die Träger der gesetzlichen Unfallversicherungen.

Den Neurologen interessieren hier vor allem die Schädigungen durch organische Lösungsmittel und sonstige chemische Stoffe mit resultierender Enzephalopathie und Polyneuropathie und die Drucklähmungen von Nerven.

Besonderes berufliches Betroffensein

Im Versorgungsrecht ist von einem „besonderen beruflichen Betroffensein" auszugehen, wenn eine Schädigung eine ungünstige Auswirkung auf die Berufsausübung hat. In diesem Falle kann von der Versorgungsverwaltung die MdE höher bewertet werden, als dem unmittelbaren Organschaden entspricht. Ähnliches gilt für die gesetzliche Unfallversicherung in sehr engen Grenzen. Die Entscheidung trifft stets die Verwaltung.

Hilflosigkeit

Nach dem sozialen Entschädigungsrecht ist Hilflosigkeit dann anzunehmen, wenn „ein Beschädigter infolge der Schädigung so hilflos ist, dass er für die gewöhnlichen und regelmäßig wiederkehrenden Verrichtungen im Ablauf des täglichen Lebens in erheblichem Umfang fremder Hilfe dauernd bedarf, auch wenn eine ständige Bereitschaft zur Hilfeleistung erforderlich ist" (§ 35 Abs. 1 BVG).

Stützrente

In der gesetzlichen Unfallversicherung wird ein Unfallschaden mit einer MdE erst ab 20% berentet. Ist die Erwerbsunfähigkeit durch mehrere vorausgehende Arbeitsunfälle gemindert, die einen Folgeschaden mit einer MdE von 10% hinterließen, so kann ausnahmsweise eine MdE von 10% dann berentet werden, wenn die gesamte MdE der durch die einzelnen Arbeitsunfälle verursachten Folgeschäden eine Höhe von 20% erreicht.

Vorschaden – Nachschaden – Folgeschaden

Die Begriffe Vorschaden, Nachschaden und Folgeschaden sind in der gesetzlichen Unfallversicherung und im sozialen Entschädigungsrecht von Bedeutung.

Unter *Vorschaden* versteht man vorausgehende Krankheiten oder auch Unfall- und Schädigungsfolgen aus früheren Unfällen. Sie müssen allerdings im Vollbeweis nachgewiesen sein.

Kommen zu verbliebenen Schädigungsfolgen später durch andere Unfälle oder Krankheiten oder auch degenerative Vorgänge weitere Gesundheitsstörungen hinzu, so spricht man von einem *Nachschaden*.

Von einem *Folgeschaden* wird dann gesprochen, wenn eine weitere Gesundheitsschädigung vorliegt, bei der wahrscheinlich ist, dass die anerkannte Schädigung oder Unfallfolge bei der Entstehung wesentlich mitgewirkt hat.

In der *privaten Unfallversicherung* gilt der Grundsatz (nach AUB 88): Haben Krankheiten oder Gebrechen bei der durch ein Unfallereignis hervorgerufenen Gesundheitsschädigung oder deren Folgen mitgewirkt, so wird die Leistung entsprechend dem Anteil der Krankheit oder des Gebrechens gekürzt, wenn dieser Anteil mindestens 25 % beträgt.

Rehabilitation

Die Rehabilitation hat in den vergangenen Jahren zunehmende Bedeutung erlangt. Ihr Ziel ist es, körperlich, geistig oder seelisch Behinderte über die ärztliche Akutbehandlung hinaus mithilfe medizinischer, beruflicher und sozialer Maßnahmen in die Lage zu versetzen, ihre Fähigkeiten und Kräfte zu entfalten, einen angemessenen Platz in der Gemeinschaft zu finden und dauerhafte berufliche Eingliederung zu erreichen. Unterschieden wird der Begriff der medizinischen Rehabilitation von den Leistungen zur Teilhabe am Leben in der Gemeinschaft oder der Teilhabe am Arbeitsleben, Letzteres früher als berufliche Rehabilitation bezeichnet. Dabei gilt grundsätzlich: „Rehabilitation vor Rente". Die Durchführung der medizinischen Rehabilitation obliegt den gesetzlichen Krankenkassen, der gesetzlichen Rentenversicherung, der gesetzlichen Unfallversicherung, auch den Organen der sozialen Entschädigung und der Sozialhilfeverwaltung, die berufliche Rehabilitation in erster Linie der Bundesanstalt für Arbeit, aber auch den Unfall- und Rentenversicherungsträgern. Letztere betrifft nicht nur „Umschulung", sondern auch Hilfen am Arbeitsplatz u. a. Maßnahmen der medizinischen Rehabilitation sind möglich, wenn die Erwerbsfähigkeit eines Versicherten infolge von Krankheit oder körperlicher, geistiger oder seelischer Behinderung erheblich gefährdet oder gemindert ist und wenn voraussichtlich durch eine Rehabilitationsmaßnahme eine wesentliche Besserung erwartet werden kann. Eine Sonderform der medizinischen Rehabilitation ist die Anschlussheilbehandlung (AHB) im unmittelbaren Anschluss an einen akut erforderlichen Krankenhausaufenthalt in einer besonders spezialisierten Rehabilitationsklinik, z. B. nach Hirninfarkt, Schädel-Hirn-Traumen, auch bei Wirbelsäulensyndromen mit radikulärer Symptomatik. Die psychosomatische Heilbehandlung erfolgt ebenfalls in spezialisierten Rehabilitationskliniken und die Suchtbehandlung in entsprechenden Fachkliniken, dabei kommt jeweils der Motivation des Versicherten besondere Bedeutung zu. Hauptleistungsträger ist die gesetzliche Rentenversicherung.

Schadensanlage

In der gesetzlichen Unfallversicherung wird als Schadensanlage ein klinisch stummer Gesundheitsschaden bezeichnet, z. B. degenerative Veränderungen, der rechtlich nicht relevant ist. Der **Vorschaden** dagegen minderte bereits die Vorerwerbsfähigkeit, geht also über die Schadensanlage eindeutig hinaus.

Gesetzliche (Soziale) Pflegeversicherung (SGB XI)

Nach § 14 SGB XI gilt: „Pflegebedürftig im Sinne dieses Buches sind Personen, die wegen einer körperlichen, geistigen oder seelischen Krankheit oder Behinderung für die gewöhnlichen und regelmäßig wiederkehrenden Verrichtungen im Ablauf des täglichen Lebens auf Dauer, voraussichtlich für mindestens sechs Monate, in erheblichem oder höherem Maße der Hilfe bedürfen."

Krankheiten oder Behinderungen in diesem Sinne sind Verluste oder Lähmungen am Stütz- und Bewegungsapparat, Funktionsstörungen der inneren Organe oder der Sinnesorgane, Störungen des ZNS wie Antriebs-, Gedächtnis- oder Orientierungsstörungen sowie endogene Psychosen, Neurosen oder geistige Behinderungen.

Es werden drei Stufen unterschieden:

- Stufe I = erheblich Pflegebedürftige, d. h. Personen, die für wenigstens zwei Verrichtungen im Bereich der Körperpflege, der Ernährung, der Mobilität und der hauswirtschaftlichen Versorgung einmal täglich Hilfe bedürfen.
- Stufe II = Schwerpflegebedürftige, d. h. Personen, die mindestens dreimal täglich zu verschiedenen Tageszeiten Hilfe benötigen, und
- Stufe III = Schwerstpflegebedürftige, d. h. Personen, die rund um die Uhr Hilfe im obigen Sinne brauchen.

Nach dieser Einteilung der Pflegestufen richtet sich der monatliche Anspruch an Pflegegeld und Pflegesachleistungen.

Anträge auf Leistungen sind bei der Krankenkasse zu stellen, die Begutachtung obliegt dem MDK.

In der privaten Pflegeversicherung wird nach ähnlichen Grundsätzen verfahren. Die Begutachtung wird durch Sachverständige der MEDICPROOF GmbH durchgeführt.

Kann-Versorgung

Im sozialen Entschädigungsrecht kann eine Gesundheitsstörung als Schädigungsfolge anerkannt werden, „wenn die zur Anerkennung einer Gesundheitsstörung als Folge einer Schädigung erforderliche Wahrscheinlichkeit nur deshalb nicht gegeben ist, weil über die Ursache des festgestellten Leidens in der medizinischen Wissenschaft Ungewissheit besteht". Die hierfür maßgeblichen „Anhaltspunkte für die ärztliche Gutachtertätigkeit im sozialen Entscheidungsrecht und nach dem Schwerbehindertenrecht 2004" geben dazu eine weitergehende Definition und eine Liste von Krankheitsbildern, die dafür in Betracht kommen.

Beispielhaft genannt werden Multiple Sklerose, ALS, Syringomyelie, Myasthenie u. a.

Unfall

Ein zeitlich begrenztes von außen auf den Körper einwirkendes Ereignis, das zu einem Gesundheitsschaden oder den Tod führt. Der Gesundheitsschaden ist stets im Vollbeweis zu sichern.

Verschiebung der Wesensgrundlage

Ein bisher unfallbedingter Leidensgrund fällt weg und wird durch eine andere Ursache ersetzt, wobei der eigentliche Leidenszustand nach außen hin unverändert bleibt.

Beispiel: Eine zunächst organisch bedingte Armlähmung bessert sich, infolge einer hinzutretenden psychogenen Parese ändert sich an der Lähmung des Armes aber nichts.

Grundsatz der freien Beweiswürdigung

Das *Gericht* entscheidet nach freier Überzeugung und Beweiswürdigung. Es ist nicht an feste Beweisregeln gebunden, auch nicht an den Inhalt von Zeugenaussagen oder von Sachverständigengutachten.

Begutachtung nach dem Betreuungsgesetz (BtG)

Mit dem Betreuungsgesetz sind ab 01.01.1992 die Begriffe Entmündigung und Pflegschaft abgeschafft und durch das neue Rechtsinstrument der Betreuung ersetzt worden. Betroffen ist nach § 1896 BGB ein Volljähriger, „der auf Grund einer psychischen Krankheit oder körperlichen, geistigen oder seelischen Behinderung seine Angelegenheiten ganz oder teilweise nicht besorgen kann".

Als psychische Krankheiten gelten körperlich nicht begründbare (endogene) Psychosen, seelische Störungen als Folge von Krankheiten oder Verletzungen des Gehirns, von Anfallsleiden oder anderen Krankheiten oder körperlichen Beeinträchtigungen, Abhängigkeitskrankheiten, Neurosen und Persönlichkeitsstörungen, als geistige Behinderungen gelten Intelligenzdefekte verschiedener Schweregrade, als seelische Behinderungen bleibende psychische Beeinträchtigungen als Folge von psychischen Krankheiten.

Die Betreuung kann seitens der behandelnden Ärzte, z. B. auch im Krankenhaus, oder von den Angehörigen angeregt werden. Sie wird vom Vormundschaftsgericht angeordnet, und zwar für Aufgabenkreise, für die eine Betreuung tatsächlich erforderlich ist. Grundsätzlich muss nach längstens 5 Jahren die Betreuerbestellung überprüft werden. Sie hat keine unmittelbare Auswirkung auf die Geschäftsfähigkeit. Die Betreuung darf erst bestellt werden, nachdem ein Sachverständigengutachten über die Notwendigkeit einer Betreuung eingeholt worden ist, wobei der Sachverständige den Betroffenen persönlich zu untersuchen und zu befragen hat. Dabei sollte die persönliche Untersuchung durch Informationen aus zusätzlichen Erkenntnisquellen ergänzt werden, etwa der Angehörigen, Angaben der behandelnden Ärzte, des Pflegepersonals, sozialer Dienste u. a. Das Gutachten muss den Sachverhalt darlegen und auf die Vorgeschichte und das soziale Umfeld des Untersuchten eingehen. Die Art der psychischen Erkrankung oder der körperlichen, geistigen oder seelischen Behinderung muss aufgezeigt werden, ebenso wie deren Ausprä-

gungsgrad und Auswirkung auf die Fähigkeit des Betroffenen, seine Angelegenheiten selbst zu besorgen. Bei körperlichen Erkrankungen ist auszuführen, ob der Betroffene eine Betreuung selbst beantragt oder ob er einen diesbezüglichen Willen nicht kundtun kann. Es sollte auch auf Rehabilitationsmöglichkeiten eingegangen werden und vor allem der genaue Umfang des Aufgabenkreises der Betreuung beschrieben werden. Die Aufgabenkreise können die Aufenthaltsbestimmung erfassen, die Gesundheitsfürsorge, die Vermögenssorge, den Abschluss, die Änderung, Kontrolle und Einhaltung eines Heim- und Pflegevertrages, Wohnungsangelegenheiten, die Organisation einer ambulanten Versorgung, die Vertretung gegenüber Behörden, Versicherungen, Renten- und Sozialleistungsträgern, ebenso Entgegennahme, Öffnen und Anhalten der Post sowie Entscheidungen über Fernmeldeverkehr. Gelegentlich ist zur Erfordernis freiheitsentziehender Maßnahmen wie geschlossene Unterbringung, fixierende Maßnahmen, Bettgitter o. Ä. Stellung zu nehmen.

Die stationäre Unterbringung psychisch Kranker ohne Betreuung gegen ihren Willen in psychiatrischen Kliniken zu einer erforderlichen Behandlung wird durch die jeweiligen Ländergesetze geregelt.

Literatur

Anhaltspunkte für die ärztliche Gutachtertätigkeit im sozialen Entschädigungsrecht und nach dem Schwerbehindertenrecht (Teil 2 SGB IX). Bundesministerium für Gesundheit und Soziale Sicherung (Hrsg) 2004.

Mehrhoff F, Meindl RC, Muhr G. Unfallbegutachtung. 11. Aufl. Berlin, New York: de Gruyter 2005.

Mollowitz GG (Hrsg). Der Unfallmann. Berlin: Springer 1998.

Schönberger A, Mehrtens G, Valentin H. Arbeitsunfall und Berufskrankheit. 7. Aufl. Berlin: Schmidt 2003.

3 Rechtliche Stellung des medizinischen Sachverständigen

3.1 Position des Gutachters

Grundsätzlich ist der Sachverständige sowohl im Verwaltungs- als auch im Sozialgerichtsverfahren nur „Gehilfe" oder „Helfer und Berater" des Juristen bei der Wahrheitsfindung. Das schriftliche Sachverständigengutachten ist zwar häufig ausschlaggebendes, letztlich aber nicht alleiniges Beweismittel. Es wird vom Gericht durch einen Beweisbeschluss angeordnet. Die Entscheidung über Gewährung oder Nichtgewährung einer Rente liegt im Verwaltungsverfahren und bei Gericht grundsätzlich beim Juristen. Der Gutachter soll sich deshalb juristischer Schlussfolgerungen enthalten. Er soll sich nicht dazu äußern, ob „Erwerbsunfähigkeit" oder „Erwerbsminderung" vorliegt, da diese nicht nur von medizinischen Voraussetzungen abhängt. Seine Aufgabe ist es vielmehr, die Minderung der *Leistungsfähigkeit* im Erwerbsleben sowohl in qualitativer als auch in quantitativer Hinsicht plausibel und für medizinische Laien möglichst nachvollziehbar zu beschreiben.

3.2 Auswahl des Gutachters

Die Auswahl des Sachverständigen obliegt stets dem jeweiligen Auftraggeber, entweder den Rentenversicherungsträgern, den Berufsgenossenschaften, den Versorgungsämtern oder den Sozialgerichten. Der Antragsteller hat bei Gericht grundsätzlich keinen Einfluss auf die Auswahl des Gutachters. Eine Ausnahme bildet lediglich im Sozialgerichtsverfahren der § 109 SGG, wonach der Kläger die Möglichkeit hat, einmal im Rechtsstreit selbst einen Arzt seines Vertrauens als Sachverständigen auszuwählen. Aber auch dieser Gutachter wird vom Sozialgericht beauftragt. Im Bereich der gesetzlichen Renten- und Unfallversicherung müssen dem Antragsteller 3 Vorschläge an Gutachtern gemacht werden, wobei er sich für einen davon entscheiden soll. Vom Gericht wird der Sachverständige mittels Beweisbeschluss bestimmt.

Von „*Privatgutachten*" eines behandelnden Arztes auf Wunsch und Kosten seines Patienten ist dringend abzuraten, zumal die Beweiskraft eines derartigen Gutachtens nicht immer hoch eingeschätzt wird. Hinzu kommt, dass die präzisen Fragestellungen im laufenden Verfahren häufig seinem Patienten selbst nicht bekannt sind und meist nicht das gesamte Aktenmaterial vorliegt. Die Gefahr, einseitigen Ausführungen des Patienten und dessen Wunschvorstellungen zu erliegen, ist sehr groß.

Grundsätzlich besteht für Ärzte nach § 407 Abs. 1 ZPO eine Begutachtungspflicht im Sozialgerichtsverfahren. Arbeitsüberlastung und vor allem Befangenheit sind jedoch Argumente, die das Sozialgericht stets veranlassen werden, den Arzt von der Begutachtungspflicht zu entbinden. Für Gutachten im Verwaltungsverfahren besteht keine Begutachtungspflicht.

Die „Anknüpfungstatsachen" werden dem Sachverständigen in aller Regel vom Auftraggeber vorgegeben. Eine eigene Ermittlung ist ihm nicht gestattet und müsste ihm erforderlichenfalls vom Gericht ausdrücklich aufgetragen werden. Die „Befundtatsachen" dagegen sind die Befunde, die er selbst zu erheben hat.

3.3 Duldungspflicht

Bei der Untersuchung ist auch die Frage der *Duldungspflicht* der zu untersuchenden Person zu berücksichtigen. Für den Untersuchten besteht einerseits eine Mitwirkungspflicht, andererseits ist er berechtigt, Untersuchungen abzulehnen, bei denen im Einzelfall ein Schaden für Leben oder Gesundheit nicht mit hoher Wahrscheinlichkeit ausgeschlossen werden kann, die mit erheblichen Schmerzen verbunden sind oder die einen erheblichen Eingriff in seine körperliche Unversehrtheit bedeuten. Im neurologischen Bereich gilt dies z. B. für die Lumbalpunktion. Dagegen sind EEG-, EKG-, Ultraschall- und EMG-Untersuchungen mit Messung der Nervenleitgeschwindigkeiten duldungspflichtig. Man wird sich aber als Gutachter einer ablehnenden Haltung des Probanden fügen müssen, wenn er derartige Untersuchungen nicht akzeptiert, und dies im Gutachten in angemessener Form zum Ausdruck bringen.

3.4 Eigenverantwortlichkeit des Gutachters

Der Sachverständige hat sein Gutachten persönlich und eigenverantwortlich zu erstatten. Der Gutachtensauftrag kann daher nicht delegiert werden. Besteht Arbeitsüberlastung, fühlt sich der Sachverständige nicht kompetent oder besteht Befangenheit, muss er dies dem Gericht oder den anderen Auftraggebern mitteilen. Er wird dann in aller Regel vom Gutach-

tensauftrag entbunden werden. Bei Hinzuziehung ärztlicher Mitarbeiter muss dies im Gutachten auch hinsichtlich des Umfangs der Tätigkeit zum Ausdruck gebracht werden und der beauftragte Sachverständige hat den Probanden stets auch selbst zu untersuchen und das Gutachten mit dem Vermerk „nach eigener Untersuchung und Urteilsbildung" persönlich zu unterzeichnen. Diese rechtlichen Vorgaben sind vor allem bei Begutachtungen in Kliniken zu beachten. Nicht namentlich genannte Hilfspersonen dürfen nur für untergeordnete Aufgaben herangezogen werden.

3.5 Pflichten des Gutachters

Zu einem kollegialen Verhalten den behandelnden Ärzten gegenüber gehört es, dass der Gutachter sich nicht über Sinn oder Unsinn vorausgegangener Behandlungsmaßnahmen äußert und auch nicht noch so wohlgemeinte zusätzliche therapeutische Ratschläge aus seiner Sicht gibt und somit nicht die Grenzen zwischen begutachtendem und behandelndem Arzt überschreitet. Sollten tatsächlich einmal neue, vorher nicht festgestellte Erkrankungen bei der Begutachtung nachgewiesen worden sein, so ist dies selbstverständlich dem behandelnden Arzt mitzuteilen, ebenso dem Probanden in geeigneter Form.

Unbedingt sollten Gutachten, wenn man sie angenommen hat, baldmöglichst erstellt werden. Darauf hat nicht zuletzt der zu Begutachtende ein Anrecht. Sieht man sich dazu nicht in der Lage, sollte der Gutachtensauftrag wieder zurückgegeben werden. Als praktischer Hinweis ist anzumerken, dass man selbst Zeit und Kraft spart, wenn man das Gutachten relativ bald nach der Untersuchung diktiert. Man hat dann noch meist sehr viel mehr Einzelheiten des Probanden im Kopf, als man im Allgemeinen schriftlich notiert hat, und es fällt einem sehr viel leichter, ein plastisches Bild von ihm zu entwerfen als Wochen oder Monate später.

3.6 Forderungen an den Auftraggeber

Zum Gutachtensauftrag sowohl im Verwaltungsverfahren als auch im Sozialgerichtsverfahren gehört unabdingbar eine klare Fragestellung, zu der sich der Gutachter äußern soll. Sehr hilfreich ist auch eine kurze Zusammenfassung der rechtlichen Situation seitens des Auftraggebers, aufgrund derer die Begutachtung erfolgen soll. Sind – was selten vorkommt – keine präzisen Fragen vom Auftraggeber gestellt, so sollte eine entsprechende Nachfrage vonseiten des Sachverständigen erfolgen.

Mit der präzisen Fragestellung durch die Verwaltung oder das Sozialgericht sind im Grunde schon die juristischen Prämissen angesprochen, sodass der Gutachter in aller Regel keine besonderen juristischen Vorkenntnisse benötigt. Er sollte sich auf die korrekte Beantwortung der gestellten Fragen beschränken und bei Unklarheiten den Auftraggeber um eine präzisierte Fragestellung bitten.

Trotzdem ist es zweckmäßig, wenn sich der Sachverständige mit den wichtigsten rechtlichen Grundbegriffen vertraut gemacht hat. Es ist jedoch nicht seine Aufgabe, sich als „halbgebildeter Jurist" profilieren zu wollen, ebenso wenig wie der Jurist sich als „halbgebildeter Mediziner" betrachten sollte.

> In der gegenseitigen Abgrenzung zwischen der Tätigkeit des Arztes und des Juristen, aber auch in wechselseitiger Achtung und im Verständnis füreinander liegt die Wurzel einer gedeihlichen Zusammenarbeit.

Zu berücksichtigen ist auch das unterschiedliche Wissenschaftsverständnis: Der Arzt ist gewohnt, seine Entscheidungen am Einzelfall orientiert zu treffen, d. h. induktiv-empirisch vorzugehen. Der Jurist dagegen richtet sich an den gesetzlichen Vorgaben aus und ist daher gewohnt, deduktiv-normativ zu denken und damit den Einzelfall unter eine abstrakte Norm einzuordnen.

Keinesfalls sollte der Gutachter dem Untersuchten gegenüber Äußerungen über Erfolg oder Misserfolg seiner Antragstellung oder seines Rechtsstreites machen. Die Entscheidung liegt stets beim Juristen, der nicht nur die medizinische Fragestellung, sondern auch die rechtlichen Voraussetzungen zu berücksichtigen hat. Es ist verständlicherweise für den Untersuchten höchst unerfreulich, wenn der spätere Rentenbescheid von mündlichen Äußerungen des Gutachters deutlich abweicht.

3.7 Urheberrechte

Gutachten genießen den Schutz des Urheberrechtsgesetzes (§§ 1, 2, 11, 15 UrhG v. 09.09.1965 BGBl. I S. 1273). Sie dürfen daher nur für den Zweck, für den sie erstellt werden, verwandt werden. Dies ist auch bei der Weitergabe einer Kopie an den Untersuchten, seinen Hausarzt oder Rechtsanwalt zu beachten. Das Gutachten darf ohne Einwilligung des Verfassers nicht zur Verfolgung sonstiger Ansprüche verwendet werden.

Es empfiehlt sich, einen entsprechenden Vermerk am Ende des Gutachtens anzufügen, da nicht selten damit ganz andere, nicht mehr kontrollierbare Ansprüche verfolgt werden und das ursprüngliche Gutachten für völlig andere Fragestellungen, die damit gar nicht erfasst wurden, verwendet wird, was wiederum nicht selten zu Missverständnissen und Differenzen mit dem Probanden führt. Im Übrigen sparen sich manche Versicherungen durch eine solche Vorgehensweise die Kosten für einen eigenen Gutachtensauftrag.

Literatur

Anhaltspunkte für die ärztliche Gutachtertätigkeit im sozialen Entschädigungsrecht und nach dem Schwerbehindertenrecht (Teil 2 SGB IX). Bundesministerium für Gesundheit und Soziale Sicherung (Hrsg) 2004.

Erlenkämper A. Arzt und Sozialrecht. Rechtliche Grundlagen der Sozialmedizin und der sozialmedizinischen Begutachtung. Darmstadt: Steinkopff 2003.

Erlenkämper A, Fichte W. Sozialrecht. 4. Aufl. Köln: Heymanns 1999.

Hausotter W. Ärztliche Gutachten – Eine elementare ärztliche Aufgabe. Dt Ärztebl 1999; 96: A 1481–4.

Hausotter W. Aufgaben und Stellung des ärztlichen Gutachters. Gesundheitswesen 2000; 62: 468–72.

Hausotter W. Ärztliche Gutachter – Berufsbild und Selbstverständnis. Dt Ärztebl 2001; 98: A 735.

Leistner K, Beyer HM (Hrsg). Rehabilitation in der Gesetzlichen Krankenversicherung (GKV). Landsberg: Ecomed Medizin 2005.

Marx P, Gaidzik PW, Hausotter W, Lösche W, Tegenthoff M, Widder B, Meier U. Allgemeine Grundlagen der neurologischen Begutachtung. Akt Neurol 2005; 32: 94–101.

Mehrhoff F, Meindl RC, Muhr G. Unfallbegutachtung. 11. Aufl. Berlin, New York: de Gruyter 2005.

Mollowitz GG (Hrsg). Der Unfallmann. Berlin: Springer 1998.

Schönberger A, Mehrtens G, Valentin H. Arbeitsunfall und Berufskrankheit. 7. Aufl. Berlin: Schmidt 2003.

Widder B. Vermeidbare Fehler bei neurologischen Begutachtungen. Nervenarzt 2001; 72: 755–63.

4 Erstellung des Gutachtens

4.1 Vorbereitung des Gutachtens

Vor der Einbestellung des Probanden ist eine **Durchsicht der übersandten Aktenunterlagen** unbedingt erforderlich. Es ist zunächst zu prüfen, ob die Fragestellung klar und eindeutig ist. Dies gilt für die Fragen der verschiedenen Versicherungen ebenso wie für die Beweisfragen des Gerichts. Es muss auch geklärt werden, ob die Vorinformationen ausreichend sind. Gelegentlich kommt es vor, dass eine Frage zu beantworten ist, die maßgeblich auf einen ärztlichen Vorbefund abzielt, der allerdings in den Akten gar nicht enthalten ist. Eine Durchsicht der Vorbefunde ist daher unerlässlich.

Der Gutachter muss sich auch selbstkritisch fragen, ob er für die Fragestellung überhaupt kompetent und zuständig ist. Ebenso muss er sich über mögliche Hinderungsgründe der Begutachtung klar werden, etwa ob zu dem Probanden irgendwelche aktuellen oder früheren Beziehungen bestanden, die einer unvoreingenommenen und neutralen Haltung entgegenstünden. Die rasche Mitteilung etwaiger Ablehnungsgründe an den Auftraggeber erspart eine Verzögerung des Rentenverfahrens.

Auch sollte man frühzeitig klären, ob eine **Zusatzbegutachtung** notwendig ist. Dem Auftraggeber muss dies baldmöglichst mitgeteilt werden, um dessen Genehmigung einzuholen.

Zu einer eigenen **Sachermittlung** ist der Gutachter in aller Regel nicht befugt. Sollten Unklarheiten hinsichtlich der objektiven Vorgeschichte bestehen, muss der Auftraggeber um Ergänzung der Sachlage und damit der Anknüpfungstatsachen gebeten werden. Eine Rolle kann dies bei Informationen über die Art und Schwere eines Verkehrsunfalls spielen oder bei diskrepanten Angaben über eine durchgeführte ärztliche Behandlung.

4.2 Formaler Aufbau des Gutachtens

Die korrekte Angabe von Name und Anschrift des Gutachters einschließlich Facharztbezeichnung ist ebenso selbstverständlich wie die richtige Angabe der Personalien des zu Begutachtenden. Selbst das Datum der Untersuchung und der Gutachtenerstellung wird gelegentlich vergessen. Die Anschrift des Auftraggebers und dessen Aktenzeichen sind essenziell. Die zitierten Akten sollten chronologisch aufgeführt werden. Bei Gerichtsgutachten ist es üblich, die Beweisfragen, die gestellt wurden, eingangs anzuführen. Am Ende des Gutachtens sind diese dann sorgfältig im Einzelnen zu beantworten (Tab. 4.1).

4.3 Aktenvorgeschichte

Die Kenntnis der verfügbaren Aktenunterlagen und damit der „Anknüpfungstatsachen", die vom Auftraggeber vorgegeben werden, ist unabdingbare Voraussetzung für die Erstellung eines verwertbaren und schlüssigen Gutachtens. Fast stets liegen mehr oder weniger ausführliche **Befunde von Voruntersuchern** – behandelnden Ärzten oder Vorgutachtern – vor, die selbstverständlich eingehend zu wür-

Tab. 4.1 Checkliste Gutachten

Vor Beginn klären:	Fragestellung klar und eindeutig?
	Vorinformationen ausreichend?
	Bin ich kompetent und zuständig?
	Hinderungsgründe?
	Zusatzbegutachtung erforderlich? Auftraggeber anfragen!
Gutachtenkopf:	Adresse des Auftraggebers
	Aktenzeichen
	Personalien
	Untersuchungsdatum und Datum der Fertigstellung des Gutachtens
	zitierte Akten
	Fragestellung
Aktenvorgeschichte (Anknüpfungstatsachen)	
Eigene Angaben des Probanden:	Familienanamnese
	frühere Erkrankungen
	soziale und Berufsanamnese
	biographische Anamnese
	unmittelbare Vorgeschichte und jetzige Beschwerden
	vegetative Anamnese
	Suchtmittelanamnese
	Führerschein? Schwerbehindertengrad?
Befund (Befundtatsachen):	internistischer Befund
	neurologischer Befund
	psychischer Befund
	technische Zusatzdiagnostik
	testpsychologische Untersuchungen
Diagnosen	
Gutachtliche Beurteilung:	Welche Gesundheitsschäden?
	Worauf zurückzuführen? Ggf. Diskussion des Kausalzusammenhanges
	Welche resultierenden Funktionseinschränkungen?
	Korrelieren die Beschwerden mit den eigenen und den Vorbefunden?
Beantwortung der gestellten Fragen	

digen sind. Der Antragsteller hat nicht nur juristisch, sondern auch menschlich ein Recht darauf, dass früher erhobene Befunde entsprechend berücksichtigt und diskutiert werden.

Es ist empfehlenswert, sich bereits vor der Einbestellung des zu Untersuchenden mit der Aktenlage vertraut zu machen. Es kann dann nicht nur die Exploration, sondern auch die Untersuchung sehr viel gezielter und damit auch fundierter erfolgen. Aus zeitökonomischen Gründen hat es sich bewährt, die Aktenvorgeschichte schon vor der Untersuchung zu diktieren. Unzureichende Aktenkenntnis kann dem Gutachter zu Recht als mangelnde Sorgfalt bei der Gutachtenerstellung ausgelegt werden. Die verfügbaren Vorbefunde sind selbstverständlich auch in der Beurteilung sorgfältig zu diskutieren und mit den eigenen Erhebungen und der eigenen Leistungsbeurteilung zu korrelieren. Abweichungen von den Vorbefunden sind sachlich zu begründen. Immer wieder wird seitens der Juristen diskutiert, welchen Umfang die Aktenzitate haben sollten. Grundsätzlich wird man die für die Fragestellung erforderlichen Akteninhalte zitieren, wobei man sich auf die wesentlichen Inhalte beschränkt, ohne sich in Details zu verlieren. Die Angabe der Blattziffern beim Aktenzitat ist zweckmäßig, um ein rasches Nachschlagen zu ermöglichen.

4.4 Eigene Angaben des Probanden

Am Anfang der Exploration wird stets die Frage nach **aktuellen „jetzigen Beschwerden"** in einem unstrukturierten, möglichst ungezwungenen Gespräch stehen. Die Beschwerden, die dem Untersuchten am wichtigsten erscheinen, sollten auch am Beginn der Vorgeschichte stehen. Er muss Gelegenheit haben, ohne Unterbrechung, frei und mit eigenen Worten sein aktuelles Beschwerdebild zu schildern. Es gelingt dabei am ehesten, das notwendige Mindestmaß an Vertrauen herzustellen, welches für die Begutachtung so dringend erforderlich ist. Die Angaben des Probanden sollten im Gutachten möglichst wörtlich zitiert werden. Nach der freien Schilderung sind dann meist gezielte Fragen im Sinne einer strukturierten Anamnese ergänzend notwendig.

Die **unmittelbare Vorgeschichte** der jetzt geklagten, aktuellen Beschwerden unter Einbeziehung der durchgeführten Behandlungsmaßnahmen schließt sich dann nahtlos an. Allein aus der korrekten und sorgfältigen Anamnese lassen sich viele Krankheitserscheinungen diagnostisch richtig zuordnen.

Die **Familienanamnese** sollte erhoben werden. Sie lässt eher beiläufig Rückschlüsse auf die kognitiven Fähigkeiten des Probanden zu, auch auf familiäre Interaktionen, die dabei meist spontan berichtet werden. Natürlich sind auch familiär gehäufte bzw. vererbte Krankheiten zu erfragen, ohne dass dies allerdings in der Regel unmittelbare Konsequenzen für die vorliegende Fragestellung hat.

Auf **frühere Erkrankungen** wird man natürlich im Einzelnen eingehen, wobei sich bei der Schilderung auch hier bereits das kognitive Leistungsvermögen widerspiegelt. Nicht nur aktuell interessierende Krankheiten sollten eruiert werden. Eine umfassende Krankheitsanamnese ist erforderlich, um auch Querverbindungen zu anderen Gesundheitsstörungen zu schaffen.

Selbstverständlich spielt in der **psychiatrisch-psychosomatischen Begutachtung** die biographische und soziale Anamnese eine entscheidende Rolle. Die frühe Kindheit einschließlich kindlicher Verhaltensauffälligkeiten (Primordialsymptomatik) sollte eingehend erhellt werden, weiterhin die Beziehung zu den Eltern, den Geschwistern, zu wichtigen Bezugspersonen, später die Schul- und Berufsausbildung, partnerschaftliche Beziehungen und Probleme, soziale und kulturelle Interessen. Die Frage nach traumatisierenden Erlebnissen jeglicher Art ist zu stellen, ergibt sich aber oft erst nach Schaffung einer gewissen Vertrauensbasis im Laufe der weiteren Exploration und kann ganz sicher nicht schematisch mittels Fragebogen abgefragt werden. Hier muss auch auf die Relevanz des jetzigen Beschwerdebildes für den Alltag eingegangen werden. Es ist zweckmäßig, die häuslichen Aktivitäten und den Tagesablauf zu besprechen, ebenso die Freizeitaktivitäten, um sich ein Bild über das Ausmaß einer tatsächlich bestehenden Behinderung und deren Bedeutung für den Alltag zu machen.

Keinesfalls fehlen sollte im Gutachten neben der Angabe der behandelnden Ärzte und deren Fachrichtungen auch eine genaue Anamnese durchgeführter **Behandlungsmaßnahmen** sowohl medikamentöser als auch physikalischer oder psychotherapeutischer Art.

Die Arbeits- und Berufsanamnese muss ebenfalls in allen Einzelheiten erhoben werden, wobei eine gezielte Befragung hinsichtlich des genauen Ablaufs der beruflichen Tätigkeit notwendig ist. Auch muss erfragt werden, seit wann und aufgrund welcher Erkrankung ggf. eine Arbeitsunfähigkeit vorliegt.

Gelegentlich ist auch eine **Fremdanamnese** – etwa von begleitenden Familienangehörigen – nützlich, dazu ist aber das Einverständnis des Probanden erforderlich. Sie sollte jedoch grundsätzlich nicht in Anwesenheit des zu Begutachtenden durchgeführt werden.

Sinnvoll ist es, zu vermerken, **wie der Untersuchte zur Begutachtung gekommen ist**, z. B. ob er selbst mit dem eigenen Pkw gefahren ist oder mit öffentlichen Verkehrsmitteln, evtl. mit mehrmaligem Umsteigen, oder ob ein Taxi oder Krankenwagen erforderlich war.

Fragen zur **vegetativen Anamnese** sollten sich anschließen. Bei Frauen kann ein Vermerk über die Regelmäßigkeit der Periode, etwa im Rahmen klimakterischer Beschwerden, nützlich sein.

Obgleich sich jeder Gutachter im Klaren ist, dass die Wahrheit hier nicht immer zu erfahren sein wird, bleibt die **Suchtanamnese** unverzichtbar. Schon aus der Art, wie diese Fragen beantwortet werden, lassen sich manche Rückschlüsse ziehen. Nahtlos folgt die Frage nach dem Führerschein, die ebenfalls soziale Konsequenzen für Vergangenheit und Zukunft beinhaltet.

Die Frage nach einem evtl. vorhandenen **Schwerbehindertenausweis** hat zwar keine unmittelbaren Folgen für die Renten- oder sonstige Begutachtung, rundet aber die gesamte soziale Situation ab und ermöglicht eine Abschätzung der Beurteilung durch andere Institutionen.

4.5 Gegenwart einer dritten Person

Gelegentlich wünschen Probanden die Gegenwart einer dritten Person während der Exploration und Untersuchung. Dies stört jedoch während der Exploration erheblich und stellt die Ergebnisse einer Untersuchung infrage. Das Mindestmaß an Vertrauen, welches bei der Begutachtung erforderlich ist, wird dadurch empfindlich gestört. Durch den VDR ist vor einiger Zeit bereits eine juristische Klärung dieses Problems erfolgt. Danach hat der Gutachter letztlich das Bestimmungsrecht über die Gestaltung und den Ablauf der Untersuchung in der Hand (Hackhausen 2002). Es lässt schwerwiegende Verfahrensmängel bei der Begutachtung befürchten, wenn die notwendige persönliche Beziehung zwischen Untersucher und Proband durch eine weitere Person gefährdet wird, abgesehen davon, dass gerade bei der psychiatrischen Exploration kaum erwartet werden kann, dass ein Proband persönliche Angaben und Wertungen vor einer weiteren Person preisgeben wird, auch und gerade wenn diese Person ein Familienangehöriger ist. Eheprobleme werden wohl kaum thematisiert werden, wenn der Ehepartner zugegen ist. Störend ist auch, wenn die anwesende Person sich bemüßigt fühlt, ihre eigene Einschätzung in die Exploration einzubringen und dann eine unerfreuliche Diskussion in Gang setzt, die der Sachaufklärung in aller Regel nicht dient. Dem gelegentlichen Argument, einen „Zeugen" bei der Begutachtung zu wünschen, ist zu entgegnen, dass dann auch der Gutachter einen Zeugen aufbringen müsste, um die Gleichheit zu gewährleisten, was schließlich nicht zumutbar ist und auch mit der Schweigepflicht nicht in Einklang zu bringen wäre. Die Zulassung einer dritten Person liegt nach vorherrschender juristischer Meinung im pflichtgemäßen Ermessen des Gutachters. Ein Rechtsanspruch auf die Anwesenheit einer dritten Person besteht somit für den

Untersuchten nicht. Es sollte durch ein aufklärendes Gespräch versucht werden, das Misstrauen und die Angst gegenüber dem Untersucher abzubauen, sodass der Proband bereit ist, auch allein mit dem Gutachter zu sprechen. Wenn ein abschließendes Gespräch mit der Begleitung angeboten wird – auch im Sinne der durchaus erwünschten Fremdanamnese – oder auch ein Gespräch zu dritt, geht der Proband meist darauf ein, sich allein und unter vier Augen untersuchen zu lassen. Wird dies abgelehnt, so empfiehlt es sich, den Gutachtensauftrag zurückzugeben und vorzuschlagen, den Antragsteller von einem anderen Gutachter untersuchen zu lassen, gegen den keine Vorbehalte bestehen.

Ein Rechtsanspruch des Untersuchten auf die Anwesenheit einer dritten Person als „Zeuge" existiert nicht.

Bei nicht ausreichend Deutsch sprechenden Probanden kann ein **Dolmetscher** erforderlich sein, was aber nicht immer hilfreich ist und gelegentlich zu neuen Problemen führt. Der professionelle Dolmetscher neigt oft dazu, die eher unbeholfene Sprache des Probanden nach eigenem Gutdünken in eine zusammenfassende Darstellung umzuwandeln, sodass die Unmittelbarkeit der Aussage verloren geht. Ein fremder Mann, der noch dazu bei der Untersuchung anwesend sein müsste, ist gerade für türkische Frauen meist peinlich. Die die deutsche Schule besuchenden Kinder haben eine begrenzte sprachliche Ausdrucksmöglichkeit, die erwachsenen Kinder nehmen meist einseitig Partei für den Elternteil und neigen dazu, zusätzliche Anmerkungen nach eigenen Vorstellungen zu machen. Es bewährt sich daher, zu versuchen, zunächst den Probanden alleine zu explorieren und zu untersuchen und dann, falls präzise Fragen zu klären sind, die meist begleitenden Familienangehörigen um eine gezielte Übersetzung zu bitten.

Besonders bei türkischen Frauen, die vom Ehemann begleitet werden, wünscht dieser manchmal seine Anwesenheit bei der Begutachtung. Es ist dann meist hilfreich, den Ehemann erst seinen Standpunkt und seine Vorstellungen über die Krankheit seiner Frau ausführen zu lassen, ihm damit die Möglichkeit zu geben, sich als Familienoberhaupt darzustellen und ihn dann zu bitten, im Wartezimmer zu warten, was dann auch meist akzeptiert wird, wenn „der Dampf abgelassen" ist.

4.6 Untersuchungsbefund

4.6.1 Körperlicher Befund

Die sog. „Befundtatsachen" werden im Gegensatz zu den „Anknüpfungstatsachen" vom Untersucher selbst erhoben.

Der Ablauf der üblichen *neurologischen Untersuchung* muss als bekannt vorausgesetzt werden und ist auch in allen einschlägigen Lehrbüchern nachzulesen. Einzelheiten sollen deshalb hier nicht erneut aufgeführt werden.

Einige Anmerkungen, speziell bezogen auf die Begutachtungssituation, sind jedoch angebracht. Die Ausführungen sollen auch eine **Hilfestellung zur Abgrenzung organischer von nicht organisch bedingten Befunden** geben, ohne deshalb bereits eine Aggravation oder Simulation zu präjudizieren. Die Grundhaltung des Untersuchers bei Verdacht auf das Vorliegen einer tendenziösen Reaktion des Probanden muss ruhig und gelassen sein. Die entsprechenden Befunde und das Verhalten des Untersuchten werden im Gutachten präzise und ohne Emotionen schriftlich niedergelegt.

Ein neurologisches Gutachten sollte grundsätzlich auch einen *internistischen Befund* enthalten mit orientierender Untersuchung der Herz-Kreislauf-Situation, unbedingt auch des Blutdruckes – beidseits gemessen – sowie der Auskultation der großen Gefäße, zumindest der Karotiden. Zweckmäßigerweise wird man

Tab. 4.2 Häufige Fehler bei der Begutachtung (mod. nach Gross u. Löffler 1997)

- Untersuchung zu kurz und unter Zeitdruck
- Unzureichende Anamnese, Befunderhebung und Aktenkenntnis
- Keine klare Trennung zwischen Aktenlage und eigenen Angaben des Probanden
- Nicht beweiskräftige Untersuchungen
- Verwendung einer nicht allgemein üblichen Nomenklatur ohne Bezug auf die ICD-10
- Persönliche, nicht dem Allgemeinwissen entsprechende Ansichten
- Unzureichendes Eingehen auf die Fragestellung
- Mangelnde Kenntnis grundlegender gesetzlicher Bestimmungen
- Zu weit gefasster Ermessensspielraum
- Unsicherheit bei unklaren Zuständen
- Fehlende Quantifizierung des Schweregrades mit direkten Schlussfolgerungen von Angaben des Untersuchten oder der Diagnose auf die Beantwortung der Beweisfragen
- Unkritische Pauschalierungen
- Ableitung ursächlicher aus rein zeitlichen Zusammenhängen
- Unbegründete Begünstigungen
- Unzureichende Berücksichtigung von Übertragungs- und Gegenübertragungsphänomenen
- Selbstüberschätzung der eigenen Kompetenz
- Vorspiegelung falscher Sicherheit der gutachtlichen Entscheidungen
- Fehlerhafte Verwendung juristischer Begriffe und Stellungnahmen zu ausschließlich juristischen Aspekten
- Verärgerte oder abfällige Bemerkungen
- Fristversäumnisse oder Zeitverlust bei Nichtannahme des Gutachtenauftrags

dies an den Anfang des Untersuchungsbefundes stellen.

Der Body-Mass-Index (BMI) lässt eine zuverlässige Einschätzung der Relation Körpergröße/Körpergewicht zu:

$$\text{Body-Mass-Index (BMI)} = \frac{\text{Gewicht in kg}}{(\text{Größe in m})^2}$$

Normalgewicht = 19–24,9
Untergewicht = 15–18,9
Übergewicht = 25–29,9
Adipositas = 30–39,9

Zur Standarduntersuchung gehört zweifellos eine Untersuchung der *Wirbelsäule* mit Beweglichkeitsprüfung der einzelnen Wirbelsäulenabschnitte sowie der großen Gelenke. Erstaunlicherweise fehlt selbst bei diesbezüglichen Fragestellungen nicht selten in neurologischen Gutachten ein entsprechender Befund. Die Neutral-Null-Methode hat sich seit langer Zeit dafür fest etabliert (Abb. 4.1 bis 4.3).

Als normales Bewegungsausmaß gilt für die Halswirbelsäule für die Extension/Flexion in der Sagittalebene 45-0-35, für die Seitwärtsbeugung nach links und rechts in der Frontalebene 45-0-45 und für die Drehung nach links/rechts in Mittelstellung 60-0-60. Für die Brust- und Lendenwirbelsäule gilt als normales Bewegungsausmaß für die Extension/Flexion in der Sagittalebene 30-0-85, für die Seitwärtsbeugung nach links/rechts in der Frontalebene

Messblatt für obere Gliedmaßen (nach der Neutral-0-Methode)

Name			Untersuchungstag	
geb.	Aktenzeichen		☐ Rechtshänder ☐ Linkshänder	

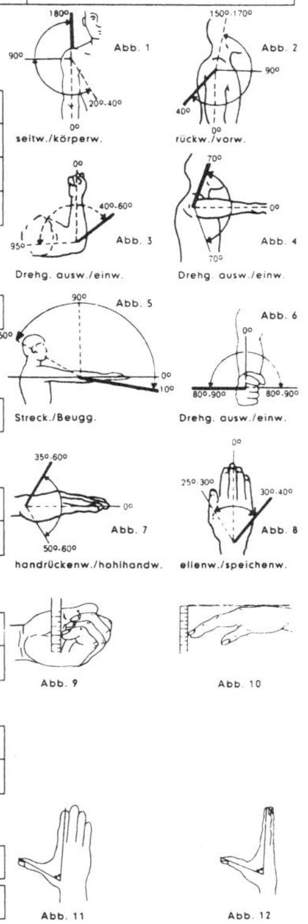

Schultergelenke: Rechts   Links

Arm seitw./körperw. (Abb. 1) . . . . . .

Arm rückw./vorw. (Abb. 2) . . . .
Arm ausw./einw. drehen (Oberarm
anliegend) (Abb. 3) . . . .
Arm ausw./einw. (Oberarm 90°
seitw. abgeh.) (Abb. 4) . . . .

Ellenbogengelenke:

Streck./Beugg. (Abb. 5) . . . .

Unterarmdrehung:

ausw./einw. (Abb. 6) . . . .

Handgelenke:

handrückenw./hohlhandw.   (Abb. 7)

ellenw./speichenw. (Abb. 8) . . . .

Fingergelenke:
Abstände in cm:

II	III	IV	V	II	III	IV	V

Nagelrand
/quere Hohlhandfalte (Abb. 9) . . . . .
Nagelrand
/verl. Handrückenebene (Abb. 10)

Daumengelenke:
Streckung/Beugung:
Grundgelenk . . . .

Endgelenk . . . .

Abspreizung (Winkel zwischen 1.
und 2. Mittelhandknochen)
In der Handebene (Abb. 11)   0   0
Rechtwinklig zur Handebene
(Abb. 12)   0   0

Ankreuzen, welche Langfinger-
kuppen mit der Daumenspitze
erreicht werden können . . . .

II	III	IV	V	II	III	IV	V

Handspanne:
Größter Abstand in cm zwischen
Daumen- und Kleinfingerkuppe . . . .

Umfangmaße in cm:
(Hängender Arm)
15 cm ob. äußerem Oberarm-
Knorren . . . .

Ellenbogengelenk . . . .
10 cm unt. äußerem Oberarm-
Knorren . . . .

Handgelenk . . . .

Mittelhand (ohne Daumen) . . . .

Armlänge in cm:
Schulterhöhe/Speichenende . . . .

Stumpflängen in cm:
Schulterhöhe/Stumpfende . . . .

Äuß. Oberarmknorren / Stumpfende

Druck und Verlag: L. Düringshofen, Seesener Straße 57, 10709 Berlin

A 4222

Abb. 1   seitw./körperw.   Abb. 2   rückw./vorw.

Abb. 3   Drehg. ausw./einw.   Abb. 4   Drehg. ausw./einw.

Abb. 5   Streck./Beugg.   Abb. 6   Dreh. ausw./einw.

Abb. 7   handrückenw./hohlhandw.   Abb. 8   ellenw./speichenw.

Abb. 9   Abb. 10

Abb. 11   Abb. 12

Abb. 4.1 Messblatt für obere Gliedmaßen (nach der Neutral-0-Methode)

Messblatt für untere Gliedmaßen (nach der Neutral-0-Methode)

Name		Untersuchungstag
geb.	Aktenzeichen	Standbein: Rechts/Links

Abb. 1a Abb. 1b Abb. 2 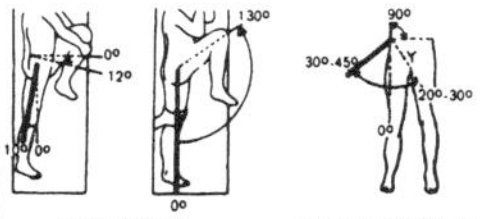
Streck./Beugg. Abspreiz./Anführen 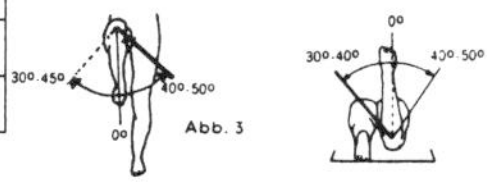
Drehg. ausw./einw. Abb. 3
Abb. 4

	Rechts	Links
Hüftgelenke:		
Streck./Beugung (Abb. 1a u. 1b) ...		
Abspreiz./Anführen (Abb. 2)		
Drehg. ausw./einw. (Hüftgel. 90° gebeugt) (Abb. 3)		
Drehg. ausw./einw. (Hüftgel. gestreckt) (Abb. 4)		

Kniegelenke:
Streck./Beugung (Abb. 5) ....

Abb. 5
Streck./Beugg.

Obere Sprunggelenke:
Heben/Senken des Fußes (Abb. 6)

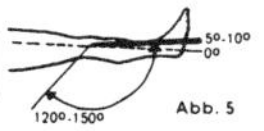

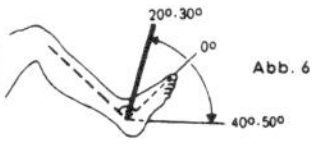

Abb. 6
Heben/Senken

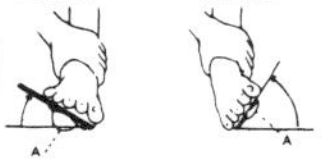

Untere Sprunggelenke:
Ges.-Beweglichk. (Fußaußenr. heb./senk.) (Abb. 7a/7b) ....
(in Bruchteilen der normalen Beweglichkeit)

Abb. 7a Abb. 7b
Gesamtbeweglichkeit

Zehengelenke:
(in Bruchteilen der normalen Beweglichkeit)

Umfangmaße in cm:
20 cm ob. inn. Knie-Gelenkspalt ....
10 cm ob. inn. Knie-Gelenkspalt ....
Kniescheibenmitte ....
15 cm unterh. inn. Gelenkspalt .....
Unterschenkel, kleinster Umfang ....
Knöchel ....
Rist über Kahnbein ....
Vorfußballen ....

Beinlänge in cm:
Vord. ob. D-beinstachel — Außenknöchelsp ....

Stumpflänge in cm:
Sitzbein — Stumpfende ....
Inn. Knie-Gelenkspalt — Stumpfende ....

A 4224 Druck und Verlag: L. Düringshofen, Seesener Straße 57, 10709 Berlin

Abb. 4.2 Messblatt für untere Gliedmaßen (nach der Neutral-0-Methode)

Messblatt für die Wirbelsäule (nach der Neutral-0-Methode)

Name:		Vorname:		Größe in cm:
geb.:	Aktenzeichen:			Gewicht in kg:

Halswirbelsäule

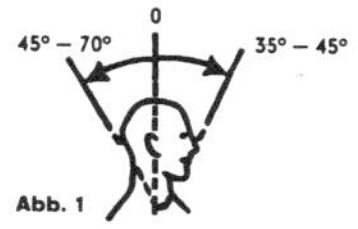

Vorneigen /Rückneigen (Abb. 1)

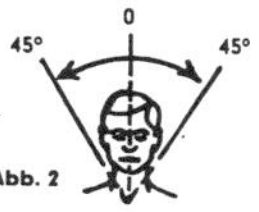

Seitneigen re. /li. (Abb. 2)

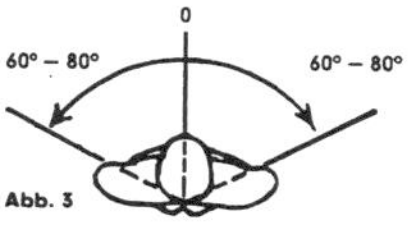

Drehen re / li. (Abb. 3)

Kinnspitzenschulterhöhenabstand
bei maximaler Drehseitneigung re. /li.

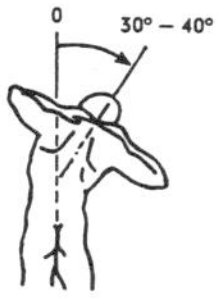

BWS und LWS
Seitneigen re. / li. (Abb. 4)

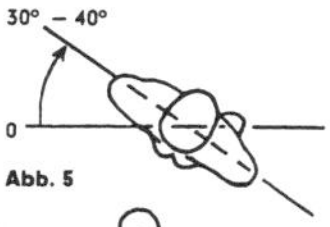

Drehen im Sitzen re. / li. (Abb. 5)

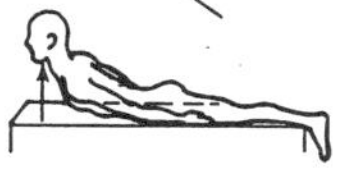

Liegen / Jugulumabstand (cm) (Abb. 6)
Aktive Aufrichtung aus Rückenlage
Messstrecke Liege – DF C7

Fingerbogenabstand (cm)
a) Ott (Abb. 7)
  Messstrecke DF C7 30 cm caudal
b) Schober (Abb. 7)
  Messstrecke DF S1 10 cm cranial
c) Messstrecke 10 cm mit Mittelpunkt (Abb. 7)
  DF L 1

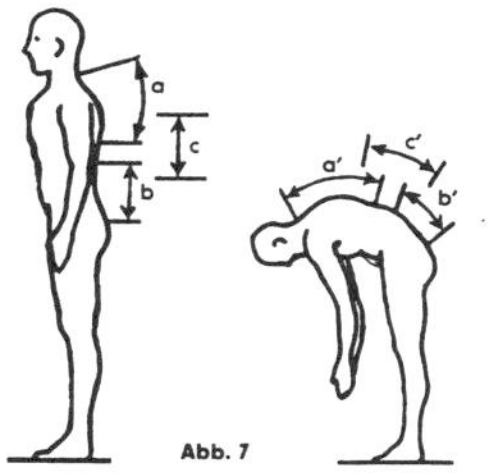

Beckentiefstand (cm) re. / li.

Seitverbiegung

Schulterstand (rechts tief / links tief)

Sagittale Verbiegung (kyphotische oder lordotische Fehlform):

a : a′ = 30 : 32
b : b′ = 10 : 15
c : c′ = 10 : 13

Abb. 1 · Abb. 2 · Abb. 3 · Abb. 4 · Abb. 5 · Abb. 6 · Abb. 7

45° – 70° · 35° – 45° · 45° · 45° · 60° – 80° · 60° – 80° · 30° – 40° · 30° – 40°

A 6222 Meßblatt Wirbelsäule
H 4500   Druck und Verlag: L. Düringshofen, Seesener Straße 57, 10709 Berlin   Ausgabe März 1993

Abb. 4.3 Messblatt für die Wirbelsäule (nach der Neutral-0-Methode)

30-0-30 und für die Drehung nach links/rechts 40-0-40.

Wird bei der gezielten Beweglichkeitsprüfung der Gelenke und der Wirbelsäule deutlich *minder- oder gegeninnerviert,* sind mehrere Kontrollen erforderlich. Man wird dies im Gutachten in sachlicher Form angeben. Manchmal zeigt sich auch eine Diskrepanz zwischen der eher geringen Verspannung der paravertebralen Muskulatur, dem beidseits negativen Lasègue-Zeichen, dem unauffälligen knöchernen Befund und einer deutlich ausgeprägten Bewegungseinschränkung bei der Prüfung.

Wird bei der Untersuchung der HWS der Drehbewegung deutlicher Widerstand entgegengesetzt, so kann das Bewegungsausmaß später sehr viel besser sein, wenn der Untersuchte eher beiläufig aufgefordert wird, nach hinten zu sehen und den Kopf zu wenden.

Ähnliches gilt für die LWS. Während der Finger-Boden-Abstand bei Verdeutlichungstendenzen nicht selten unter heftigem Jammern und Stöhnen und beträchtlicher Gegeninnervation erheblich eingeschränkt erscheint, so kann später auf der Untersuchungsliege bei Prüfung der oberen Extremitäten beiläufig aufgefordert werden, sich in den Langsitz mit gestreckten Armen und Beinen aufzurichten, wobei es dann nicht selten zu einem deutlich geringeren Finger-Zehen-Abstand kommt. Auch eine auffällige Diskrepanz zwischen einer wenig stark ausgeprägten muskulären Verspannung der paravertebralen Muskulatur und einer demonstrierten Bewegungseinschränkung der Wirbelsäule ist zu beachten. Bei Schmerzen des Rumpfes wird dieser beim Gehen möglichst ruhig gehalten. Kommt es in der Begutachtungssituation zu starken Schwankungen des Rumpfes mit Pendeln des Körpers in allen Richtungen, spricht dies gegen ein entsprechendes Schmerzsyndrom.

Die Beobachtung des Treppensteigens ist manchmal ebenfalls aufschlussreich. Wird mit einem als schmerzhaft angegebenen Bein zum ersten Tritt angesetzt oder steigt der Unter-

suchte eine Treppe unter gleichmäßiger Belastung beider Beine wechselseitig hinauf und hinab, so ist Skepsis angebracht.

Insgesamt empfiehlt es sich, bei Hinweisen auf eine bewusste Minder- oder Gegeninnervation Untersuchungsabläufe mehrfach in zeitlichem Abstand zu wiederholen, möglichst nachdem man sich zwischenzeitlich einem anderen Organsystem zugewandt oder den zu Untersuchenden im Gespräch abgelenkt hat. Häufig ergeben sich dann durchaus andere Ergebnisse, etwa bei der Beurteilung eines Bewegungsausmaßes oder einer Kraftentwicklung.

Schließlich ist auch die Beobachtung des Probanden beim An- und Auskleiden – welches stets im Untersuchungszimmer ohne besondere Aufmerksamkeitszuwendung seitens des Untersuchers erfolgen sollte – aufschlussreich. Häufig wird der Einbeinstand, das Bücken und Drehen des Rumpfes in diesem Rahmen flüssig und ohne Schmerzäußerung durchgeführt. Bei der gezielten Untersuchung geschieht dies dann oft unter Stöhnen, Jammern und mit heftiger Gegenspannung.

Bei Prüfung der *Hirnnervenfunktion,* insbesondere nach Schädel-Hirn-Traumen, ergeben sich nicht selten Probleme beim Nachweis von Riechstörungen. Man ist dabei in Bezug auf den Alltag meist weitgehend auf die Angaben des Untersuchten angewiesen. Als objektives Messverfahren steht heute in wenigen Zentren die Ableitung olfaktorisch evozierter Potenziale zur Verfügung. Ansonsten bleibt nur die Darbietung aromatischer Substanzen, wobei das angebliche Nichtwahrnehmen von Trigeminusreizstoffen wie Salmiak oder auch von Chloroform als Hinweis auf eine psychogene Verhaltensweise gelten kann. Werden Trigeminusreizstoffe nicht wahrgenommen, muss der Verdacht auf eine bewusste Täuschung aufkommen.

Mit der Begutachtung von *Sehstörungen* befasst sich in erster Linie der Augenarzt, der neurologische Befund kann im Kontext die Organgenese untermauern oder – umge-

kehrt – unwahrscheinlich machen. Als problematisch erweist sich bei der Begutachtung
nicht selten die Gesichtsfelduntersuchung, die
ebenso wie die präzise Visusprüfung der Mitarbeit des Probanden bedarf. Eine röhrenför-
mige Einengung des Gesichtsfeldes lässt – bei
Ausschluss einer objektivierbaren Augener-
krankung wie einer Retinopathie – an eine
funktionelle Störung denken.

Auch die Beurteilung von *Hörstörungen*
obliegt dem dafür zuständigen Facharzt. Hier
ist ebenfalls die Mitarbeit des Probanden von
Bedeutung und die normale Untersuchungssituation mit vorauszusetzender Motivation
des Untersuchten liegt bei der Begutachtung
eben nicht vor. Der *Tinnitus* lässt sich letztlich
nur aus den Angaben des Betroffenen
erschließen.

Erhebliche Probleme bereitet häufig die
Beurteilung von angegebenem *Schwindel und
Gleichgewichtsstörungen*. Eine alte Faustregel
lautete: „Wer alleine in eine Stadt zum Arzt
kommen kann, leidet kaum an einem organisch bedingten Schwindel." Eine Aggravation
von Schwindel durch eine vorgetäuschte Fallneigung im Romberg-Versuch ist nicht selten.
Meist tritt schon Schwanken auf, noch ehe die
Augen geschlossen sind, manchmal muten
derartige Verhaltensweisen durchaus grotesk
an, kaum je kommt es zu einem tatsächlichen
Sturz. Lenkt man den Probanden ab, indem
man etwa eine auf die Stirn geschriebene Zahl
erkennen lässt, vergisst er häufig das Schwanken. Empfohlen wird auch, bei der Prüfung
des Romberg-Versuches den Probanden rück-
wärts zählen zu lassen. Wartenberg führte
dazu aus, dass normalerweise beim Stehen versucht wird, die Knie unbeweglich zu halten,
um das Gleichgewicht nicht zu verlieren.
Dabei wird der M. quadriceps innerviert,
wodurch sich die Kniescheibe nach oben ver-
schiebt. Im Gegensatz dazu schwanke der
Simulant, ohne zu versuchen, dem vorzubeu-
gen. Es wird daher empfohlen, die Patella des
Probanden während der Untersuchung zu
beobachten.

Psychogene Sturzanfälle wirken oft theatra-
lisch-appellativ und ereignen sich in der Regel
vor Zuschauern. Dabei findet sich meist ein
aktiver Lidschluss.

Ein *psychogener Tremor* verschwindet bei
der Prüfung in Hocke und Kniebeugung unter
entsprechender Anspannung und Konzentration des Probanden nicht selten vollständig.

Bei der Prüfung der *Sensibilität*, die ja ganz
entscheidend von der Mitarbeit des Untersuchten abhängt, bewährt es sich, den Probanden aufzufordern, die Richtung anzugeben, in
der man über eine bestimmte Körpergegend
streicht. Nicht selten kann er dann in einem
vorher als anästhetisch bezeichneten Bereich
diese zutreffend angeben. Eine Anästhesie der
Fingerspitzen lässt sich dadurch überprüfen,
dass man den Untersuchten auffordert, Knöp-
fe auf- und zuzuknöpfen bzw. ihn beim An-
und Auskleiden beobachtet. Gelingt dies flott
und problemlos, lässt sich eine tatsächliche
Anästhesie der Fingerspitzen weitgehend ausschließen. Schließlich sollte auch – bei ein-
schlägiger Fragestellung – der Hinweis auf eine
entsprechende Beschwielung der Handinnen-
flächen oder der Fußsohlen sowie auf Arbeitsspuren nicht fehlen.

Der präzisen Angabe einer Hypästhesie, die
einem Dermatom oder dem Ausbreitungsge-
biet eines peripheren Nerven entspricht, vor
allem übereinstimmend bei Kontrollen, kommt
erheblicher Wert in der Bestätigung einer
Organgenese zu. Bei mehrfach wechselnden
Angaben unscharfer Abgrenzbarkeit oder gar
Einbeziehung einer ganzen Extremität bei der
Prüfung von Gefühlsstörungen, auch bei auffal-
lend langsamer und zögerlicher Antwort sollte
jedoch erheblicher Zweifel aufkommen. Am
Rumpf findet sich grundsätzlich eine paramedi-
ane Begrenzung der Sensibilität, die Angabe
einer Grenze genau in der Mittellinie ist unphy-
siologisch, da sich die sensible Versorgung am
Rumpf überlappt. Entsprechende Angaben sind
nicht als organisch begründbar anzusehen. Eine
Analgesie selbst für stärkste Schmerzen ohne
gleichzeitige Störung des Temperaturempfin-

dens spricht ebenso gegen eine organische Genese wie die Angabe ausgeprägter Sensibilitätsstörungen ohne gleichzeitige sensible Ataxie oder Störung der Feinmotorik.

Bei der Prüfung der *Motorik* wird man zunächst auf entsprechende Muskelatrophien achten, die allerdings bei sehr adipösen Untersuchten schwer abzuschätzen sind. Besondere Bedeutung kommt evtl. vorhandenen trophischen Störungen zu. Die Beurteilung von Gangstörungen basiert auf sorgfältiger und mehrfacher Beobachtung, wobei der Untersuchungsraum zur Beurteilung des Gehvermögens ausreichend groß sein sollte. Gerade der Wechsel in der Ausprägung eines Hinkens und das Fehlen normaler kompensatorischer Bewegungen ist von Bedeutung. Wird eine Stockstütze benutzt, so ist eine entsprechende Beschwielung der Handfläche auf der gleichen Seite zu erwarten, ebenso wird das Schuhwerk bei einseitigem Gangbild auch eine einseitige Abnutzung von Sohle und Absatz erwarten lassen. Ein angeblich paretisches Bein kann im Liegen dadurch überprüft werden, dass man das gesunde Bein gegen Widerstand anheben lässt. Das andere Bein wird normalerweise gegen die Unterlage gedrückt, was dann gegen eine Parese spricht. Bei Verdacht auf eine Peronäusparese wird man im Stehen die Sehnen am Fußrücken beobachten. Sie werden beim Gesunden bei Rumpfbewegungen angespannt, um nicht zu fallen. Bei einer echten Parese ist dies naturgemäß nicht möglich. Beim Vorhalteversuch der Arme kommt es bei einer echten Parese zu einem allmählichen Absinken bei gleichzeitiger Pronation, bei einer nicht organisch begründeten Schwäche dagegen zu einem raschen Fallen ohne Pronationstendenz.

Schließlich ist bei Schmerzen am Rumpf zu erwarten, dass dieser beim Gehen und Stehen möglichst ruhig gehalten wird. Kommt es bei der Untersuchung dagegen zu starkem Schwanken und Pendeln des Körpers in allen Richtungen, so spricht dies gegen ein entsprechendes Schmerzsyndrom.

Insgesamt erweist es sich als hilfreich, den zu Untersuchenden eher beiläufig beim An- und Auskleiden zu beobachten, vor allem beim Ankleiden, wenn der Untersuchte der Meinung ist, die Untersuchung sei abgeschlossen. Auch der Gang beim Betreten und beim Verlassen des Sprechzimmers sollte sorgfältig beobachtet werden.

Ein „Überlisten" des Probanden und der Nachweis nicht organisch begründbarer Untersuchungsergebnisse sagt nichts über die zugrunde liegende Ursache aus. Es kann sich sehr wohl um eine krankheitswertige seelische Störung handeln und nicht per se um eine bewusste Aggravation oder Simulation.

4.6.2 Psychischer Befund

Die Erhebung des psychischen Befundes beginnt bereits bei der Anamnese, wobei je nach Fragestellung des Gutachtens auch ein strukturiertes Gespräch erforderlich sein kann. Dabei bewährt sich die Erweiterung der Krankheitsgeschichte zur Lebensgeschichte unter Berücksichtigung der Familienanamnese, der frühen Kindheit, der Beziehung zu den Geschwistern und den Eltern, kindlicher Verhaltensauffälligkeiten wie Bettnässen, Nägelkauen, Angstzustände im Kindesalter u. a., der Schul- und Berufsausbildung, der späteren beruflichen Stellung, Partnerbeziehung, Ehe, Lebensgewohnheiten, Freizeitgestaltung, sozialer und kultureller Interessen.

Kernstück des eigentlichen psychischen Befundes ist die präzise Beschreibung einzelner psychopathologischer Symptome. Schon das äußere Erscheinungsbild mit Verhalten und Ausdruck kann wegweisend sein. Bewusstseins- und Orientierungsstörungen sind an erster Stelle zu nennen. Die Beurteilung des Bewusstseinszustandes ergibt sich bereits aus dem Verhalten des Untersuchten.

Es werden quantitative von qualitativen Bewusstseinsstörungen unterschieden. Eine Verminderung der Bewusstseinslage in den üblichen Zwischenstufen Benommenheit, Somnolenz, Sopor und Koma, aber auch qualitative Bewusstseinsstörungen wie Verwirrtheit, Delir und Dämmerzustand sind in der Begutachtungssituation eher selten. Orientierungsstörungen sind gezielt zu erfragen. Gedächtnisstörungen betreffen häufiger das Kurzzeitgedächtnis, das Langzeitgedächtnis ist weniger störanfällig. Auch hier ist eine gezielte Befragung, evtl. ergänzt durch testpsychologische Untersuchungen, erforderlich.

Hinweise auf das intellektuelle Niveau des Untersuchten ergeben sich meist schon aus der Lebensgeschichte. Im Gutachten bewährt sich die Bestimmung der kristallisierten (oder Basis-) Intelligenz mit dem Mehrfachwahl-Wortschatz-Intelligenztest (MWT-B) und die Bestimmung des fluiden Intelligenzniveaus, d. h. der gegenwärtig verfügbaren intellektuellen Leistungsfähigkeit mit dem Kurztest für allgemeine Intelligenz (KAI). Eine deutliche Diskrepanz weist auf psychische Störungen, vor allem körperlich begründbarer Art. Orientierende Fragen zum allgemeinen Wissen mit einfachen Rechenaufgaben sowie zum Abstraktionsvermögen mit den üblichen Unterschiedsfragen (Kind/Zwerg, See/Fluss u. a.) sind zweckmäßig.

Gefühlsstörungen bezogen auf den eigenen Körper oder Wahrnehmungsstörungen der Umgebung sind zu eruieren. Störungen des Antriebs und der Psychomotorik fallen häufig schon vom äußeren Erscheinungsbild her auf. Dabei ist nicht nur eine gesteigerte oder verminderte Psychomotorik von Bedeutung, sondern auch qualitativ abnorme psychomotorische Abläufe wie Stereotypien, Automatismen u. a.

Denkstörungen werden in formal oder inhaltlich differenziert, formal im Sinne einer Denkhemmung oder Verlangsamung, aber auch als zerfahrenes Denken, Haften, Perseverieren oder Beschleunigung der Denkabläufe bis hin zur Ideenflucht. Zu den inhaltlichen Denkstörungen zählen Zwangsphänomene, Phobien, aber auch Wahngedanken. Wahnwahrnehmungen oder ein ausgestaltetes Wahnsystem mit unterschiedlich ausgeprägter Wahnüberzeugung sind im neurologischen Gutachten eher selten. Die Beurteilung ergibt sich oft aus der Art der Begründung des Wahns. Nicht selten sind in diesem Zusammenhang hypochondrische Ideen bis hin zu Krankheitswahn. Ich-Störungen mit Depersonalisation und Derealisation und Wahrnehmungsstörungen qualitativer oder quantitativer Art bis hin zu illusionären Verkennungen und Halluzinationen sind von erheblicher Bedeutung, wobei vor allem optische Halluzinationen häufig eine somatisch fassbare Ursache haben.

Affektive Störungen, insbesondere die depressive Verstimmung mit Bewegungsarmut, Facies depressiva, schleppendem Gang, traurig bedrückter Grundstimmung, Freudlosigkeit, Grübelzwang, Schuldgefühlen, nicht selten auch ängstlicher Unruhe, vor allem aber häufigen körperlichen Beschwerden mit Schlafstörungen, Appetitlosigkeit, Kopfdruck, Schwindel, Beklemmungsgefühlen spielen eine große Rolle in der Begutachtung.

Die manische Verstimmung ist dagegen selten Gegenstand der Begutachtung in diesem Zusammenhang.

Schließlich sollte auch zur Primärpersönlichkeit und zu einer eventuellen Persönlichkeitsstörung Stellung genommen werden.

Ein psychischer Befund darf im neurologischen Gutachten nicht fehlen, vor allem wenn zerebrale Funktionsstörungen zu beurteilen sind, aber auch bei auffälligen Diskrepanzen zwischen Beschwerdebild und Befund und dem Verdacht auf psychogene Komponenten einer somatischen Erkrankung. Ergeben sich Hinweise auf eine schwerwiegende seelische Erkrankung, etwa eine Psychose oder eine schwere krankheitswertige neurotische Entwicklung, so sollte ein psychiatrisches Gutachten empfohlen werden.

Testpsychologische Untersuchungen

Der neurologische Gutachter sollte sich aber durchaus – vor allem bei der nicht seltenen Fragestellung einer hirntraumatisch bedingten Leistungsminderung – auch in der Praxis einfacher und nicht sehr zeitaufwendig durchführbarer *testpsychologischer Untersuchungen* bedienen. Der bereits erwähnte Mehrfachwahl-Wortschatz-Intelligenztest (MWT-B) von Lehrl ermöglicht eine zuverlässige Beurteilung der kristallisierten oder Basisintelligenz, d. h. des prämorbiden Intelligenzniveaus. Der Kurztest für allgemeine Intelligenz (KAI) von Lehrl, Gallwitz und Blaha legt das aktuelle fluide Intelligenzniveau fest, d. h. die gegenwärtig verfügbare intellektuelle Leistungsfähigkeit. Auf Diskrepanzen zwischen den beiden Werten als Hinweis auf eine vor allem organisch bedingte psychische Störung wurde bereits hingewiesen. Auch der c.I.-Test, der Zahlen-Verbindungstest (ZVT) und der Aufmerksamkeits-Belastungstest (Test d2 nach Brickenkamp) werden häufig angewandt. Der Syndrom-Kurztest (SKT) nach Erzigkeit zur Erfassung von Aufmerksamkeits- und Gedächtnisstörungen eignet sich gut für die Begutachtung. Der Benton-Test zur Erfassung der Präzision der visuellen Wahrnehmungsfähigkeit und der kurzfristigen Merkfähigkeitsleistung ist zur Beurteilung kognitiver Einbußen nach Hirntraumen wertvoll, nicht zuletzt auch der klassische, aber zeitaufwendige HAWIE-Test, etwa in der Form des reduzierten Wechsler- Intelligenztests nach Dahl. Der Mini-Mental-Status-Test nach Folstein (MMSE) lässt eine Beurteilung der aktuellen kognitiven Situation zu, wobei Fragen zur zeitlichen und örtlichen Orientierung mit bis zu 10 Punkten bewertet werden, das Nachsprechen von drei Worten mit bis zu 3 Punkten, das Subtrahieren von 100 um jeweils 7 mit maximal 5 Punkten, die Gedächtnisleistung mit dem Nachfragen der zuvor vorgesprochenen Worte mit maximal 3 Punkten, das Benennen von Gegenständen und das Nachsprechen eines kurzen Satzes mit maximal 3 Punkten, das Ausführen eines dreiteiligen Befehls, etwa ein Blatt Papier zu nehmen, falten und auf den Boden legen mit maximal 3 Punkten, das Lesen eines Satzes mit 1 Punkt, ebenso das Schreiben eines Satzes mit 1 Punkt und schließlich das Nachzeichnen einer Figur mit 1 Punkt. Eine Gesamtpunktzahl von 25–30 Punkten wird als „keine kognitive Einschränkung oder Demenz", eine solche von 18–24 Punkten als „leichte bis mäßige Demenz" und unter 17 Punkten als „erhebliche Demenz oder kognitive Einschränkung" bewertet. Der DemTect-Test lässt sich in ähnlicher Form verwenden, erscheint in der Anwendung noch einfacher. Tests zur Beurteilung der Persönlichkeitseigenschaften und Befindlichkeitsskalen können die Palette ergänzen.

Symptomvalidierungstests (SVT) werden wahrscheinlich in Zukunft größere Bedeutung bei Simulationsverdacht bzw. suboptimalem Leistungsverhalten und negativen Antwortverzerrungen erhalten.
Einzelheiten sind den jeweiligen Testbeschreibungen zu entnehmen.

Bei weitergehenden Fragestellungen sowohl für die Beurteilung differenzierterer Einzelfunktionen als auch zur Abgrenzung psychoreaktiver bzw. neurotischer Komponenten ist ein psychologisches bzw. neuropsychologisches Zusatzgutachten zweckmäßig.

4.6.3 Technische Zusatzuntersuchungen

Technische Zusatzuntersuchungen sind bei der neurologischen Begutachtung im Grunde unerlässlich, und sei es letztlich auch nur zum Ausschluss zusätzlicher Gesundheitsstörungen zur rechtlichen Absicherung gegen mögliche Behauptungen zu einem späteren Zeitpunkt. Schließlich erwartet dies auch der Antragsteller unter dem Aspekt einer eingehenden Untersuchung und Abklärung seines Beschwerdebildes. Sie sind auch bei unklaren

Vorbefunden und bei Widersprüchen in der vorausgehenden Diagnostik angebracht.

Ein ganz wesentlicher Punkt ist, dass der Versicherte damit einverstanden sein muss. Eine Duldungspflicht besteht nur für wenig belastende Eingriffe ohne Gesundheitsgefahren, ohne erhebliche Schmerzen und ohne erheblichen Eingriff in die körperliche Unversehrtheit. Als beispielhaft gelten EKG, EEG, EMG mit Nervenleitgeschwindigkeiten, evozierte Potenziale und Ultraschalldiagnostik.

Der Neurologe wird sich – je nach Fragestellung – auf die Ableitung von EEG, EMG mit motorischen und sensiblen Nervenleitgeschwindigkeiten, der evozierten Potenziale einschließlich der transkraniellen Magnetstimulation, der Doppler- und Duplex-Sonographie stützen. Röntgenbefunde, CT- und MRT-Befunde werden häufig vom Untersuchten selbst mitgebracht oder sind bereits in den Akten enthalten. Falls erforderlich, wird man diese Untersuchungen – nach Absprache mit dem Auftraggeber – ergänzen.

Die zur Beantwortung der im Gutachtensauftrag gestellten Fragen erforderlichen Zusatzuntersuchungen müssen selbstverständlich durchgeführt oder veranlasst werden. Es sollte jedoch kritisch abgewogen werden, welche Untersuchungen tatsächlich notwendig sind und auf welche im Einzelfall verzichtet werden kann, sowohl um den Untersuchten nicht übermäßig zu belasten als auch um entstehende Kosten möglichst gering zu halten. Es bleibt aber auch zu bedenken, dass der medizinische Sachverständige meist eine differenziertere Fragestellung vor sich hat und eine dringendere Notwendigkeit einer diagnostischen und differenzialdiagnostischen Abklärung sieht als der behandelnde Arzt. Ein erweitertes diagnostisches Spektrum ist daher bei der Begutachtung häufig erforderlich.

Der Gutachter sollte sich jedoch auch der Grenzen der jeweiligen technischen Zusatzuntersuchung bewusst sein.

Grundsätzlich gilt, dass – etwa nach einem Unfall – nicht ein pathologischer Befund im CT, MRT oder EEG, sondern eine tatsächlich nachweisbare Funktionsstörung und Leistungsminderung zu entschädigen ist. Ebenso ist nicht die Schwere des Traumas, sondern der verbleibende Folgezustand zu beurteilen.

> Es ist Allgemeingut, dass Befunde bildgebender Verfahren wie CT und MRT kritisch mit dem klinischen Bild und dem Ergebnis der neurophysiologischen Untersuchungen korreliert werden müssen.

Dies gilt vor allem für die Abgrenzung prämorbider Krankheitserscheinungen von später geltend gemachten Unfallfolgen.

Bei psychogenen Lähmungen ist die EMG-Ableitung nützlich, am zweckmäßigsten in der Mehrkanalableitung, wobei etwa eine gleichzeitige Anspannung von Agonisten und Antagonisten objektiviert werden kann. Auch die transkranielle Magnetstimulation ist in diesem Rahmen wertvoll. Finden sich normale Leitungszeiten und Amplituden bei ausgeprägten „Lähmungserscheinungen", spricht dies gegen eine organische Genese.

Insgesamt gilt – wie überall in der Medizin –, dass ein einzelner pathologischer Laborwert bzw. eine Normabweichung in einer technischen Zusatzuntersuchung ohne entsprechenden klinischen Befund äußerst zurückhaltend bewertet werden sollte und zumindest einer Kontrolle bedarf.

Ergänzende Untersuchungen anderer Fachgebiete, etwa augenärztliche, HNO-ärztliche, orthopädische oder internistische, werden meist vom Auftraggeber des Gutachtens selbst veranlasst oder sind dem Auftraggeber vorzuschlagen, sofern es für die Fragestellung erforderlich ist. Im Sozialgerichtsverfahren muss das Zusatzgutachten stets vom Gericht veranlasst und in Auftrag gegeben werden.

Insgesamt sollten Exploration und Untersuchung in möglichst ungestörter Atmosphäre stattfinden. Ein ruhiger Raum ohne Störungen durch Telefon oder andere Personen ist für die Begutachtung unbedingt erforderlich.

Am Ende der Untersuchung sollte der Proband gefragt werden, ob aus seiner Sicht alles Wesentliche und ihm Wichtige angesprochen und erörtert worden sei oder ob er noch etwas hinzufügen möchte. Ein entsprechender Vermerk sollte in das Gutachten aufgenommen werden.

4.7 Diagnose

Das Gutachten muss eine Diagnose enthalten. Sie spielt zwar für die allein entscheidende Leistungsbeurteilung nicht die maßgebende Rolle, dient aber als Verständigungsbasis für alle Beteiligten und für später nachuntersuchende Ärzte. Die Diagnose sollte so präzise wie möglich als Funktionsdiagnose angegeben werden, nicht als „Zustand nach ..." oder „Verdacht auf ...". Es ist wenig sinnvoll, von „Schlaganfall" oder „Schädel-Hirn-Trauma" zu sprechen, sondern z. B. von „armbetonter Halbseitenlähmung mit Aphasie und Hemianopsie nach zerebral-ischämischem Insult". Dem Begriff „Zustand nach" kann nicht entnommen werden, worin denn der vorliegende Zustand besteht.

4.8 Gutachtliche Beurteilung

Das Herz des Gutachtens ist die Beurteilung. Hier gilt es, die Anknüpfungstatsachen in den Akten mit den eigenen erhobenen Befundtatsachen zu korrelieren und Abweichungen zu diskutieren. Es sollten zunächst die vorliegenden Gesundheitsschäden dargelegt werden. Danach ist es erforderlich, je nach Fragestellung zu diskutieren, welche Ursache zugrunde liegt und welche resultierenden Funktionsein-

schränkungen daraus abzuleiten sind. Ein positives und negatives Leistungsbild ist stets obligat und es sollten auch Aussagen zur Prognose gemacht werden.

Beantwortung der gestellten Fragen

Die Beantwortung der gestellten Fragen ist essenziell, denn der Auftraggeber will natürlich vom Gutachter die Fragen beantwortet haben, die ihm wichtig sind und die ihn veranlassten, den Gutachtensauftrag überhaupt zu erteilen. Trotzdem staunt man immer wieder, wie wenig Wert manche Gutachter gerade auf diesen Punkt legen. Die Fragen müssen ausführlich und erschöpfend, aber nicht ausufernd beantwortet werden. Man sollte es dringend vermeiden, abzuschweifen oder sich in Belanglosigkeiten zu verlieren. Je präziser die Fragen beantwortet werden, desto besser ist die Qualität des Gutachtens.

Literaturzitate in einem Gutachten sind dann sinnvoll, wenn ein besonders schwieriges und nicht alltägliches Thema mit differie-

Tab. 4.3 Leichte Verweistätigkeiten auf dem allgemeinen Arbeitsmarkt mit allgemein bekanntem Anforderungsprofil (nach Rauschelbach et al. 2000)

- Nachtportier in einem Hotel oder einer Kurklinik
- Lagerist, Werkzeugausgeber
- Hausmeister in einer Wohnanlage
- Wächter/in in einer Tiefgarage
- Kassierer/in in einem Hallenbad
- Kassierer/in in einer Tankstelle
- Botendienst für Arzneimittel
- Verkäufer/in in Tabakladen oder Kiosk
- Beratertätigkeit in einem Baumarkt oder Möbelhaus
- Aufsicht über Putzkolonne in einem Büro oder Krankenhaus
- Telefonvermittlung in einer Firma
- Poststelle (sortieren und frankieren)

Tab. 4.4 Klassifikation der körperlichen Beanspruchung am Arbeitsplatz

- Leichte Arbeit: Handhabung leichter Werkstücke, Bedienen leicht gehender Steuerhebel, Kontrollarbeiten u. a.
- Leichte bis mittelschwere Arbeit: der Anteil mittelschwerer Arbeit auf höchstens 50 % begrenzt
- Mittelschwere Arbeit: Handhabung etwa 1–3 kg schwer gehender Steuereinrichtungen, unbelastetes Begehen von Treppen und Leitern, Heben und Tragen von mittelschweren Lasten in der Ebene (bis 15 kg), leichte Arbeiten mit zusätzlicher Ermüdung durch Haltearbeit mäßigen Grades wie Arbeiten am Schleifstein, mit Bohrwinden und Handbohrmaschinen u. a.
- Schwere Arbeit: Tragen von bis zu 40 kg schweren Lasten in der Ebene oder Steigen unter mittleren Lasten und Handhaben von Werkzeugen über 3 kg Gewicht, Schaufeln, Graben, Hacken, auch mittelschwere Arbeiten in gebückter, kniender oder liegender Stellung

renden wissenschaftlichen Meinungen zu bearbeiten ist. Das als selbstverständlich vorauszusetzende Lehrbuchwissen bedarf keiner Zitate.

Literatur

Gross R, Löffler M. Prinzipien der Medizin. Berlin: Springer 1997.

Hackhausen W. Arbeitsmigration und soziale Absicherung in Deutschland. In: Dettmers C, Albrecht NJ, Weiller C. Gesundheit – Migration – Krankheit – Sozialmedizinische Probleme und Aufgaben in der Nervenheilkunde. Bad Honnef: Hippocampus 2002.

Hausotter W. Begutachtung von Migranten und Arbeitnehmern ausländischer Herkunft. Med Sach 2002; 98: 161–6.

Lehrl S. Stellenwert psychometrischer Tests in der sozialmedizinischen Begutachtung. Med Sach 2001; 97: 40–5.

Merten T. Fragen der neuropsychologischen Diagnostik bei Simulationsverdacht. Fortschr Neurol Psychiat 2002; 70: 126–38.

Rauschelbach HH, Jochheim KA, Widder B (Hrsg). Das neurologische Gutachten. 4. Aufl. Stuttgart, New York: Thieme 2000.

Widder B, Aschoff JC. Somatoforme Störung und Rentenantrag: Erstellen einer Indizienliste zur quantitativen Beurteilung des beruflichen Leistungsvermögens. Med Sach 1995; 91: 14–9.

Winckler P, Foerster K. Qualitätskriterien in der psychiatrischen Begutachtungspraxis. Versicherungsmedizin 1994; 46: 49–52.

5   Schädel-Hirn-Traumen

Schädel-Hirn-Traumen unterschiedlicher Schwere sind sehr oft Anlass zur neurologischen Untersuchung und ihre Folgen sind auch häufig Gegenstand der neurologischen Begutachtung.

5.1   Erstbefunde

Für eine adäquate Beurteilung der Unfallfolgen sind die Erstbefunde von entscheidender Bedeutung. Es sollte daher unbedingt versucht werden, die Befunde zu erhalten, die bei der ersten Untersuchung des Verletzten im primär versorgenden Krankenhaus erhoben wurden. Im berufsgenossenschaftlichen Heilverfahren werden diese von den erstbehandelnden Kliniken meist recht gut im D-Arzt-Bericht dokumentiert. Allerdings findet man auch in diesem Rahmen gelegentlich lückenhafte Erstbefunde und häufig keine neurologischen Konsiliaruntersuchungen in den entscheidenden ersten Tagen nach dem Unfall. Die spätere Zuordnung von Symptomen oder geltend gemachter Beschwerden ist dann oft erheblich erschwert.

Es interessieren vor allem die Vermerke über eine **Bewusstlosigkeit** oder über eine retro- und anterograde **Amnesie,** die unmittelbar nach dem Unfall beschrieben wurden. Besonders die Dauer der posttraumatischen oder anterograden Amnesie gilt als verlässlicher Indikator für den Schweregrad eines Hirntraumas. Nicht selten verlängern sich diese zeitlichen Angaben mit zunehmendem Abstand vom Unfall und von Gutachten zu Gutachten. Entscheidend sind dann die sorgfältig dokumentierten Erstangaben des Verletzten. Gerade diese zeitnah gemachten Angaben sind am korrektesten und am besten verwertbar.

Ebenso ist auch ein detailliert erhobener **klinischer Befund** von entscheidender Bedeutung, wobei eine vorübergehende Halbseitensymptomatik, die in den ersten Tagen nach dem Trauma auftrat und später nicht mehr nachweisbar war, für die Einschätzung der Wertigkeit der Schädigung und später angegebener Beschwerden wesentlich sein kann.

Hilfreich ist für die spätere Begutachtung, wenn der Erstbefund nach der *Glasgow Coma Scale* (s. Tab. 5.3) dokumentiert wurde.

Tab. 5.1 Einfache Einteilung der Schädel-Hirn-Verletzungen in 3 Schweregrade

Leichte Schädel-Hirn-Traumen	führen zu kurz dauernder Bewusstlosigkeit oder Bewusstseinstrübung bis zu einer Stunde Dauer mit völliger funktioneller Wiederherstellung
Mittelschwere Schädel-Hirn-Traumen	werden bei einer Bewusstlosigkeit oder Bewusstseinstrübung von bis zu 24 Stunden Dauer angenommen
Schwere Schädel-Hirn-Traumen	werden bei einer Bewusstlosigkeit über 24 Stunden Dauer ohne oder über 6 Stunden Dauer mit Zeichen einer Hirnstammdysfunktion angenommen

Tab. 5.2 Funktionelle Einteilung der Schädel-Hirn-Traumen in 4 Schweregrade

Grad I	bei Bewusstlosigkeit unter einer Stunde und einer flüchtigen Symptomatik von einigen Tagen (GCS 14–15)
Grad II	bei Bewusstlosigkeit unter 24 Stunden und einer zerebralen Symptomatik von bis zu 3 Wochen (GCS 9–13)
Grad III	bei Bewusstlosigkeit unter einer Woche und meist bestehenden Defektsymptomen (GCS 3–8)
Grad IV	bei Bewusstlosigkeit über einer Woche, stets mit schweren Defektsymptomen einhergehend (GCS unter 3)

GCS = Glasgow Coma Scale

5.2 Klassifikation der Schädel-Hirn-Traumen

Die Einteilung der Schädel-Hirn-Traumen nach Schweregraden wurde im Laufe der Jahre immer wieder unterschiedlich vorgenommen (Tab. 5.1 bis 5.3). Übereinstimmung besteht in der entscheidenden Abgrenzung *offener* von *geschlossenen* Schädel-Hirn-Verletzungen wegen des zusätzlichen Infektionsrisikos offener Verletzungen mit der Gefahr der Entwicklung eines Hirnabszesses oder einer Früh- oder Spätmeningitis.

Tab. 5.3 Glasgow Coma Scale (GCS)

Augen öffnen	spontan	4
	auf Aufruf	3
	auf Schmerzreize	2
	kein Augenöffnen	1
Verbale Antwort	orientiert	5
	verwirrt	4
	inadäquat	3
	unverständlich	2
	keine	1
Beste motorische Reaktion	auf Aufforderung	6
	gezielte Abwehr	5
	ungezielte Abwehr	4
	Beugemechanismen	3
	Streckmechanismen	2
	keine Abwehr	1
Maximale Punktzahl		15

Die einfache *Schädelprellung* geht definitionsgemäß nicht mit Bewusstseinsverlust einher. Es kommt zu einer stumpfen Gewalteinwirkung auf den Schädel ohne entsprechende Energieübertragung auf das Gehirn. Es resultiert ein kurzdauerndes Beschwerdebild, ein Dauerschaden ist daraus nie abzuleiten.

Im klinischen Alltag wird überwiegend von der althergebrachten Einteilung in Commotio und Contusio cerebri ausgegangen, wobei die Bezeichnung Compressio cerebri wenig gebraucht wird und ursprünglich für eine intrakranielle Blutung mit Hirnkompression stand.

Bei der **Commotio cerebri,** der Gehirnerschütterung, handelt es sich um eine in jedem Fall reversible Schädigung, deren Folgen in Form des „postkommotionellen Syndroms" nach spätestens einigen Monaten abklingen. Definitionsgemäß wird dabei nicht von pathologisch-anatomisch fassbaren Gewebsveränderungen ausgegangen, obgleich dies in neuerer Zeit wieder infrage gestellt wird. Auf den üblichen bildgebenden Verfahren lassen sich jedenfalls bei der Commotio cerebri im Allgemeinen keine strukturellen Veränderungen nachweisen. Leitsymptom der Gehirnerschütterung ist der Bewusstseinsverlust, ohne den die Diagnose nicht gestellt werden kann. Die nicht selten zusätzlich auftretenden vegetativen Symptome wie Übelkeit, Erbrechen u. a. allein rechtfertigen nicht die Diagnose einer Commotio cerebri. Das Kommotionssyndrom heilt grundsätzlich folgenlos aus.

Bei der **Contusio cerebri** handelt es sich um eine substanzielle Hirnschädigung, die sich meist klinisch-neurologisch, psychopathologisch oder mit Herdbefunden im EEG und/oder im kranialen CT oder MRT nachweisen lässt. Klinisch weist auch eine länger dauernde Bewusstlosigkeit von mindestens einer Stunde in diese Richtung. Bei kleinen Kontusionsherden können die Befunde aber auch diskret ausgeprägt sein und vor allem bei polytraumatisierten Patienten in den ersten Tagen übersehen werden. Der Verlauf der Contusio cerebri hängt vom Ausmaß der strukturellen Hirnschädigung ab. Wenn es auch häufig nicht zu einer vollständigen Restitution kommt, so ist doch davon auszugehen, dass sich die anfänglichen Symptome im Allgemeinen in unterschiedlichem Ausmaß bessern. Im Defektzustand einer substanziellen Hirnschädigung, welchen man etwa 2 Jahre nach dem Trauma als kaum noch besserungsfähig ansehen muss, überlagern sich neurologische und psychische Symptome in unterschiedlicher Weise.

5.3 Folgen eines Schädel-Hirn-Traumas

5.3.1 Schädelfraktur

Die alleinige Schädelfraktur – soweit sie nicht zu einer zusätzlichen Hirnsubstanzschädigung, zur Zerreißung von Gefäßen oder einer Hirnnervenschädigung führt – bedingt keine bleibende Behinderung. Ihr Vorliegen lässt keine Rückschlüsse auf die Schwere des Hirntraumas zu, da die Aufprallenergie auf den Kopf durch den Bruch aufgehoben oder abgeschwächt wird und dann nicht mehr in vollem Umfang auf das Gehirn einwirken kann.

5.3.2 Hirnnervenschädigungen

Hirnnervenschädigungen nach Kopfverletzungen sind des Öfteren Gegenstand der Begutachtung. Am häufigsten werden nach einem Schädeltrauma *Geruchsstörungen* angegeben, wobei etwa 7,5 % aller Schädeltraumen von vorübergehenden oder bleibenden Riechstörungen begleitet sind (Schmidt u. Malin 1986). Verletzungen des N. olfactorius sind mit oder ohne Schädelbasisfraktur möglich. Siebbeinfrakturen führen naturgemäß besonders häufig zu einer bleibenden Anosmie. Ob aus einer traumatischen Anosmie als isoliertes Symptom auf eine Contusio cerebri geschlossen werden kann, wird unterschiedlich beurteilt.

Sehstörungen nach einem Schädel-Hirn-Trauma sind häufiger auf eine unmittelbare traumatische Läsion des Bulbus oder der Orbita zurückzuführen als auf eine Kompression des N. opticus durch Hämatome oder auf traumatische Gefäßverschlüsse. Eine überwiegend bei Kindern beobachtete transitorische kortikale Amaurose nach einem leichten Schädeltrauma und einem kurzen freien Intervall führt für meist 1–2 Stunden zu einem vorübergehenden Verlust des Sehvermögens ohne Pupillenstörungen. Es ist dies kaum je Gegenstand einer späteren Begutachtung.

Traumatisch bedingte Funktionsstörungen der *optomotorischen Hirnnerven* III, IV und VI treten oft auf. Gerade isolierte Störungen der genannten Hirnnerven sind häufig auf ein Trauma zurückzuführen. Die Feststellung des Ausmaßes einer bleibenden Schädigung und die Einschätzung der Minderung der Erwerbsfähigkeit (MdE) erfolgt gemeinsam mit dem augenärztlichen Gutachter. In vielen Fällen liegt gleichzeitig eine traumatische Schädigung der Orbita vor.

Außerordentlich häufig kommt es bei Schädeltraumen zu einer Jochbeinfraktur mit Läsion des *N. infraorbitalis*. Die daraus resultierende Hypästhesie im Wangenbereich allein wird kaum je eine messbare MdE bedingen.

Nicht selten kommt es aber auch zu äußerst unangenehmen Dysästhesien bis hin zu anhaltenden Schmerzen. Frakturen der Schädelbasis und des Gesichtsschädels können auch zu einer weitergehenden Läsion von Ästen des N. trigeminus führen und eine meist atypische Trigeminusneuralgie mit Dauerschmerz und Sensibilitätsstörungen bedingen. Gelegentlich ist dann für eine traumatische Schädigung des N. trigeminus mit entsprechendem chronischem Schmerzsyndrom auch eine höhergradige MdE anzuerkennen. Abzugrenzen sind allerdings diffuse posttraumatische Kopfschmerzen ebenso wie eine neurasthenische Entwicklung depressiver Prägung und Entschädigungstendenzen. Eine ebenfalls in der neurologischen Praxis häufiger auftretende Läsion von Ästen des N. trigeminus betrifft die zahnärztlich-iatrogene Verletzung des N. alveolaris inferior, etwa nach Entfernung eines tiefsitzenden Weisheitszahnes mit daraus resultierender Hypästhesie im Bereich des N. mentalis und entsprechendem Schmerzsyndrom. Bei komplizierten zahnärztlichen Eingriffen kann auch eine Läsion des N. lingualis erfolgen.

Eine traumatische Schädigung des *N. facialis* kann auf verschiedenen Ebenen stattfinden, entweder lokal durch eine Gesichtsverletzung mit Beteiligung einzelner Endäste oder nach Felsenbeinfrakturen, wobei Querfrakturen häufiger zu Fazialislähmungen führen sollen als Längsfrakturen. Die Spontanprognose gilt als nicht ungünstig. Für eine komplette Fazialisparese einer Seite wird für die gesetzliche Unfallversicherung eine MdE von 30% angenommen, bei einer partiellen Läsion entsprechend weniger. Ähnlich ist die Einschätzung nach dem Schwerbehindertenrecht.

Die Bewertung von *Schwindel* als Unfallfolge bei einer Schädigung des N. vestibulocochlearis wird in enger Zusammenarbeit mit dem HNO-Arzt erfolgen. Neben einer schwerwiegenden bleibenden vestibulären und kochleären Schädigung findet sich akut nach einem Schädeltrauma nicht selten eine Commotio labyrinthi mit Übelkeit und Erbrechen, wobei die Symptomatik spontan folgenlos abklingt. Bleibende Funktionsstörungen wie Hörverlust und Ohrgeräusche sind primär HNO-ärztlich zu beurteilen und auch von unfallfremden Krankheitserscheinungen abzugrenzen. Sehr häufig stellt sich gutachtlich die Frage der Abgrenzung peripher-vestibulär bedingten Schwindels zu einer zentralen Genese im Rahmen des Hirntraumas. Dazu bedarf es eingehender technischer Zusatzuntersuchungen in Zusammenarbeit mit dem HNO-Arzt. Besonders problematisch ist dies bei gleichzeitigem Vorliegen eines HWS-Traumas.

Die kaudale Hirnnervengruppe spielt in Zusammenhang mit Schädel-Hirn-Traumen gutachtlich eine geringe Rolle.

5.3.3 Arterielle Dissektionen

Arterielle Dissektionen sind gelegentlich Gegenstand der Begutachtung. Es resultieren mit einer Latenz von Tagen, manchmal auch von Wochen die Symptome einer Hirndurchblutungsstörung, die häufig, allerdings nicht obligat reversibel sind. Die Diagnostik mit der Duplex-Sonographie bzw. der MRT-Untersuchung mit MR-Angiographie sichert das Krankheitsbild. Die Spätfolgen werden gutachtlich wie Hirninfarkte anderer Genese beurteilt.

5.3.4 Folgen einer substanziellen Hirnschädigung

Erhebliche Bedeutung für die Begutachtung haben die Folgen einer substanziellen Hirnschädigung. Diese erstrecken sich sowohl auf neurologisch fassbare Funktionsstörungen, insbesondere zerebrale Herdsymptome wie Halbseitenlähmungen, Koordinationsstörungen, posttraumatische zerebrale Anfälle, als auch organisch bedingte psychische Störungen unterschiedlicher Ausprägung. Die neuropsychologischen Ausfälle können je nach Lokalisation und Intensität der substanziellen Hirnschädigung sehr unterschiedlich sein. Neben den speziellen, früher als „Hirnwerkzeugstörungen" bezeichneten umschriebenen Ausfällen wie Aphasie, Apraxie u. a. spielen unspezifische Symptome wie Veränderungen des Antriebs, der Affektivität, der Gedächtnisleistung, der Konzentrationsfähigkeit und der allgemeinen Alltagsbelastbarkeit mit verminderter Stressbelastbarkeit, vermehrter vegetativer Labilität und Alkohol- und Hitzeunverträglichkeit bei der Begutachtung eine große Rolle, wobei sich die geklagten Beschwerden oft schwer objektivieren lassen. Die subtile Erfassung der Beeinträchtigungen im Alltag, möglichst auch durch fremdanamnestische Angaben untermauert, kann am ehesten eine einigermaßen adäquate Beurteilung gewährleisten. Testpsychologische Untersuchungen ergänzen die klinische Untersuchung, wobei die Problematik der Testuntersuchungen in der Begutachtungssituation zu berücksichtigen ist, ebenso wie eine erhebliche interindividuelle Streuung der Leistungen schon bei Gesunden.

Die Fragestellung an den Gutachter und die Bewertung der einzelnen Funktionsstörungen ist in den verschiedenen Versicherungszweigen unterschiedlich. In der gesetzlichen Unfallversicherung ist es erforderlich, die jeweiligen Teilschäden mit einer entsprechenden Einzel-MdE zu bewerten, und daraus eine Gesamt-MdE zu bilden, die zudem noch mit der jeweiligen MdE für Unfallfolgen auf anderen Fachgebieten, etwa im unfallchirurgischen Bereich, in Beziehung gesetzt werden muss. Bei einem Polytrauma kann sich gelegentlich rechnerisch daraus eine MdE von über 100 % ergeben. Der Hauptgutachter ist dann gehalten, die verschiedenen Teilaspekte zu integrieren und zu einem Gesamturteil zu kommen, wobei er sich überschneidende Funktionsstörungen, vor allem in Bezug auf den Bewegungsapparat, etwa auf neurologischem und auf unfallchirurgisch-orthopädischem Gebiet,

koordinieren muss. Es ist dann zweckmäßig, die im Vordergrund stehende, den Untersuchten hauptsächlich beeinträchtigende Funktionsstörung als Basis zu nehmen und zusätzliche Funktionseinschränkungen ergänzend zu berücksichtigen.

Ausdrücklich ist darauf hinzuweisen, dass weder die Schwere des erlittenen Unfalles noch die Art der Verletzung, sondern ausschließlich die verbleibenden Funktionsausfälle und Leistungseinschränkungen entschädigungspflichtig sind. Es gibt zweifellos Hirnkontusionen mit im MRT oder CT nachweisbaren traumatischen Läsionen, die später klinisch keinerlei Folgeerscheinungen haben, letztlich also mit einer MdE von 0 % zu bewerten sind. Andererseits gibt es Hirnkontusionen, die in den bildgebenden Verfahren nicht nachzuweisen sind, jedoch eindeutige neurologische und psychische Folgeerscheinungen hinterlassen, die auch mit einer entsprechenden MdE einzuschätzen sind. Ausschlaggebend sind der Befund und die objektivierbare funktionelle Leistungseinschränkung. Der Stellenwert der bildgebenden Verfahren ist gerade bei Schädel-Hirn-Traumen kritisch zu betrachten und nur im Kontext der übrigen Befunde zu bewerten (Suchenwirth u. Ritter 1994).

> Entschädigungspflichtig sind weder die Schwere des Unfalls noch die Art der Verletzung, auch nicht ein Röntgen- oder MRT-Befund, sondern stets die tatsächlich nachweisbare Funktionsstörung und die dadurch bedingte Leistungseinschränkung.

5.3.5 Intrakranielle Hämatome

In der Akutversorgung sind akute epidurale Hämatome und akute, aber auch chronische subdurale Hämatome von besonderer Bedeutung, die zu einer notfallmäßigen operativen Behandlung zwingen. Für die Begutachtung, die erst in einem späteren Stadium erfolgt, sind resultierende Hirnsubstanzschäden und daraus entstehende Funktionseinbußen relevant.

Ein häufiges gutachtliches Problem ist in diesem Zusammenhang die Frage nach der *Kausalität* eines geltend gemachten Unfalles mit einer sich später manifestierenden intrakraniellen Blutung. Vor allem ist dies beim *chronischen subduralen Hämatom* der Fall. Es kommt zwar in jedem Lebensalter vor, am häufigsten jedoch im 5. bis 8. Lebensjahrzehnt. Gerade beim chronischen subduralen Hämatom ist in der Mehrzahl der Fälle nur ein banales Trauma zu eruieren, manchmal kann sich der Patient selbst daran nicht erinnern. Gefährdet sind zwar Personen mit vermehrter Gerinnungsneigung, etwa unter Antikoagulanzienbehandlung, bei chronischem Alkoholismus, Gerinnungsstörungen anderer Genese oder bei Hirnatrophie. Man findet jedoch immer wieder chronische subdurale Hämatome bei ansonsten völlig gesunden Personen. Klinisch stehen über lange Zeit langsam zunehmende Kopfschmerzen und psychische Veränderungen mit Verlangsamung und Interesselosigkeit im Vordergrund. Erst sehr viel später, im Stadium der Dekompensation, finden sich objektivierbare neurologische Ausfälle. Beweisend ist dann das kraniale CT. Als ursächlich wird überwiegend der Abriss von Brückenvenen angenommen, seltener die Öffnung der Sinus. Definitionsgemäß wird ein subdurales Hämatom als chronisch bezeichnet, wenn es mehr als 3 Wochen nach dem Unfall Symptome aufweist. Die Symptome können aber auch erst Monate nach einem Trauma auftreten. Die sog. Pachymeningeosis haemorrhagica interna, die überwiegend bei chronischen Alkoholikern auftritt, ist mit dem chronischen subduralen Hämatom morphologisch und klinisch weitgehend identisch.

Das *akute epidurale Hämatom* ist in der Regel durch seine rasche klinische Progredienz gekennzeichnet, vor allem bei Zerreißung der A. meningea media oder einer ihrer Äste. Meist besteht dabei eine Fraktur der temporo-parietalen Schädelkalotte. Die klassische Symptomatik, eventuell auch mit einem freien Intervall nach dem ursächlichen Trauma, ist jedoch nicht obligat. Es gibt durchaus auch verzögerte Verläufe, vor allem dann, wenn als Blutungsquelle der Einriss eines größeren Blutleiters Ausgangsstelle des Hämatoms ist, etwa des Sinus sagittalis superior, der Sinus transversi, auch manchmal der Venae emissariae und der Diploevenen, die durch Frakturen eröffnet werden. Das posttraumatische freie Intervall kann sich dann beträchtlich verlängern. Dieses wird bei einer arteriellen Blutung mit maximal 8 Stunden, bei einer arteriovenösen Blutung mit 24 Stunden und bei einer rein venösen Blutung mit mehr als 3 Tagen angenommen.

5.3.6 Posttraumatische Kopfschmerzen

Kopfschmerzen kommen nach der klinischen Erfahrung besonders häufig nach *banalen Schädeltraumen* vor. Nach großen neurochirurgischen Eingriffen und selbst nach Subarachnoidalblutungen wird später sehr viel seltener über Kopfschmerzen geklagt. Daher ist gerade nach Schädeltraumen von einer multifaktoriellen Genese der Kopfschmerzen auszugehen, wobei prämorbiden Persönlichkeitszügen besondere Bedeutung zukommt, aber auch individuellen Faktoren und nicht zuletzt Entschädigungswünschen. Häufig bestanden schon vor dem Unfall Spannungskopfschmerzen oder eine Migräne.

Der akute posttraumatische Kopfschmerz tritt definitionsgemäß innerhalb von 14 Tagen nach dem Trauma auf (Tab. 5.4), die chronische Form hält länger als 8 Wochen an.

Beim *chronischen posttraumatischen Kopfschmerz* wird man nicht selten von einem psychogenen Syndrom ausgehen müssen. Gutachtlich sollte man deshalb in Übereinstimmung mit Scherzer (Scherzer u. Krösl 1994) bei Kopfschmerzen alleine möglichst nicht

einen Dauerschaden, etwa als Teilrente, aner-
kennen, sondern höchstens eine zeitlich
abgegrenzte Anerkennung empfehlen. Als
Dauer echter posttraumatischer Kopfschmerzen werden dort für eine Kopfprellung
Stunden bis ein Tag, bei Wunden und Häma-
tomen der Kopfschwarte bis zu mehrere
Tage, bei einer Commotio cerebri wenige
Tage bis wenige Wochen, bei einer Contusio
cerebri und einer traumatischen Subarachnoidalblutung einige Tage bis wenige Monate,
bei Schädelbrüchen einige Tage bis wenige
Wochen, bei Läsionen sensibler Hirnnerven wenige Tage bis wenige Wochen und
bei Halswirbelsäulenverletzungen einige
Wochen bis 6 Monate angegeben.

Abzugrenzen ist stets ein medikamentös
bedingter Dauerkopfschmerz durch ständige
unkontrollierte Analgetikaeinnahme.

Die Verursachung eines Migräneleidens
durch ein Schädel-Hirn-Trauma oder eine
HWS-Beschleunigungsverletzung gilt auch
unter gutachtlichen Aspekten in der Literatur
als sehr unwahrscheinlich (Keidel u. Diener
1997).

Vom Trauma abhängige Verschlechterun-
gen entstehen durch Spätkomplikationen wie
dem Auftreten einer posttraumatischen Epilepsie, einer Durchwanderungsmeningitis,
eines Hirnabszesses oder seltener eines Hydro-
zephalus.

5.4 Begutachtung

5.4.1 Gesetzliche Rentenversicherung

Die finale Begutachtung der Schädel-Hirn-
Traumen in der gesetzlichen Rentenversicherung berücksichtigt deren Auswirkungen
auf das berufliche Leistungsvermögen. Dabei
sind – ähnlich wie bei anderen Hirnschäden
etwa auf vaskulärer Basis – sowohl ein verblei-
bendes hirnorganisches Psychosyndrom als
auch herdbedingte Ausfälle wie zerebral
bedingte Teillähmungen und Lähmungen,
Aphasie, Koordinations- und Gleichgewichtsstörungen, zentrale vegetative Störungen wie
Neigung zu Kopfschmerzen und Schwindel
sowie nicht zuletzt das Auftreten von zerebralen Anfällen zu berücksichtigen. Es kann daher
kein festes Schema für die Beurteilung in der
gesetzlichen Rentenversicherung gegeben werden. Zu berücksichtigen sind das Lebensalter,
der zugrunde zu legende Beruf und eventuelle
Vorerkrankungen, die das Leistungsvermögen
zusätzlich beeinträchtigen. Funktionelle Einschränkungen, etwa für Tätigkeiten auf Gerüsten, Leitern, in größeren Höhen etc., können
sich schon bei leichteren Störungen der
Gleichgewichtsfunktion ergeben, ebenso beim
Auftreten von Anfällen. Eine zeitliche Leistungsminderung kann bei Berufen mit besonderer Anforderung an das Konzentrations-
und Reaktionsvermögen sowie die Umstel-

Tab. 5.4 IHS-Kriterien für die Diagnose eines posttraumatischen Kopfschmerzes

- Bewusstseinsverlust
- Posttraumatische Amnesie länger als 10 Minuten
- Relevante Abweichungen bei wenigstens 2 der folgenden Untersuchungen: neurologischer Befund, radiologi-
  gische Untersuchung, MRT, CT, evozierte Potenziale, Liquor, vestibuläre Funktionen, neuropsychologische
  Untersuchung
- Auftreten innerhalb von 14 Tagen nach dem Trauma

IHS = International Headache Society (Internationale Kopfschmerz-Gesellschaft) lungs- und Anpassungsfähigkeit schon bei einem leichten hirnorganischen Psychosyndrom resultieren. Die Begutachtung muss gerade hier den Einzelbefund und die individuellen Gegebenheiten bewerten.

5.4.2 Gesetzliche und private Unfallversicherung

Für die kausale Begutachtung in der gesetzlichen und der privaten Unfallversicherung sind Schädel-Hirn-Traumen von besonderer Bedeutung.

> „Bei der Leidensbezeichnung Commotio cerebri im Gutachten zur Feststellung der Dauerrente gleichzeitig eine MdE um 20% oder mehr anzunehmen, ist ein grober Fehler." (Suchenwirth et al. 2000)

Die Dauer der Wiederherstellung nach Commotio cerebri ist mit 1–4 Monaten anzunehmen. Poeck (1992) schlägt nach einer unkomplizierten Commotio cerebri eine unfallbedingte MdE von 20% für zwei, höchstens drei Monate nach Verlassen des Krankenhauses vor und stellt fest: „Es könne keinen Schaden bewirken, wenn der Patient zu früh die Arbeit wieder aufnehme."

Als Gutachter wird man etwa so vorgehen, dass man nach einer leichten bis mittelschweren Commotio cerebri die unfallbedingte MdE maximal für die ersten 2 Wochen auf 100% festsetzt und dann rasch reduziert, sodass normalerweise nach Ablauf von längstens 3–4 Monaten keine in Prozenten einschätzbare Beeinträchtigung mehr anzunehmen ist.

Bei einer nachgewiesenen Contusio cerebri gilt zunächst, dass daraus durchaus nicht notwendigerweise ein funktioneller Dauerschaden resultieren muss. Nicht ein CT- oder MRT-Befund führt zur Entschädigung, sondern eine fassbare Funktionseinschränkung,

die auch nachweisbar sein muss. Entschädigt wird nicht die Schwere des Traumas, sondern sein Folgezustand.

Für die Einschätzung der MdE in der gesetzlichen und in der privaten Unfallversicherung bewähren sich die allgemein anerkannten Erfahrungswerte, wie sie in der Literatur z. B. Schönberger et al. (2003) und Suchenwirth et al. (2000) angeben (Tab. 5.5 und 5.6).

Zu berücksichtigen ist auch das eventuelle Auftreten von posttraumatischen zerebralen Anfällen, wobei sich die MdE nach deren Häufigkeit und Art richtet. Sie orientiert sich nach den Erfahrungswerten für Anfälle unabhängig von deren Genese.

Eine häufig auftretende *Anosmie* nach Schädel-Hirn-Traumen wird übereinstimmend mit einer Einzel-MdE von 10% bewertet, wobei die dadurch mitbedingte Beeinträchtigung der Geschmacksempfindung hierin bereits enthalten ist.

Substanzverluste am knöchernen Schädel sind gegebenenfalls zusätzlich zu berücksichtigen. Für kleinere Knochenlücken kann eine MdE von bis zu 10% und für einen erheblichen Verlust von Knochenmasse einschließlich einer kosmetischen Beeinträchtigung eine MdE von 20% angesetzt werden. Ähnlich sind *Gesichtsentstellungen* zu bewerten, wobei hier auch eventuelle psychoreaktive Störungen zu beurteilen sind.

Eine einseitige *Fazialisparese* kann bei kompletter Lähmung oder ausgeprägten Kontrakturen mit einer MdE von 30% bewertet werden, Teillähmungen rechtfertigen eine geringere Einstufung.

Der neurologische Gutachter sieht sich häufig mit der *Abgrenzung der Hirnverletzungsfolgen von Alterserscheinungen* konfrontiert, wobei nach Bochnik et al. (1986) neuropathologische Untersuchungen dagegen sprechen, dass nach Hirnverletzungen Altersveränderungen frühzeitig oder intensiver auftreten als bei nicht Hirnverletzten. Auch zeigten sich erstaunlich geringe Alterseinflüsse auf die ausgeprägten psychovegetativen Störungsbil-

Tab. 5.5 Erfahrungswerte für die Einschätzung der MdE nach Schädel-Hirn-Traumen für die gesetzliche Unfall-versicherung (aus Schönberger et al. 2003)

	Zeitraum	MdE in %
Gehirnerschütterung (Commotio cerebri)		
Leichten Grades	2–6 Wochen	100
	dann 2–6 Wochen	50
	dann 1–3 Monate	20
Mittelschweren Grades	1–2 Monate	100
	dann 2–3 Monate	50
	dann 2–3 Monate	30
	dann 2–4 Monate	20
Schweren Grades	2–4 Monate	100
	dann 3–6 Monate	50
	dann 3–6 Monate	30
	dann 4–8 Monate	20
Gedeckte Hirnverletzung (Contusio cerebri)	2–6 Monate	100
Seltener auch offene Hirnverletzung	dann 3–8 Monate	50
Ohne bleibende Funktionsstörungen	dann 3–6 Monate	30
	dann 2–4 Monate	20

Rente auf unbestimmte Zeit

A. Allgemeine Grundsätze zur Bildung der Gesamt-MdE bei Hirnschädigungen
- geringe Leistungsbeeinträchtigung 10–20
- mittelschwere 30–50
- schwere 60–100

B. Bemessung der MdE bei isoliertem Vorkommen von

1) organisch-psychischen Störungen (Hirnleistungsschwäche und organische Wesensänderung)
- leicht 20–40
- mittelgradig 40–50
- schwer 60–100

2) zentralen vegetativen Störungen als Ausdruck eines Hirndauerschadens (etwa Kopfschmerzen, Schwindel, Schlafstörungen, Kreislaufregulationsstörungen)
- leicht 10–20
- mittelgradig 20–30
- mit Anfällen oder schweren Auswirkungen auf den Allgemeinzustand 30–40

3) Koordinations- und Gleichgewichtsstörungen zerebraler Ursache (je nach Gebrauchs-fähigkeit der Gliedmaßen) 30–100

4) hirnpathologischen, herdbedingten Ausfällen (etwa Aphasie, Apraxie, Agnosie)
- leicht .... bis 30
- mittelgradig 40–60
- schwer 70–100

5) zerebral bedingten Teillähmungen und Lähmungen (pyramidaler und extrapyramidaler Art) je Gliedmaße
- leicht 30
- mittelgradig 40–50
- schwer (fast vollständig bis vollständig) 60–80

Tab. 5.5 Fortsetzung

	MdE in %
6) zerebralen Anfällen (je nach Art)	
• selten mit Pausen von Monaten	40
• mittlere Häufigkeit mit Pausen von Wochen	50–60
• häufig oder mit Serien von generalisierten Krampfanfällen, von fokal betonten oder von multifokalen Anfällen	70–100
• nach 3 Jahren Anfallsfreiheit bei noch pathologischem EEG und weiterer Notwendigkeit antikonvulsiver Behandlung	20

der Hirnverletzter und auf andere Hirnverletzungsfolgen. Ebenso führen Hirntraumen nicht zu einer Beschleunigung der zerebralen Alterung. Das Auftreten von Arteriosklerose der extra- und intrazerebralen Gefäße steht in keinem Zusammenhang mit Hirnverletzungen. Es wird davon ausgegangen, dass es bei gedeckten traumatischen Hirnschädigungen nach jahrelangen Intervallen keine progredienten Prozesse gibt, die mit der Hirnverletzung in

Tab. 5.6 Gutachtliche Beurteilung von Schädigungen des Gehirns (nach Suchenwirth et al. 2000)

	Gesetzliche Unfall-versicherung (%)	Private Unfall-versicherung (%)
Gesamt-MdE bei		
• geringer Hirnschädigung	10–20	10
• mittelschwerer Hirnschädigung	50–60	20–50
• schwerer Hirnschädigung	70–100	60–100
MdE bei Einzelsymptomen		
• psychoorganische Symptome	30–100	30–100
• zentrale vegetative Symptome (Kopfschmerz, Schwindel, Schlafstörungen)	10–40	10–40
• Koordinationsstörungen	30–100	30–100
• neuropsychologische Symptome	30–100	30–100
• zentrale Lähmungen (je Gliedmaße)	30–80	30–80
• epileptische Anfälle (je nach Häufigkeit)	40–100	40–100
• nach 2 Jahren Anfallsfreiheit (bei antikonvulsiver Therapie)	20	20
Kognitive Leistungseinbußen		
• leicht	20–40	20–40
• mittel	50–60	50–60
• schwer	70–100	70–100

Die Wiederherstellungsdauer bei Schädigungen des Gehirns beträgt bei leichter gedeckter Schädigung (Commotio cerebri) 1–4 Monate, maximal bis 24 Monate, bei schwerer gedeckter Hirnschädigung 3–24 Monate, erst danach ist eine Einschätzung eventueller Dauerfolgen möglich.

Tab. 5.7 Anhaltswerte für die Begutachtung von organisch bedingtem Schwindel (modifiziert nach Tegenthoff 2002)

	MdE % (BVG) GdB SchwbR	MdE % Gesetzl. UV	Invalidität % Private UV
Hirnschäden mit zentral-vegetativen Störungen:			
• leicht	30	10–30	10–30
• mittelgradig (auch einzelne Synkopen)	40	20–50	20–50
• schwer (häufige Attacken)	50	30–80	30–80
Zerebelläre Koordinations- und Gleichgewichtsstörungen (je nach funkt. Einschränkung)	30–100	20–100	20–100

Zusammenhang stehen, sieht man von Ausnahmen wie Spätabszessen oder traumatischen Epilepsien ab, die in diesem Zusammenhang zu berücksichtigen sind. Auch gibt es keine Voralterung als regelhafte Hirnverletzungsfolge.

Schwindel nach einem Schädel-Hirn-Trauma kann natürlich organisch bedingt sein. Dies ist zunächst sorgfältig diagnostisch abzuklären (Tab. 5.7). Zur Beurteilung von MdE/ GdB siehe Tabelle 5.8.

Häufig entstehen aber Probleme in der Begutachtung von Probanden, bei denen sich nach nur leichten Verletzungen des Kopfes oder der Halswirbelsäule keinerlei somatisches Korrelat für die geklagten Beschwerden mehr findet, diese aber hartnäckig und mit Tendenz zur Verschlimmerung vorgetragen werden. Die Beurteilung wird sich hier nach den Kriterien der somatoformen Störungen richten.

Eine Schwindelsymptomatik nach einer Commotio cerebri kann grundsätzlich nicht zu einem Dauerschaden werden.

Nicht selten liegt eine Komplikation in der **psychischen Verarbeitung des Unfalles**

Tab. 5.8 MdE-/GdB-Werte für Schwindel (aus W. Stoll: Das neurootologische Gutachten, Thieme 2002)

Intensitätsstufen						
Heftiger Schwindel, vegetative Erscheinungen	4	100	80	60	40	30
Sehr starker Schwindel, erhebliche Unsicherheit	3	80	60	40	30	20
Starke Schwindelbeschwerden, deutliche Unsicherheit	2	60	40	30	20	10
Geringe Schwindelbeschwerden, leichte Unsicherheit	1	40	30	20	10	<10
Weitgehend beschwerdefrei, mit und ohne objektivierbare Symptome	0		<10	<10	<10	<10
		0	1	2	3	4
		Ruhelage	Niedrige Belastung	Mittlere Belastung	Hohe Belastung	Sehr hohe Belastung
						Belastungsstufen

Tab. 5.9 Grundsätze der Beurteilung von Hirnschäden im sozialen Entschädigungsrecht und nach dem Schwerbehindertenrecht (Anhaltspunkte, 2004)

	GdB/MdE in %
A. Grundsätze der Gesamtbewertung von Hirnschäden	
Hirnschäden mit geringer Leistungsbeeinträchtigung	30–40
Hirnschäden mit mittelschwerer Leistungsbeeinträchtigung	50–60
Hirnschäden mit schwerer Leistungsbeeinträchtigung	70–100
B. Bewertung von Hirnschäden mit isoliert vorkommenden bzw. führenden Syndromen (bei Begutachtungen im sozialen Entschädigungsrecht auch zur Feststellung der Schwerstbeschädigtenzulage): *Organisch-psychische Störungen* Hierbei wird zwischen hirnorganischen Allgemeinsymptomen, intellektuellem Abbau (Demenz) und hirnorganischen Persönlichkeitsveränderungen unterschieden, die jedoch oft kombiniert sind und fließende Übergänge zeigen können. Zu den hirnorganischen Allgemeinsymptomen („Hirnleistungsschwäche") werden vor allem Beeinträchtigungen der Merkfähigkeit und der Konzentration, Reizbarkeit, Erregbarkeit, vorzeitige Ermüdbarkeit, Einbuße an Überschau- und Umstellungsvermögen und psychovegetative Labilität (z. B. Kopfschmerzen, vasomotorische Störungen, Schlafstörungen, affektive Labilität) gerechnet. Die hirnorganische Persönlichkeitsveränderung („hirnorganische Wesensänderung") wird von einer Verarmung und Vergröberung der Persönlichkeit mit Störungen des Antriebs, der Stimmungslage und der Emotionalität, mit Einschränkung des Kritikvermögens und des Umweltkontaktes sowie mit Akzentuierungen besonderer Persönlichkeitseigenarten bestimmt. Auf der Basis der organisch-psychischen Veränderungen entwickeln sich nicht selten zusätzliche psychoreaktive Störungen.	
Hirnschäden mit psychischen Störungen (je nach vorstehend beschriebener Art)	
• leicht (im Alltag sich gering auswirkend)	30–40
• mittelgradig (im Alltag sich deutlich auswirkend)	50–60
• schwer	70–100
Zentrale vegetative Störungen als Ausdruck eines Hirndauerschadens (z. B. Störungen des Schlaf-Wach-Rhythmus, der Vasomotorenregulation oder der Schweißregulation)	
• leicht	30
• mittelgradig, auch mit vereinzelten synkopalen Anfällen	40
• mit häufigeren Anfällen oder erheblichen Auswirkungen auf den Allgemeinzustand	50
Koordinations- und Gleichgewichtsstörungen (spino-)zerebellarer Ursache je nach dem Ausmaß der Störung der Ziel- und Feinmotorik einschließlich der Schwierigkeiten beim Gehen und Stehen	30–100
Hirnschäden mit kognitiven Leistungsstörungen (z. B. Aphasie, Apraxie, Agnosie)	
• leicht (z. B. Restaphasie)	30–40
• mittelgradig (z. B. Aphasie mit deutlicher bis sehr ausgeprägter Kommunikationsstörung)	50–80
• schwer (z. B. globale Aphasie)	90–100
Zerebral bedingte Teillähmungen und Lähmungen	
• leichte Restlähmungen und Tonusstörungen der Gliedmaßen Bei ausgeprägteren Teillähmungen und vollständigen Lähmungen ist der GdB-/MdE-Grad aus Vergleichen mit Gliedmaßenverlusten, peripheren Lähmungen und anderen Funktionseinbußen der Gliedmaßen abzuleiten.	30
• vollständige Lähmung von Arm und Bein (Hemiplegie)	100

zugrunde. Wie beim „Schleudertrauma" entstehen auch nach Schädeltraumen neurotische Entwicklungen sehr viel häufiger nach leichten als nach schweren Verletzungen. Der Arzt-Patienten-Beziehung in der Zeit unmittelbar nach dem Unfall kommt dabei besondere Bedeutung zu, legt sie doch oft die Grundlage für spätere Ängste und Unsicherheiten ebenso wie für Entschädigungsvorstellungen.

Polypragmatische Behandlungsmaßnahmen und ein einfaches Erklärungsmodell für die vorgebrachten Beschwerden seitens des behandelnden Arztes – „alles kommt vom Unfall" – fördern eine **iatrogen bedingte somatische Fixierung**. Eine besonders vulnerable Lebenssituation zum Zeitpunkt des Unfalles kann ausschlaggebend sein, sodass – bewusst oder unbewusst – eine ausgesprochen ungünstige weitere Entwicklung angestoßen wird, die sich später kaum noch korrigieren lässt. Kommen dann bei langwierigem Verlauf mit unterschiedlichen gutachtlichen Einschätzungen Enttäuschungen über die materielle Entschädigung hinzu, so wird die posttraumatische Symptomatik weiter fixiert. Sie chronifiziert und wird im Sinne einer narzisstischen Kränkung erlebt.

In der *privaten Unfallversicherung* sind Unfälle durch Geistes- und Bewusstseinsstörungen, Schlaganfälle und epileptische Anfälle von der Leistungspflicht ausgeschlossen.

Ebenso sind psychoreaktive Störungen jeder Art nach Unfällen ausgenommen, nicht jedoch organisch-psychische Unfallfolgen.

5.4.3 Schwerbehindertenrecht und soziales Entschädigungsrecht

Die Begutachtung nach dem Schwerbehindertenrecht und im sozialen Entschädigungsrecht folgt den oben angeführten Grundsätzen. Bestimmend für die Beurteilung von GdB/MdE ist das Ausmaß der bleibenden Funktionsstörungen, wobei der neurologische Befund, Ausfälle im psychischen Bereich und ggf. das Auftreten von zerebralen Anfällen zu beachten sind. Die dafür maßgeblichen Orientierungswerte sind in Tabelle 5.9 angeführt.

5.4.4 Berufsunfähigkeits-(Zusatz-)Versicherung

Die Begutachtung für die Berufsunfähigkeits-(Zusatz-)Versicherung orientiert sich ganz konkret am zuletzt ausgeübten Beruf. Es kommt daher darauf an, die Eigentümlichkeiten dieses Berufs zu kennen bzw. vom Auftraggeber mitgeteilt zu bekommen, um dann die bestehenden neurologischen und psychischen Unfallfolgen damit zu korrelieren.

Tab. 5.10 Aspekte, die zu einer Begrenzung der Schadensersatzpflicht in der Haftpflichtversicherung führen (nach Jochheim 2000)

- Kompensation innerer Konflikte mit neurotisch definiertem Vermeidungsverhalten
- Auswechselbarkeit des Unfallgeschehens durch beliebige andere Ereignisse
- Schädigungen im Rahmen des „allgemeinen Lebensrisikos"
- Extreme Schadensdispositionen
- Schädigungen nach Bagatellereignissen
- Grobes Missverhältnis zwischen Anlass und psychischer Reaktion
- Überwindbarkeit der Fehlhaltung durch zumutbare Willensanspannung
- Überwindbarkeit der Fehlhaltung durch geeignete Rehabilitationsmaßnahmen

Tab. 5.11 Phaseneinteilung der neurologischen Rehabilitation

Phase A	Akutbehandlung
Phase B	Frührehabilitation bei Schwersthirngeschädigten, Akutphase II
Phase C	Frühmobilisation bei Schwerhirngeschädigten, Postprimärrehabilitation
Phase D	AHB-Verfahren, allgemeine Rehabilitation im bisherigen Sinne
Phase E	nachgehende und berufliche Rehabilitation nach Abschluss einer intensiven medizinischen Rehabilitation
Phase F	Berufs-/Erwerbsunfähigkeit, dauerhaft unterstützende und betreuende Leistungen erforderlich F D = leichte Residualsyndrome F C = schwere Residualsyndrome, Langzeittherapiepflege, betreutes Wohnen/Arbeiten F B = schwerste Residualsyndrome, Langzeittherapiepflege

Grundsätzlich gilt, dass nach Ablauf von 2 Jahren keine wesentliche Änderung der Hirntraumafolgen mehr zu erwarten ist.

5.4.5 Haftpflichtversicherung

In der Haftpflichtversicherung wird auch eine unfallbedingte psychische Fehlreaktion von Krankheitswert entschädigt. Dabei wird ein materieller (Kosten der Heilbehandlung, Folgen für Berufs- und Arbeitsfähigkeit, selbstständige Lebensführung u. a.) von einem immateriellen Schaden (Schmerzensgeld) unterschieden (Tab. 5.10).

5.4.6 Neurologische Rehabilitation

Nach Schädel-Hirn-Traumen kommt der neurologischen Rehabilitation besondere Bedeutung zu, wobei auch hier die Prämisse „Rehabilitation vor Rente" gilt (Tab. 5.11).

Literatur

Bochnik HJ, Georgi K, Richtberg W. Altersveränderungen bei Hirnverletzten. Med Sach 1986; 82: 4–11.

Brandt T. Schwindel. In: Kunze K (Hrsg). Praxis der Neurologie. 2. Aufl. Stuttgart, New York: Thieme 1999.

Brandt T. Vertigo: Its multisensory syndromes. 2nd ed. London: Springer 1999.

Eckhardt-Henn A. Die psychosomatische Begutachtung psychogen bedingter Schwindelzustände. Med Sach 1999; 95: 187–91.

Jochheim KA. Privatversicherungen. In: Rauschelbach HH, Jochheim KA, Widder B (Hrsg). Das neurologische Gutachten. 4. Aufl. Stuttgart, New York: Thieme 2000.

Keidel M, Diener HC. Der posttraumatische Kopfschmerz. Nervenarzt 1997; 68: 769–77.

Lamparter U. Schwindel. In: Ahrens S, Hasenbring M, Schultz-Venrath U, Strenge H (Hrsg). Psychoso-

Tab. 5.12 ICIDH 2 (International Classification of Impairment, Disability and Handicap)

Impairment	z. B. Hirnschaden durch Kontusion
Activity	z. B. organische Wesensänderung, Hemiparese
Participation	Beeinträchtigung von Orientierung, der physischen Unabhängigkeit, der Mobilität, der Beschäftigung, der sozialen Integration, der ökonomischen Eigenständigkeit
Context Factor	familiäre und soziale Umgebungsfaktoren (Wohnort, familiäre Bindung etc.)

matik in der Neurologie. Stuttgart, New York: Schattauer 1995.

Poeck K. Die geschlossenen traumatischen Hirnschädigungen. In: Hopf HC, Poeck K, Schliack H (Hrsg). Neurologie in Praxis und Klinik. 2. Aufl. Stuttgart, New York: Thieme 1992.

Scherzer E, Krösl W. Handbuch der chirurgischen und neurologischen Unfallbegutachtung in der Privatversicherung. Wien, München, Bern: Wilhelm Maudrich 1994.

Schmidt D, Malin JP. Erkrankungen der Hirnnerven. Stuttgart, New York: Thieme 1986.

Schönberger A, Mehrtens G, Valentin H. Arbeitsunfall und Berufskrankheit. 7. Aufl. Berlin: Schmidt 2003.

Suchenwirth RMA, Ritter G (Hrsg). Begutachtung der hirnorganischen Wesensänderung. Stuttgart: Fischer 1994.

Suchenwirth RMA, Kunze K, Krasney OE (Hrsg). Neurologische Begutachtung – Ein praktisches Handbuch für Ärzte und Juristen. 3. Aufl. München, Jena: Urban & Fischer 2000.

Tegenthoff M. Die Begutachtung neurologisch bedingter Schwindelbeschwerden. In: Stoll W (Hrsg). Das neurootologische Gutachten. Stuttgart, New York: Thieme 2002.

6 Epilepsie

6.1 Grundsätzliche Aspekte

„Der epileptische Anfall ist eine von vielen pathologischen Reaktionsformen des menschlichen Zentralnervensystems. Er äußert sich klinisch in paroxysmalen Phänomenen aus dem motorischen, sensorischen, sensiblen, vegetativen oder psychischen Bereich bzw. deren Kombination. Sein jeweiliges Erscheinungsbild ist im Wesentlichen abhängig von den in die epileptische Funktionsstörung einbezogenen Hirnarealen." (Matthes u. Schneble 1999)

Grundsätzlich kann jeder Mensch in entsprechenden Belastungssituationen mit einem epileptischen Anfall reagieren. Es wird angenommen, dass 3–5% der Menschen im Laufe ihres Lebens wenigstens einen zerebralen Krampfanfall erleiden. Andere Untersuchungen nehmen eine Prävalenzrate von 1% für Menschen an, die an einer Epilepsie erkrankt sind oder im Laufe des Lebens erkrankt waren.

Bei situativ bedingtem seltenem Auftreten spricht man von Gelegenheitsanfällen. Dazu gehören u. a. Fieberkrämpfe im frühen Kindesalter und Alkoholentzugsanfälle im Erwachsenenalter.

Von einer *Epilepsie* wird dann ausgegangen, wenn epileptische Anfälle sich ohne fassbare äußere Ursache wiederholen. Dabei schließt ein normales EEG im Intervall ein epileptisches Anfallsleiden nicht aus. Man nimmt an, dass nur 50% aller Epilepsiekranken bei der Routine-EEG-Ableitung pathologische Befunde zeigen. Nicht selten sind mehrere EEG-Ableitungen einschließlich Ableitungen bei Hyperventilation, Flimmerlicht und unter Schlafentzug erforderlich, um charakteristische EEG-Veränderungen nachzuweisen.

Unter **ätiologischen Gesichtspunkten** wird ein *symptomatisches* Anfallsleiden, etwa nach Traumen, nach Hirninfarkten, bei Tumoren, Fehlbildungen, Entzündungen und Intoxikationen von einer *genuinen* Epilepsie, die im Wesentlichen genetisch determiniert ist, und einem *residualen* Anfallsleiden nach frühkindlicher Hirnschädigung unterschieden.

6.2 Klassifikation epileptischer Anfälle

Die Klassifikation epileptischer Anfälle wurde in den letzten Jahrzehnten mehrfach geändert, sie wurde immer differenzierter, aber auch unübersichtlicher. Am besten bewährt sich in der Praxis bis heute die Internationale Klassifikation epileptischer Syndrome der Internationalen Liga gegen Epilepsie 1989 (Tab. 6.1).

6.3 Symptomatologie

Eindrucksvoll sind *große zerebrale Krampfanfälle* (Grand mal), die meist abrupt beginnen und nach einer kurzen Aura in ein tonisch-klonisches Stadium mit Bewusstseinsverlust übergehen, häufig mit Zungenbiss und Urinabgang, postiktal mit Kopfschmerzen und muskelkaterartigen Beschwerden verknüpft sind.

Als *kleine Anfälle* werden in der Kindheit BNS-Krämpfe, später Absencen, Myoklonien,

Tab. 6.1 Internationale Klassifikation der Epilepsien und epileptischer Syndrome der Internationalen Liga gegen Epilepsie (ILAE) 1989

1.	**Lokalisationsbezogene (fokale, lokale, partielle) Epilepsien und Syndrome**
1.1	Idiopathisch mit altersabhängigem Beginn
1.1.1	Gutartige Epilepsie des Kindesalters mit zentrotemporalen Spikes
1.1.2	Epilepsie des Kindesalters mit okzipitalen Paroxysmen
1.2	Symptomatisch
1.2.1	Einfache fokale Anfälle
1.2.2	Komplexe fokale Anfälle
1.3	Kryptogenetisch
2.	**Generalisierte Epilepsien und Syndrome**
2.1	Idiopathisch mit altersabhängigem Beginn, nach dem Alter aufgelistet
2.1.1	Gutartige familiäre Neugeborenenkrämpfe
2.1.2	Gutartige Neugeborenenkrämpfe
2.1.3	Gutartige myoklonische Epilepsie des Säuglings- und Kleinkindalters
2.1.4	Absence-Epilepsie des Kindesalters (Pyknolepsie)
2.1.5	Juvenile Absence-Epilepsie
2.1.6	Juvenile myoklonische Epilepsie (Impulsiv-Petit-mal)
2.1.7	Aufwach-Grand-mal
2.1.8	Andere generalisierte idiopathische Epilepsien, die oben nicht definiert wurden
2.2	Kryptogenetisch oder symptomatisch, nach dem Alter bei Anfallsbeginn geordnet
2.2.1	West-Syndrom (BNS-Krämpfe)
2.2.2	Lennox-Gastaut-Syndrom
2.2.3	Epilepsie mit myoklonisch-astatischen Anfällen
2.2.4	Epilepsie mit myoklonischen Absencen
2.3	Symptomatisch
2.3.1	Unspezifische Ätiologie
2.3.1.1	Frühe myoklonische Enzephalopathie
2.3.1.2	Frühe infantile epileptische Enzephalopathie mit „supression burst"
2.3.1.3	Andere symptomatische generalisierte Epilepsien, die oben nicht definiert wurden
2.3.2	Spezifische Syndrome
2.3.2.1	Epileptische Anfälle als Komplikationen zahlreicher Erkrankungen
3.	**Epilepsien und Syndrome mit fraglichem fokalen oder generalisierten Charakter**
3.1	Mit sowohl generalisierten als auch fokalen Anfällen
3.1.1	Neugeborenenkrämpfe
3.1.2	Schwere myoklonische Epilepsie im Säuglings- und Kleinkindalter
3.1.3	Epilepsie mit kontinuierlichen Spikes und Waves im langsamen Schlaf

Tab. 6.1 Fortsetzung

3.1.4	Erworbene epileptische Aphasie (Landau-Kleffner-Syndrom)
3.1.5	Andere Epilepsien dieser Gruppe, die oben nicht definiert wurden
3.2	Ohne klare generalisierte oder fokale Merkmale
4.	**Besondere Syndrome**
4.1	Situationsbezogene Anfälle (Gelegenheitsanfälle)
4.1.1	Fieberkrämpfe
4.1.2	Isolierte Anfälle oder isolierter Status epilepticus
4.1.3	Anfälle, die nur bei bestimmten metabolischen oder toxischen Ereignissen vorkommen (z. B. Alkohol, Medikamente, Eklampsie, nicht ketotische Hyperglykämie)
4.2	Chronische progressive Epilepsia partialis continua im Kindesalter
4.3	Syndrome, charakterisiert durch Anfälle mit speziellen Formen der Anfallsprovokation

fokale Anfälle und Dämmerattacken bezeichnet, wobei Absencen in klassischer Form im Rahmen des pyknoleptischen Petit-mal-Anfalles auftreten.

Für die Begutachtung bedeutsamer sind Dämmerattacken im Sinne des komplex-partiellen oder *komplex-fokalen* Anfallsleidens und fokale Anfälle, etwa nach Schädel-Hirn-Traumen, die häufig nur kurz auftreten, nicht selten aber auch in Jackson-Anfälle mit sekundärer Generalisation („march of convulsions") und Bewusstseinsverlust übergehen.

Grundsätzlich kann davon ausgegangen werden, dass bis zum 20. Lebensjahr eine genetische Disposition für die Manifestation eines Anfallsleidens im Vordergrund steht, bei Erstmanifestation bis zum 40. Lebensjahr Hirntraumen eine wesentliche Rolle spielen, bis zum 60. Lebensjahr an Hirntumore zu denken ist und in höherem Lebensalter an eine zerebrale Gefäßsklerose, was aber jeweils andere Ursachen natürlich nicht ausschließt (Tab. 6.2).

Tab. 6.2 Beziehungen zwischen Manifestationsalter und Ätiologie hirnorganischer Anfälle (nach Penin 2000)

0–7 Jahre	7–20 Jahre	21–40 Jahre	41–60 Jahre	über 60 Jahre
1. Residualschäden von frühkindlichen Hirnläsionen	1. genetische Disposition	1. Hirntrauma	1. Hirntumoren	1. zerebrale Gefäßsklerose
2. genetische Disposition	2. Hirntrauma	2. Hirntumoren	2. zerebrale Gefäßsklerose	2. Hirntumoren
3. Sonstiges	3. Residualschäden von frühkindlichen Hirnläsionen	3. Gefäßmissbildungen	3. Hirntraumata	3. Sonstiges
	4. Gefäßmissbildungen	4. Residualschäden von frühkindlichen Hirnläsionen	4. Sonstiges	
	5. Hirntumoren	5. Sonstiges		
	6. Sonstiges			

6.4   Begutachtung

6.4.1 Grundsätzliche sozial-
medizinische Aspekte

Für die sozialmedizinische Beurteilung sind die Ursache des Anfallsleidens, die Art der Anfälle, besonders deren Häufigkeit sowie das Vorliegen und das Ausmaß einer organischen Wesensänderung von grundsätzlicher Bedeutung. Eine Epilepsie mit diffus über den Tag verteilten Anfällen wirkt sich im Hinblick auf den Beruf besonders ungünstig aus; treten Anfälle nur im Schlaf auf, ist dies eher günstig für eine Erwerbstätigkeit. Kurze fokale bzw. komplex-fokale Anfälle sind meist unproblematisch für das Berufsleben, eine Häufung und eine längere Dauer ist dagegen zweifellos ungünstig. Es muss immer der Einzelfall beurteilt werden, wobei es sich als hilfreich erweist, einen Anfallskalender oder wenigstens fremdanamnestische Angaben von Familienangehörigen zur Verfügung zu haben. Ansonsten sind die Ausführungen der Betroffenen über die Anfallsfrequenz in der Begutachtungssituation unkontrollierbar.

Es gilt stets, bei der Beurteilung des beruflichen Leistungsvermögens ein positives (welche Fähigkeiten bestehen noch?) und ein negatives (was kann der Proband nicht mehr?) Leistungsbild zu erstellen.

6.4.2 Gesetzliche Renten-
versicherung

Für die finale Begutachtung im Rentenverfahren gilt allgemein, dass die Möglichkeit des Auftretens epileptischer Anfälle nicht an der Ausübung von Tätigkeiten hindert, die mit einer solchen Unfallgefährdung einhergehen, wie sie auch im Alltagsleben besteht. Personen mit Epilepsie haben somit prinzipiell ein normales zeitliches Leistungsvermögen.

Es ergeben sich allerdings qualitative Einschränkungen des Leistungsvermögens im Erwerbsleben, vor allem bei Tätigkeiten, die mit Eigengefährdung oder Fremdgefährdung durch einen epileptischen Anfall verbunden sind. Tätigkeiten in größerer Höhe, auf Leitern und Gerüsten, an ungesicherten, schnell laufenden Maschinen, bei offenem Feuer, in Verkehrsberufen, im Überwachungsbereich, aber auch Tätigkeiten in Nacht- und Wechselschichten sowie solche, die besondere seelische Belastbarkeit erfordern, sind nicht zumutbar.

Zu berücksichtigen ist hier der abstrakte „allgemeine Arbeitsmarkt", wohingegen in der privaten Berufsunfähigkeits-(Zusatz-)Versicherung der konkrete letzte Arbeitsplatz versichert ist.

> Die Möglichkeit des Auftretens epileptischer Anfälle hindert nicht an der Ausübung von Tätigkeiten, die mit einer solchen Unfallgefährdung einhergehen, wie sie auch im Alltagsleben besteht.

Epileptische Anfälle lassen sich zur besseren Einschätzung des Anfallsrisikos nach ihrer Häufigkeit einteilen (Tab. 6.3).

Neben der Häufigkeit der Anfälle spielt im Rentenverfahren allerdings das *Ausmaß psychischer Veränderungen* eine entscheidende Rolle. Auch diesbezüglich wird man in erster Linie qualitative Einschränkungen machen müssen und erst dann eine zeitliche Einschränkung des Leistungsvermögens annehmen, wenn schwerwiegende psychische Störungen bestehen. Nicht selten sind solche auch pharmakogen verursacht, besonders bei Einnahme von Antikonvulsiva der älteren Generation. Sie erweisen sich manchmal bei Medikamentenumstellung als reversibel. Bevor von einer Aufhebung des Leistungsvermögens ausgegangen wird, sollte vor allem im mittleren Lebensalter die Möglichkeit der Rehabilitation, insbesondere einer medikamentösen Neueinstellung unter den stationären Bedingun-

Tab. 6.3 Einteilung epileptischer Anfälle nach ihrer Häufigkeit (nach Penin 2000)

	Einfache oder/und komplex-partielle Anfälle		Grand-mal-Anfälle	
I.	bis zu	6 Anfälle im Jahr	bis zu	3 Anfälle im Jahr = „selten"
II.	bis zu	12–24 Anfälle im Jahr	bis zu	6 Anfälle im Jahr = „untermittelhäufig"
III.	bis zu	48 Anfälle im Jahr	bis zu	12 Anfälle im Jahr = „mittelhäufig"
IV.	mehr als	48 Anfälle im Jahr	mehr als	12 Anfälle im Jahr = „häufig" (berufsunfähig?)
V.	mehr als	120 Anfälle im Jahr	mehr als	48 Anfälle im Jahr = „sehr häufig" (erwerbsunfähig)

gen einer Fachklinik, ausgeschöpft werden. Dabei ergibt sich auch die Chance, Anfälle ärztlicherseits oder durch geschultes Fachpersonal zu beobachten, was sich unter ambulanten Bedingungen kaum je ermöglichen lässt. Erst wenn diese therapeutischen Möglichkeiten wahrgenommen wurden und sich trotz einer sachgerecht durchgeführten und vom Patienten tatsächlich eingenommenen antikonvulsiven Medikation (Serumspiegel!) weiterhin häufig Anfälle zeigen bzw. falls zusätzlich eine schwerwiegende Wesensänderung besteht, ist auch von einer erheblichen zeitlichen Leistungsminderung auszugehen. Frühzeitig besteht dagegen Berufsunfähigkeit als Kraftfahrer, im Zusammenhang mit Tätigkeiten in größeren Höhen, auf Leitern, Gerüsten, Dächern etc.

Der „Arbeitskreis zur Verbesserung der Eingliederungschancen von Personen mit Epilepsie" hat Empfehlungen zur **Beurteilung beruflicher Möglichkeiten** des genannten

Tab. 6.4 „Epilepsie-Skala" zur Einstufung der Anfallsrisiken am Arbeitsplatz

Stufe	Art der Anfälle
1	Anfallsfreiheit im Sinne der Kraftfahrzeugtauglichkeit, d. h. mindestens 2 Jahre
2	Anfälle nur aus dem Schlaf im Abstand von länger als einem Monat, einseitige Anfälle bei klarem Bewusstsein, Abstand länger als 1 Woche bis zu 1 Monat
3	Anfälle nur aus dem Schlaf, Abstand länger als 1 Woche, sehr kurze Anfälle, Absencen, Abstand länger als 6 Monate
4	Absencen, Abstand 1 Woche, einseitige Krämpfe bei klarem Bewusstsein, Grand mal mit Sturz, die einschließlich Reorientierung nicht länger als 5 Minuten dauern, Abstand länger als 6 Monate
5	Absencen im Abstand von länger als 1 Woche, kurze Anfälle im Abstand von mehr als 4 Wochen, Grand mal mit Sturz einschließlich Reorientierung nicht länger als 15 Minuten dauernd im Abstand von länger als 4 Wochen
6	Anfälle, bei denen der Kranke nicht der Situation angemessen handelt, Abstand mehr als 1 Monat, Grand mal einschließlich Reorientierung nicht länger als 15 Minuten dauernd, Abstand länger als 4 Wochen
7	Häufige Absencen, Anfälle, bei denen der Kranke nicht der Situation angemessen handelt, im Abstand von länger als 1 Woche, Grand mal einschließlich Reorientierung nicht länger als 15 Minuten dauernd im Abstand von länger als 1 Woche
8	Alle darüber hinausgehenden schwereren Anfallsverläufe

Tab. 6.5 Hinweise zur Beurteilung der beruflichen Möglichkeiten für Personen mit Epilepsie (nach Arbeitskreis zur Verbesserung der Eingliederungschancen 1983

Tätigkeit	Keine Bedenken	Meist möglich	Evtl. möglich
Bohrer, Bohrwerksdreher, Dreher, Automatenein- richter, Fräser, Hobler, Schleifer	1, 2		3, 4, 5, 6, 7
Mechaniker (Chirurgie, Feinwerk, Büromaschinen), Werkzeugmacher	1, 2	3	4, 5, 6, 7
Flugzeugmechaniker, Landmaschinenmechaniker, Maschinenschlosser, Betriebsschlosser, Kunststoff- schlosser	1, 2	3	4, 5, 6, 7
Schweißer	1, 2	3	4, 5, 6, 7
Güteprüfer	1, 2, 3	4, 5 6, 7	
Technischer Zeichner, Maschinenbautechniker der Fachgruppe Konstruktion, Qualitätswesen, Arbeits- vorbereitung und NC-Technik	1, 2, 3	4, 5, 6, 7	
Maschinenbauingenieur	1, 2, 3	4, 5, 6, 7	
Nachrichtengerätemechaniker, Funkelektroniker, Energieanlagenelektroniker	1	2, 3	4, 5, 6 ,7
Feingeräteelektroniker, Informationselektroniker	1, 2	3, 4	5, 6, 7
Fernmeldeelektroniker	1	2, 3, 4	5, 6, 7
Elektrogerätemechaniker, Elektromaschinenmon- teur, Energiegeräteelektroniker	1	2	3, 4, 5, 6, 7
Elektrotechniker, Elektroingenieur, Elektroniktech- niker, Elektronikingenieur	1, 2	3, 4, 5, 6, 7	

Die Ziffern 1 bis 7 entsprechen der Einstufung der Anfallsrisiken am Arbeitsplatz aus Tabelle 6.4.

Personenkreises herausgegeben, die die konkrete Einzelfallbewertung erleichtern können. Auf einer „Epilepsie-Skala" wird eine Klassifizierung in 8 Punkten vorgenommen (Tab. 6.4). Dieses Einteilungsprinzip wird auf verschiedene Berufsbereiche übertragen (Tab. 6.5). Eine tabellarische Übersicht für Einschränkungen der beruflichen Einsatzfähigkeit bei Epilepsie findet sich auch bei Stefan (1999) (Tab. 6.6).

Aus dem genannten Arbeitskreis liegen auch differenzierte Hinweise zur Beurteilung der beruflichen Möglichkeiten für Anfallskranke vor, wobei beispielhaft solche in elektrotechnischen oder maschinenbautechnischen Berufen angeführt sind. Nach der beschriebe-

nen „Epilepsie-Skala" bestehen für Anfallskranke aus der Stufe 1 grundsätzlich keine Bedenken in diesen Berufsbereichen. Für die Berufsbereiche Nachrichtengerätemechaniker, Funkelektroniker, Energieanlagenelektroniker, Feingeräteelektroniker, Informations- oder Fernmeldeelektroniker, auch Elektrogerätemechaniker, Elektromaschinenmonteur sowie Elektrotechniker und Elektroingenieur ist der Einsatz für Anfallskranke der Stufen 2–4 in der Mehrzahl der Arbeitsplätze, für Anfallskranke der Stufen 5–7 nur in besonderen Fällen möglich.

Ähnliches gilt für maschinenbautechnische Tätigkeitsbereiche. Für Berufe wie z.B. Bohrer, Dreher, Fräser, Mechaniker, Schweißer,

Tab. 6.6 Einschränkung der beruflichen Einsatzfähigkeit bei Epilepsie (aus Stefan 1999)

Nicht geeignet als/bei	In der Regel nicht zumutbar	Häufig Bedenken bei
• Berufskraftfahrer • Absturzgefahr • offenem Wasser • offenem Feuer • Starkstrom • ungeschützten Maschinen, die rotieren, zerkleinern oder verformen • Überwachungs- und Steuertätigkeit mit Gefährdung anderer (z. B. Kran, Stellwerk)	• Nachtschicht • Akkordarbeit • Wehrdienst	• Hitze • Kälte • Lärm • Überdruck • sonstiger Überwachungs- und Steuertätigkeit • optokinetischen Reizen • Wechselschicht • Publikumsverkehr • langem Arbeitsweg • starkem Stress

Güteprüfer, technischer Zeichner, Maschinenbauingenieur gelten für Anfallskranke der Stufen 1–3 in der Mehrzahl der Arbeitsplätze keine Einschränkungen, für Anfallskranke der Stufen 4–7 ist die berufliche Einsatzmöglichkeit im Handwerk nur in besonderen Fällen, für eine Bürotätigkeit in der Mehrzahl der Arbeitsplätze möglich.

Eine analoge Beurteilung gilt für andere Berufsbereiche.

Rehabilitationsmaßnahmen haben naturgemäß vor allem für jüngere Anfallskranke besondere Bedeutung. Das praktische Vorgehen und Beispiele für geeignete Berufe werden von Blumenthal (1994) beschrieben (Tab. 6.7 und 6.8).

Thorbecke et al. (1981) haben Maßstäbe für die Beurteilung der Berufstauglichkeit Anfallskranker auch im Hinblick auf die Ausbildungsberufe in Berufsförderungswerken

Tab. 6.7 Geeignete Berufe für die Ausbildung bzw. Umschulung Anfallskranker (nach Blumenthal 1994)

In der Regel	Nur in besonderen Fällen (Epilepsie Stufen 1–3)
Alle kaufmännisch-verwaltenden Berufe, u. a. • Büropraktiker • Bürokaufmann • Industriekaufmann • Verwaltungsangestellter • Datenverarbeitungskaufmann	
Technisch-handwerkliche Berufe • Technischer Zeichner • Bauzeichner • Teilkonstrukteur • Maschinenbautechniker (Fachrichtung Konstruktion, Arbeitsvorbereitung, NC) • Güteprüfer • Elektrotechniker/-ingenieur	• Informationselektroniker • Kommunikationselektroniker • NC-Anwendungsfachmann • Nachrichtengerätemechaniker • Feinwerkmechaniker • Feingeräteelektroniker • Betriebsschlosser • Fachwerker Metall

Tab. 6.8 Berufsfördernde Rehabilitationsmaßnahmen bei Anfallskranken (nach Blumenthal 1994)

Phasen	Maßnahmen		
1. Beratung	Im Arbeitsamt: • Eignungsuntersuchung (ärztlich, psychologisch) • Arbeitstechnische Beratung • Berufsberatung für Jugendliche • Arbeitsberatung für Erwachsene		
2. Training	Im Betrieb: • Praktikum • Arbeitserprobung • gestufte Wiedereingliederung	In Rehabilitationseinrichtung: • Berufsfindung • Arbeitserprobung • „Berufsvorbereitende Bildungsmaßnahme" • Förderlehrgang (Jugendliche) 6–12 Monate • „Rehabilitationsvorbereitung" (Erwachsene, Berufserfahrene) 4 Wo. bis 3 Mo.	In Werkstatt für Behinderte: • (Förderlehrgang)
3. Ausbildung	• Ausbildung • Fortbildung • (Umschulung)	• Ausbildung • Fortbildung (Umschulung)	• Eingangs- und Trainingsverfahren (2 Jahre)
4. Arbeit	• Umsetzung • technische Hilfen • Eingliederungshilfe • Anlerntätigkeit • (alte Tätigkeit) • psychosoziale (nachgehende, begleitende Hilfen)		• geschützter Arbeitsplatz/ Beschäftigung

ausgearbeitet (Abb. 6.1). Als Beispiele für Berufe, die in der Regel für Anfallskranke geeignet sind, werden u. a. Bauzeichner, technischer Zeichner, Schriftsetzer, Kürschner, Bürotätigkeiten, Verwaltungsangestellte angeführt, auch „Arbeiten auf dem technischen Niveau eines Familienhaushaltes, die nicht mit Publikumsverkehr verbunden sind". Bedingt geeignete Berufe, allerdings abhängig vom Behandlungsstand und der Art der Anfälle, sind u. a. Techniker und Werkstoffprüfer, insgesamt Tätigkeiten mit gelegentlichem Aufenthalt in der Nähe von Maschinen und zeitweiligem Publikumsverkehr. Zurückhaltender werden Tätigkeiten an Maschinen und solche, die fast ausschließlich mit Publikumsverkehr

verbunden sind, beurteilt. Letztlich sind aber stets im Einzelfall Art und Häufigkeit der Anfälle und deren medikamentöse Beeinflussbarkeit zu berücksichtigen.

6.4.3 Gesetzliche und private Unfallversicherung

Für die kausale Begutachtung in der gesetzlichen und privaten Unfallversicherung steht die Frage nach einem Unfallzusammenhang im Vordergrund, erst danach interessieren Art und Ausmaß des Anfallsleidens. Nach Penin (2000) (Abb. 6.2) sind die Voraussetzungen zur Annahme eines Kausalzusammenhangs

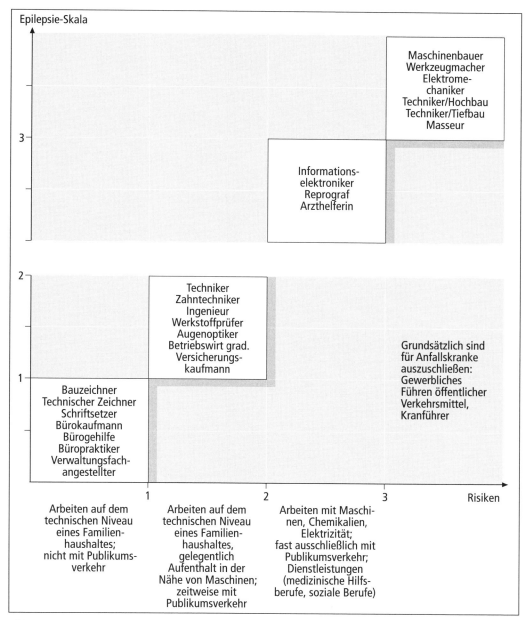

Abb. 6.1 Eignung Anfallskranker für die Ausbildungsberufe in Berufsförderungswerken (nach Thorbecke et al. 1981)

mit der sorgfältigen Abwägung anderer Ursachen verknüpft. Zunächst gilt es auch hier, die einzelnen Glieder der Kausalkette im Vollbe-weis zu sichern („kein vernünftiger Zweifel"). Das schädigende Ereignis und die Gesundheitsstörung, hier der Unfall und die Hirnläsi-

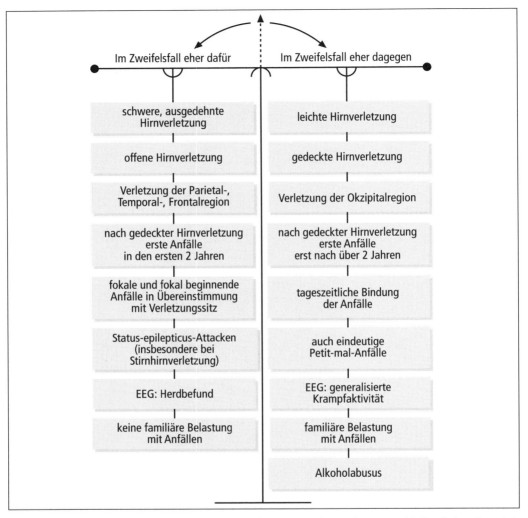

Abb. 6.2 Zur Beurteilung des ursächlichen Zusammenhangs von Gehirnverletzung und Epilepsie (aus Rauschelbach et al. 2000)

on sowie die Anfälle, müssen im Vollbeweis nachgewiesen sein. Die kausale Verknüpfung braucht dagegen nur mit Wahrscheinlichkeit zu erfolgen („mehr für als gegen die Annahme eines Zusammenhangs"). Die bloße Möglichkeit reicht dagegen nicht aus. Idiopathische Epilepsien müssen differenzialdiagnostisch ausgeschlossen werden. Ein Kausalzusammenhang ist auch dann anzunehmen, wenn nach der Theorie der wesentlichen Bedingung der schädigungsbedingte Erstkörperschaden wenigstens annähernd gleichwertig in Abwägung zu konkurrierenden Ursachen wie Alkoholabusus und genetische Disposition zu dem Auftreten der Anfälle beigetragen hat.

Posttraumatische Epilepsien gelten als typische Komplikation eines Schädel-Hirn-Traumas, wobei zwingend eine substanzielle Hirnschädigung gefordert wird. Das Epilepsierisiko wird zwischen 5 % und 60 % angegeben, nach

Tab. 6.9 Posttraumatische Anfälle nach dem zeitlichen Ablauf

• Frühestanfälle (immediate seizures)	Sekunden bis Minuten nach dem Unfall
• Frühanfälle (early seizures)	bis zu einer Woche nach dem Unfall
• Posttraumatische Epilepsie	alle Arten zerebraler Anfälle ab einer Woche nach dem Unfall

gedeckten Schädel-Hirn-Traumen etwa um die 5 %, nach offenen Gehirnverletzungen vor allem bei Duraverletzung zwischen 20 % und 60 %. Je schwerer die Hirnschädigung ist, desto wahrscheinlicher ist das Auftreten posttraumatischer epileptischer Anfälle. Dabei wird postuliert, dass die gliomesenchymale Hirnnarbe zum epileptogenen Focus wird, allerdings in Abhängigkeit von anderen Faktoren wie Veranlagung, Alter und zerebraler Vorschädigung. Etwa 95 % der posttraumatischen Anfälle manifestieren sich in den ersten 3 Jahren nach dem Schädel-Hirn-Trauma (Tab. 6.9). Latenzzeiten von mehr als 10 Jahren gelten als extreme Seltenheit.

Indikation zur medikamentösen Anfallsprophylaxe nach Schädel-Hirn-Traumen

- Frühanfälle (Vorkommen bei 20 % aller schweren Schädel-Hirn-Traumata)
- Impressionsfraktur mit Amnesie mehr als 24 Stunden oder EEG-Herd
- Akute subdurale oder epidurale Hämatome
- Offene Schädel-Hirn-Verletzungen

Zur Häufigkeit einer posttraumatischen Epilepsie siehe Tabelle 6.10.

Ein Arbeitgeber kann nicht für die Folgen eines *anfallsbedingten Arbeitsunfalls* haftbar gemacht werden, falls die einschlägigen Unfallverhütungsvorschriften beachtet wurden. Ein Sturz im Anfall ist auch nicht als Arbeitsunfall anzusehen, es sei denn der Anfallskranke übt eine Tätigkeit aus, die für seine Person eine erhöhte Betriebsgefahr darstellt. Es gilt auch, dass Anfallskranke keine über dem Durchschnitt liegende Häufung von Arbeitsunfällen aufweisen. Nur wenn die besonderen Umstände am Arbeitsplatz tatsächlich für Art und Schwere des Unfalls ursächlich sind, ist die Berufsgenossenschaft zuständig.

Die gesetzliche Unfallversicherung tritt dann auch für die Folgen eines Unfalles ein, der durch einen Anfall verursacht wurde, vorausgesetzt, dass eine eindeutige berufliche Bedingtheit vorlag.

Die MdE beim Vorliegen zerebraler Krampfanfälle wird in der gesamten Literatur weitgehend übereinstimmend je nach Art, Schwere, Häufigkeit und tageszeitlicher Verteilung der Anfälle mit 40–100 % eingeschätzt (Tab. 6.12).

Tab. 6.10 Häufigkeit der posttraumatischen Spätepilepsie (nach Berlit 1990)

Alle mittelschweren und schweren Schädel-Hirn-Traumata insgesamt	bis 10 %
Manifestation:	
• bis Ende des 1. Jahres nach dem Unfall	in 50 %
• bis Ende des 2. Jahres nach dem Unfall	in 94 %
• bis Ende des 10. Jahres nach dem Unfall jährliches Risiko	etwa 1 %
• danach jährliches Risiko	unter 3 %

Tab. 6.11 Argumente für die Annahme eines Zusammenhangs zwischen Hirnschädigung und Epilepsie (nach Hoppe 2005)

- Möglichst enge zeitliche Verbindung zwischen dem schädigenden Ereignis und dem Auftreten der Epilepsie
- Hirnläsion in „epileptogenen" Bereichen (z. B. Temporallappen)
- Anfallssemiologie passt zur Lokalisation der Hirnläsion
- Iktale und interiktale EEG-Muster korrelieren mit der Lokalisation der Hirnläsion
- Keine Anhaltspunkte für konkurrierende Anfallsursachen (z. B. Alkoholabusus)
- Keine Anhaltspunkte für das Vorliegen einer idiopathischen Epilepsie

Stets ist eine eventuell vorhandene hirnorganische Wesensänderung zusätzlich adäquat zu berücksichtigen (Tab. 6.11).

In der *privaten Unfallversicherung* sind Unfälle *durch* epileptische Anfälle oder andere Krampfanfälle nach den allgemeinen Versicherungsbedingungen grundsätzlich vom Versicherungsschutz ausgeschlossen.

Hier und in der *Haftpflichtversicherung* gilt nach der Adäquanztheorie für die Entstehung eines Anfallsleidens durch einen Unfall, dass jeder Umstand kausal ist, der „im Allgemeinen und nicht nur unter besonders eigenartigen, ganz unwahrscheinlichen und nach dem regelmäßigen Verlauf der Dinge außer Betracht zu lassenden Umständen" für die Auslösung eines Anfalles geeignet war. Das Ausmaß einer „unfallfremden Mitwirkung" ist dabei im Einzelnen abzuschätzen.

6.4.4 Schwerbehindertenrecht und soziales Entschädigungsrecht

In der Beurteilung nach dem Schwerbehindertenrecht und nach dem sozialen Entschädigungsrecht gelten auch hier die in den „Anhaltspunkten" angeführten Kriterien und Tabellenwerte, die sich nicht grundsätzlich von denen der gesetzlichen Unfallversicherung unterscheiden (Tab. 6.13).

Ein Anfallsleiden gilt als abgeklungen, wenn ohne Medikation 3 Jahre Anfallsfreiheit besteht. Ohne nachgewiesenen Hirnschaden ist dann kein GdB/MdE-Grad mehr anzunehmen.

Zusätzlich zu berücksichtigen ist allerdings die Vergabe von Nachteilsausgleichen, den

Tab. 6.12 MdE bei zerebralen Krampfanfällen in der Begutachtung für die gesetzliche und die private Unfallversicherung

Anfallshäufigkeit	MdE in %
Selten mit Pausen von Monaten	40
Mittlere Häufigkeit mit Pausen von Wochen	50–60
Häufig oder mit Serien von generalisierten Krampfanfällen, von fokal betonten oder von multifokalen Anfällen	70–100
Nach 3 Jahren Anfallsfreiheit bei noch pathologischem EEG und weiterer Notwendigkeit antikonvulsiver Behandlung	20
Ein Anfallsleiden gilt als abgeklungen, wenn ohne Medikation 3 Jahre Anfallsfreiheit besteht und das EEG keine Zeichen einer erhöhten Anfallsbereitschaft erkennen lässt. Ohne sonstige Symptome eines Hirnschadens ist dann eine MdE nicht mehr anzunehmen.	

Tab. 6.13 Beurteilung epileptischer Anfälle nach dem Schwerbehindertenrecht und dem sozialen Entschädigungsrecht

Epileptische Anfälle je nach Art, Schwere, Häufigkeit und tageszeitlicher Verteilung	GdB-/MdE-Grad
Sehr selten (generalisierte große und komplex-fokale Anfälle mit Pausen von mehr als einem Jahr; kleine und einfach-fokale Anfälle mit Pausen von Monaten)	40
Selten (generalisierte große und komplex-fokale Anfälle mit Pausen von Monaten; kleine und einfach-fokale Anfälle mit Pausen von Wochen)	50–60
Mittlere Häufigkeit (generalisierte große und komplex-fokale Anfälle mit Pausen von Wochen; kleine und einfach-fokale Anfälle mit Pausen von Tagen)	60–80
Häufig (generalisierte große oder komplex-fokale Anfälle wöchentlich oder Serien von generalisierten Krampfanfällen, von fokal betonten oder von multifokalen Anfällen; kleine und einfach-fokale Anfälle täglich)	90–100
Nach 3 Jahren Anfallsfreiheit bei weiterer Notwendigkeit antikonvulsiver Behandlung	30

sog. **Merkzeichen**. Für hirnorganische Anfälle vorwiegend am Tage wird das Merkzeichen „G", d. h. die erhebliche Beeinträchtigung der Bewegungsfähigkeit im Straßenverkehr ab einem GdB von 70 und für diffus auftretende hirnorganische Anfälle ab einem GdB von 90, angenommen. Das Merkzeichen „B", d. h. die Notwendigkeit einer ständiger Begleitung, wird ebenfalls bei vorwiegend tagsüber auftretenden Anfällen ab einem GdB von 70 und bei diffusen Anfällen ab GdB 90 angenommen.

Das Merkzeichen „H" bedeutet Hilflosigkeit und wird in der Regel auch bei Anfallsleiden anerkannt, die alleine einen GdB von 100 bedingen.

Schließlich kommt das Merkzeichen „RF", d. h. die gesundheitlichen Voraussetzungen für die Befreiung von der Rundfunkgebührenpflicht bei häufig auftretenden hirnorganischen Anfällen, in Betracht, die mindestens einen GdB von 80 bedingen.

6.4.5 Impfungen

Impfungen werden als mögliche Ursache einer Epilepsie immer wieder von Betroffen angeschuldigt. Anhand der Studienlage mit solider Datenbasis kann die Entwicklung einer Epilepsie als Folge von Impfungen weitgehend verneint werden. Fieberkrämpfe können zwar im Rahmen von Fieber nach den üblichen Impfungen im Kindesalter auftreten, ein erhöhtes Risiko für andere epileptische Anfälle oder für die Entwicklung einer Epilepsie besteht jedoch nicht.

6.4.6 Arbeitsrecht

Bei **Stellenbewerbungen** gilt, dass der Arbeitgeber das Recht hat, die Berufseignung durch entsprechende Fragen, auch hinsichtlich Krankheiten, zu ermitteln. Der Arbeitnehmer hat jedoch nur eine Auskunftspflicht für solche Krankheiten, die mit einer an Sicherheit grenzenden Wahrscheinlichkeit die Eignung für den vorgesehenen Arbeitsplatz beeinträch-

Tab. 6.14 Richtlinien für die Verbeamtung von Menschen mit Epilepsie

- Epilepsiekranke grundsätzlich von der Beamtenlaufbahn auszuschließen ist nicht mehr gerechtfertigt
- Anfallskranke sind allerdings nicht für eine Beamtenlaufbahn geeignet, in der sie für das Leben und die Gesundheit der Allgemeinheit direkt verantwortlich sind
- Anfallskranke ohne psychopathologische Auffälligkeiten, die wenigstens 2 Jahre nach Beendigung der Behandlung anfallsfrei geblieben sind und im EEG keine typischen Veränderungen zeigen, können als geheilt gelten
- Anfallskranke ohne psychopathologische Auffälligkeiten, die noch antikonvulsiver Medikamente bedürfen, um anfallsfrei zu sein oder dabei nur selten Anfälle haben, sind nur für Positionen geeignet, in denen ein möglicher epileptischer Anfall zu keiner eigenen Gefährdung oder einer solchen von Dritten führen kann.

tigen. Bei Epilepsie sind dies Tätigkeiten auf Leitern, Gerüsten, schnelllaufenden Maschinen mit der Möglichkeit der Eigen- oder Fremdgefährdung. Natürlich muss der Arbeitgeber auch die Kraftfahrtauglichkeit vor einer Einstellung abklären können.

Arbeit an Bildschirmarbeitsplätzen gilt als ungefährlich für Menschen mit Epilepsie.

Auch Wechselschicht am Tage ist nicht als anfallsauslösend anzusehen, dagegen sehr wohl Nachtschichten mit entsprechendem Schlafentzug.

Konzentrative Anspannung und körperliche Belastung schützen ganz offensichtlich vor Anfällen und es gibt auch keine Hinweise dafür, dass schwere körperlich Arbeit anfallsauslösend wirkt.

Im **Beamtenrecht** gelten bei Dienstunfällen vergleichbare Überlegungen wie bei der gesetzlichen Unfallversicherung.

Bei Beamtenanwärtern ergeben sich oft Probleme mit Epilepsiekranken. Die Deutsche Sektion der Internationalen Liga gegen Epilepsie hat dazu Richtlinien konzipiert (Tab. 6.14).

Tab. 6.15 Einschätzung der Kraftfahrtauglichkeit (nach Schumacher 2005)

Anfallsart	Jeweils erforderliche anfallsfreie Zeit bis zur Fahrerlaubnis	
	Gruppe 1	Gruppe 2
Einmaliger Gelegenheitsanfall bei Vermeidung von anfallsprovozierenden Faktoren	3–6 Monate	6 Monate
Anfälle nach Hirnverletzungen oder -operationen sowie bei Anfallsrezidiven oder Absetzen von Antiepileptika	6 Monate	nicht definiert
Einmaliger Anfall ohne Anzeichen für eine beginnende Epilepsie oder andere hirnorganische Erkrankung	1 Jahr	2 Jahre
Mehrmalige und/oder nicht an eine definierte Ursache gebundene Krampfanfälle	1 Jahr	5 Jahre (ohne Antiepileptika)
Langjährig bestehende, therapieresistente Epilepsien	2 Jahre	entfällt

Gruppe 1 = Fahrzeuge bis 3,5 t mit Anhänger bis 750 kg, z. B. privater Pkw
Gruppe 2 = Fahrzeuge mit Gesamtgewicht über 3,5 t, Omnibusse und andere Fahrzeuge, die der Fahrgastbeförderung dienen

6.4.7 Kraftfahrtauglichkeit

Die Kraftfahrtauglichkeit ist oft ein entscheidendes Kriterium für die Vermittelbarkeit am Arbeitsmarkt. Sie ist nicht unmittelbares Thema dieses Buches. Hinweise auf die Einschätzung der Kraftfahrtauglichkeit gibt Tabelle 6.15. Einzelheiten sind den Begutachtungs-Leitlinien zur Kraftfahrereignung der Bundesanstalt für Straßenwesen zu entnehmen.

Literatur

Arbeitskreis zur Verbesserung der Eingliederungschancen von Personen mit Epilepsie. Empfehlungen zur Beurteilung beruflicher Möglichkeiten von Personen mit Epilepsie. In: Arbeitsmedizin, Sozialmedizin, Präventivmedizin 1983; 6: 147–51.

Berlit P. Memorix spezial – Neurologie. Weinheim: Chapman and Hall: Edition Medizin VCH 1990.

Blumenthal W. Epilepsie und Arbeitsplatz. Nervenheilkunde 1994; 13: 176–81.

Bundesanstalt für Straßenwesen. Begutachtungs-Leitlinien zur Kraftfahrereignung. Wirtschaftsverlag NW 2002.

Fröscher W, Vassella F, Hufnagel A (Hrsg). Die Epilepsien. 2. Aufl. Stuttgart, New York: Schattauer 2004.

Hausotter W. Antiepileptika: Wann sind Serumspiegel hilfreich? Ars Medici 2001; 91: 120–2.

Hoppe M. Kausalitätsbeurteilung bei nichttraumatischen Epilepsien. Med Sach 2005; 101: 12–4.

Matthes A, Schneble H. Epilepsien. 6. Aufl. Stuttgart, New York: Thieme 1999.

Penin H. Hirnorganische Anfälle. In: Rauschelbach HH, Jochheim KA, Widder B (Hrsg). Das neurologische Gutachten. 4. Aufl. Stuttgart, New York: Thieme 2000.

Rauschelbach HH, Jochheim KA, Widder B (Hrsg). Das neurologische Gutachten. 4. Aufl. Stuttgart, New York: Thieme 2000.

Röttgen P, Stollreiter L. Empfehlungen für die Aufnahme von Anfallkranken in den Beamtenstand. Öff Gesundh Dienst 1966; 28: 248–9.

Schumacher J. Epilepsie: Systematik der Begutachtung. Med Sach 2005; 101: 6–11.

Spatz R. Zerebrale Anfallsleiden (Epilepsien). In: Suchenwirth RMA, Kunze K, Krasney OE (Hrsg). Neurologische Begutachtung – Ein praktisches Handbuch für Ärzte und Juristen. 3. Aufl. München, Jena: Urban & Fischer 2000.

Stefan H. Epilepsien. 3. Aufl. Stuttgart, New York: Thieme 1999.

Thorbecke R. Berufliche Eingliederung von Menschen mit Epilepsie. Rehabilitation 1987; 26: 20–7.

Thorbecke R, Janz D, Tynova L. Beurteilung der Arbeitsfähigkeit und Berufstauglichkeit von Patienten mit Epilepsie. Therapiewoche 1981; 31: 63–72.

7 Hirntumoren

7.1 Diagnostik

Klinisch manifestieren sich Hirntumoren nicht selten mit Kopfschmerzen, häufiger aber anfangs mit zunächst wenig auffallenden hirnorganisch bedingten psychischen Veränderungen wie Merk- und Konzentrationsschwäche, allgemeiner Verlangsamung, Antriebsminderung, seltener auch durch produktive körperlich begründbare Psychosen als Erstsymptome, später kommt es dann bei zunehmendem Hirndruck zu Übelkeit mit Erbrechen sowie neurologischen Herdsymptomen mit Halbseitenstörungen, Gesichtsfeldeinschränkungen und zentralen Sprachstörungen. Zu den häufigen Frühsymptomen gehören auch zerebrale Krampfanfälle.

Diagnostisch kommt bildgebenden Verfahren wie MRT und CT vorrangige Bedeutung zu. Die stereotaktische Biopsie ermöglicht eine am Tumorgewebe gestellte histologische Diagnose und damit die Möglichkeit einer gezielten Strahlen- oder Chemotherapie.

7.2 Begutachtung

Die sozialmedizinische Beurteilung richtet sich vorrangig nach der Ausprägung der neurologischen Ausfälle, also nach den tatsächlich vorliegenden Funktionsstörungen, aber auch nach Dignität und Sitz des Tumors.

7.2.1 Gesetzliche Rentenversicherung

Für die Begutachtung im Rahmen der gesetzlichen Rentenversicherung ergibt sich ein weites Spektrum der Leistungsbeurteilung. Nach der vollständigen Entfernung eines Meningeoms ohne relevante neurologische Ausfallserscheinungen kann von vollschichtigem Leistungsvermögen ohne wesentliche qualitative Leistungseinschränkungen ausgegangen werden. Dagegen wird man bei einem operierten und bestrahlten Glioblastom fast stets ein aufgehobenes Leistungsvermögen annehmen können, obgleich es in Einzelfällen überraschende Verläufe in positiver wie in negativer Richtung geben kann. Zwischen diesen beiden Extremen liegt die sozialmedizinische Beurteilung bei den übrigen Hirntumoren.

Nicht zu vernachlässigen – und dies wird von den Versicherten auch oft geltend gemacht – sind seelische Faktoren wie reaktive Depressionen und Störungen in der Krankheitsverarbeitung mit mangelnder Akzeptanz der Erkrankung, Ängsten vor Rezidiven und vor dem Sterben. Hierdurch wird, gerade auch bei relativ gutartigen Tumoren, oft das Leistungsvermögen doch schwerwiegend eingeschränkt. Für viele Betroffene ist der Begriff „Hirntumor" mit Unheilbarkeit und Tod verknüpft und die Feinheiten der Histologie, die ohnehin meist erst geraume Zeit nach der Operation zur Verfügung steht, erscheinen ihnen schwer verständlich, vor allem wenn die Erläuterung nicht durch den Operateur selbst, sondern erst später durch den Hausarzt aufgrund des Entlassungsberichtes eher kursorisch und unter Zeitdruck erfolgt.

Im Allgemeinen führen leichte Restparesen eines nicht invasiv wachsenden Hirntumors nur zu funktionellen Einschränkungen etwa bei Tätigkeiten mit besonderer Anforderung an die Gebrauchsfähigkeit der Hände, mit erforderlichem manuellem Geschick, aber auch auf Leitern, Gerüsten u. a. Psychopathologische Symptome wie Antriebsminderung, Verlangsamung und Merkschwäche schränken dagegen die Leistungsfähigkeit allgemein stark ein. Man wird hier nicht nur von qualitativen, sondern auch von quantitativen Leistungsminderungen ausgehen können, dies gilt auch für fortbestehende zerebrale Anfälle. Es kommt hier aber stets auf die individuelle Leistungsbeurteilung an. In der Gutachtenspraxis findet man immer wieder erstaunliche Verläufe auch bei relativ malignen Tumoren.

7.2.2 Unfallversicherung

In der Begutachtung für die Unfallversicherung ergeben sich eher selten Probleme. Gelegentlich kann ein *Hirntumor Ursache eines Unfalls* sein, wenn er sich als Erstsymptom mit einem zerebralen Anfall manifestiert. Manchmal wird von Betroffenen ein Zusammenhang zwischen Hirntumor und einem erlittenen Trauma geltend gemacht. Zülch (1984) hat dazu mehrfach Stellung genommen. Ein Zusammenhang ist zwar nicht generell abzulehnen, jedoch sehr kritisch zu prüfen (Tab. 7.1).

7.2.3 Schwerbehindertenrecht und soziales Entschädigungsrecht

Für die Beurteilung nach dem Schwerbehindertenrecht und dem sozialen Entschädigungsrecht ergeben sich ebenfalls individuell ganz unterschiedliche Bewertungen je nach Vorliegen neurologischer Ausfälle und psychischer Auffälligkeiten bzw. der Art und Dignität des Tumors. MdE und GdB richten sich nach den einzelnen Teilaspekten von Funktionsstörungen, wie sie in den „Anhaltspunkten" aufgeführt sind.

Nach der Entfernung gutartiger Tumoren (z. B. Meningeom, Neurinom) richtet sich die Beurteilung allein nach dem verbliebenen Schaden.

Bei Tumoren wie Oligodendrogliom, Ependymom, Astrozytom II ist der GdB/MdE-Grad, wenn eine vollständige Tumorentfernung nicht gesichert ist, nicht niedriger als 50 anzusetzen.

Bei malignen Tumoren (z. B. Astrozytom III, Glioblastom, Medulloblastom) ist der GdB/MdE-Grad mit wenigstens 80 zu bewerten.

Das Abwarten einer Heilungsbewährung (von fünf Jahren) kommt in der Regel nur nach der Entfernung eines malignen Kleinhirntumors des Kindesalters (z. B. Medulloblastom) in Betracht. Der GdB/MdE-Grad ist

Tab. 7.1 Kriterien für einen Zusammenhang zwischen Trauma und Hirntumor

- Der Patient soll vor dem Unfall gesund gewesen sein.
- Das Kopftrauma muss adäquat gewesen sein.
- Der Ort der Einwirkung des Traumas muss mit dem der Entstehung der Geschwulst übereinstimmen.
- Die Zeit zwischen Trauma und Geschwulstentstehung soll adäquat gewesen sein.
- Die Geschwulst muss histologisch sicher nachgewiesen sein.
- Die Definition einer äußeren Einwirkung als Trauma muss ausreichend klar sein.

Nach diesen Kriterien wird man nur für wenige Hirngeschwülste eine traumatische Entstehung als hinreichend wahrscheinlich ansehen können (nach Zülch 1984).

während dieser Zeit (im Frühstadium) bei geringer Leistungsbeeinträchtigung mit 50 zu bewerten.

Im Rahmen des sozialen Entschädigungsrechts werden in der Liste der „Kann-Verordnung" Hirntumoren nicht erwähnt.

7.2.4   Behandlungsfehlervorwurf

Gelegentlich wird der Vorwurf eines Behandlungsfehlers erhoben, wenn die Diagnose eines Hirntumors verzögert wurde. Eine Untersuchung der US-Datenbanken lässt den Schluss zu, dass der Zeitpunkt der Diagnose einer rasch progredienten Erkrankung, z. B. eines höhergradigen hirneigenen Tumors, auf den Krankheitsverlauf kaum einen Einfluss hat und im übrigen auch sehr selten verkannt wird (Westphal 2000).

Literatur

Westphal M. Tumoren des Zentralnervensystems. In: Suchenwirth RMA, Kunze K, Krasney OE (Hrsg). Neurologische Begutachtung – Ein praktisches Handbuch für Ärzte und Juristen. 3. Aufl. München, Jena: Urban & Fischer 2000.

Zülch KJ. Trauma und Hirngeschwulst (Traumatische Entstehung von Tumoren des zentralen Nervensystems). In: Rauschelbach HH, Jochheim KA. Das neurologische Gutachten. Stuttgart: Thieme 1984.

8 Zerebrale und spinale Durchblutungsstörungen

Die Begutachtung zerebraler und spinaler Durchblutungsstörungen und deren Folgen hat vor allem Bedeutung in der Rentenversicherung. Es handelt sich dabei um ein multifaktorielles Geschehen, welches in seiner Auswirkung auf das berufliche und private Leistungsvermögen sehr stark von der Lokalisation, d. h. vom betroffenen Gefäßgebiet, aber natürlich auch vom Schweregrad der Funktionsstörung abhängt.

Man geht in Deutschland von 1 bis 1,5 Millionen Schlaganfallbetroffenen aus, wobei sich etwa die Hälfte beim Erstereignis noch im erwerbsfähigen Alter befindet.

8.1 Klinisches Bild

Vom **zeitlichen Ablauf** her unterscheidet man bei den zerebralen Durchblutungsstörungen die transitorischen ischämischen Attacken (TIA), den progredienten und den kompletten Insult („stroke"). Definitionsgemäß dauern die Symptome bei der TIA nicht länger als 24 Stunden, tatsächlich meist nur wenige Stunden. Die Rückbildung der neurologischen Ausfälle nach einem ausgeprägten zerebralen Insult zeigt einen individuell ganz unterschiedlichen Verlauf.

Die **Lokalisation** liegt häufig im Stromgebiet der A. carotis interna. Klinisch findet sich die allgemein bekannte Symptomatik mit Halbseitenparese und entsprechender Gangstörung, ggf. Aphasie, Hemianopsie, aber auch Neglect, Apraxie u. a. Lakunäre Infarkte entstehen durch einen Verschluss einer kleinen Arteriole, meist im Marklager. Kognitive Störungen sind dabei meist nicht vorhanden. Es kann aber auch das vertebro-basiläre Stromgebiet betroffen sein. Hier finden sich dann häufig spezifische Symptome wie Drehschwindel, Ohrgeräusche, Schluckstörungen, oft auch ein Nystagmus sowie eine gekreuzte Hirnnerven-/Extremitätensymptomatik.

Ursächlich sind zerebrale Ischämien durch arterio-arterielle Embolien bei vorbestehenden Plaquebildungen an den großen hirnversorgenden Gefäßen, Gefäßverschlüsse, aber auch Embolien kardialen Ursprungs oder intrazerebrale Blutungen, am häufigsten bei arterieller Hypertonie, seltener bei Gefäßmalformationen. Eine Sonderform stellen die Subarachnoidalblutungen dar.

Vom akuten Schlaganfall abzugrenzen ist die Symptomatik einer **chronischen zerebrovaskulären Insuffizienz,** der häufig viele kleinere zerebrale Mikroinfarkte zugrunde liegen. Die Übergänge zur vaskulären Enzephalopathie und zur Multiinfarktdemenz bzw. vaskulären Demenz sind fließend. Differenzialdiagnostisch sind die subkortikale arteriosklerotische Enzephalopathie (SAE) bzw. die Binswanger-Krankheit abzugrenzen, auch ein Hydrocephalus communicans bzw. ein Normaldruckhydrozephalus und schließlich auch primäre Systematrophien mit einer Demenz vom Alzheimer-Typ.

8.2   Diagnostik

Allgemein sind für die Begutachtung die Lokalisation der zerebralen Mangeldurchblutung und der daraus ableitbare Funktionsausfall von entscheidender Bedeutung. Neben einer Halbseitensymptomatik spielen gerade für die Beurteilung des beruflichen Leistungsvermögens neuropsychologische Defekte eine wesentliche Rolle, wie eine Aphasie oder ein hirnorganisches Psychosyndrom bzw. andere organisch-psychische Störungen mit kognitiven Leistungseinbußen. Nicht übersehen werden sollte eine – nicht selten nach einem Schlaganfall auftretende – reaktive Depression, die ebenfalls das Leistungsvermögen wesentlich beeinträchtigen kann.

Die Beurteilung des **klinischen Befundes** hat grundsätzlich Vorrang.

Ergänzend können auch **testpsychologische Untersuchungen** hilfreich sein, die mit vertretbarem Zeitaufwand bei der Begutachtung durchgeführt werden können, wie z. B. der Syndrom-Kurztest (SKT), der Kurztest zur Erfassung der allgemeinen Intelligenz (KAI), der Mehrfachwahl-Wortschatz-Intelligenztest (MWT), der Zahlen-Verbindungstest (ZVT), der c.I.-Test als Kurztest zum Screening von Hirnleistungsstörungen, der Mini-Mental-Status-Test (MMST) und der DemTect-Test, der Uhren-Test und der Benton-Test.

Mit dem SKT werden Schweregrad und Entwicklung von Aufmerksamkeits- und Gedächtnisstörungen beurteilt, der MWT gibt Aufschluss über die kristallisierte oder Basis-Intelligenz und damit das prämorbide Intelligenzniveau, der KAI über das allgemeine fluide, d. h. aktuell verfügbare Intelligenzniveau, wobei Diskrepanzen der Ergebnisse dieser beiden Verfahren auf organisch bedingte psychische Störungen hinweisen. Der ZVT misst das allgemeine kognitive Leistungstempo, d. h. die Geschwindigkeit der Informationsverarbeitung, der c.I.-Test als Kurztest zum Screening von Hirnleistungsstörungen ermöglicht eine kurzfristige,

eher grobe Einschätzung. Im MMST und im DemTect-Test lassen sich die kognitiven Fähigkeiten ebenfalls kurzfristig und leicht wiederholbar überprüfen. Der Uhren-Test gibt Aufschluss über die Fähigkeit zur Handlungsplanung und zu visuokonstruktiven Fähigkeiten. Der Benton-Test ist ein sprachfreier Test für erworbene Leistungsstörungen im visuellmnestischen Bereich (Kurzzeitgedächtnis).

Man muss sich jedoch im Klaren sein, dass die neuropsychologische Untersuchung stets an die Mitarbeit des Probanden gebunden ist, die gerade in der Begutachtungssituation kritisch zu werten ist. Keinesfalls handelt es sich um „objektive Messmethoden" wie etwa Laboruntersuchungen. Psychoreaktive Faktoren, besonders Depressionen nach Hirninfarkt, können die Testergebnisse beeinflussen und müssen berücksichtigt werden.

Die Einzelheiten zur Durchführung dieser Tests sind den jeweiligen Testbeschreibungen einschließlich der einschlägigen Normentabellen zu entnehmen. Diese Testverfahren sind ohne größeren zeitlichen Aufwand   im Rahmen der Begutachtungssituation durchführbar und erleichtern die Einschätzung des Schweregrades und eine Verlaufsbeobachtung eines hirnorganischen Psychosyndroms.

Bei diffizilen Fragestellungen und in Grenzfällen ist die Zusatzbegutachtung durch einen klinischen Neuropsychologen zweckmäßig, der allerdings außerhalb von Reha-Kliniken nur selten zur Verfügung steht.

Trotz aller testpsychologischen Verfahren ist der *klinische Befund* mit einer eingehenden Exploration von wesentlicher Bedeutung. Es sollte dabei auch auf Freizeitaktivitäten und Kompetenz in den Alltagsverrichtungen eingegangen werden. Besonders bewährt es sich – bei vorliegendem Einverständnis des Untersuchten –, fremdanamnestische Angaben von Familienangehörigen einzuholen, die dann zweckmäßigerweise getrennt befragt werden sollten.

Der Barthel-Index ist ein geeignetes Instrument, um die Fähigkeit abzuschätzen, Alltagsverrichtungen (ADL – „activities of

Tab. 8.1 Barthel-Index

Essen	
Unabhängig, isst selbstständig, benutzt Geschirr und Besteck	10 Punkte
Braucht etwas Hilfe, z. B. beim Schneiden von Fleisch oder Brot	5 Punkte
Nicht selbstständig, auch wenn o. g. Hilfe gewährt wird	0 Punkte
Bett-(Roll-)Stuhltransfer	
Unabhängig in allen Phasen der Tätigkeit	15 Punkte
Geringe Hilfen oder Beaufsichtigung erforderlich	10 Punkte
Erhebliche Hilfe beim Transfer, Lagewechsel, Liegen/Sitzen erforderlich	5 Punkte
Nicht selbstständig, auch wenn o. g. Hilfe gewährt wird	0 Punkte
Waschen	
Unabhängig beim Waschen von Gesicht, Händen, Kämmen, Zähneputzen	5 Punkte
Nicht selbstständig bei o. g. Tätigkeit	0 Punkte
Toilettenbenutzung	
Unabhängig in allen Phasen der Tätigkeit (inklusive Reinigung)	10 Punkte
Benötigt Hilfe, z. B. wegen unzureichenden Gleichgewichtes oder beim An- und Auskleiden sowie bei der Reinigung	5 Punkte
Nicht selbstständig, auch wenn o. g. Hilfe gewährt wird	0 Punkte
Baden	
Unabhängig bei Voll- oder Duschbad in allen Phasen der Tätigkeit	5 Punkte
Nicht selbstständig bei o. g. Tätigkeit	0 Punkte
Gehen auf Flurebene bzw. Rollstuhlfahren	
Unabhängig beim Gehen über 50 m, Hilfsmittel erlaubt, nicht jedoch Gehwagen	15 Punkte
Geringe Hilfe oder Überwachung erforderlich, kann mit Hilfsmittel 50 m gehen	10 Punkte
Nicht selbstständig beim Gehen, kann aber Rollstuhl selbstständig bedienen, auch um Ecken und an einen Tisch heranfahren, Strecke mindestens 50 m	5 Punkte
Nicht selbstständig beim Gehen oder Rollstuhlfahren	0 Punkte
Treppensteigen	
Unabhängig bei der Bewältigung einer Treppe von mehreren Stufen	10 Punkte
Benötigt Hilfe oder Überwachung beim Treppensteigen	5 Punkte
Nicht selbstständig, kann auch mit Hilfe nicht Treppensteigen	0 Punkte
An- und Auskleiden	
Unabhängig beim An- und Auskleiden (ggf. auch Korsett oder Bruchband betreffend)	10 Punkte
Benötigt Hilfe, kann aber 50 % der Tätigkeit selbstständig durchführen	5 Punkte
Nicht selbstständig, auch wenn o. g. Hilfe gewährt wird	0 Punkte
Stuhlkontrolle	
Ständig kontinent	10 Punkte
Gelegentlich inkontinent, maximal 1 × pro Woche	5 Punkte
Häufiger/ständig inkontinent	0 Punkte
Urinkontrolle	
Ständig kontinent, ggf. unabhängig bei Versorgung mittels Dauerkatheters/Zystofix	10 Punkte
Gelegentlich inkontinent, maximal 1 × pro Tag, Hilfe bei externer Harnableitung	5 Punkte
Häufiger/ständig inkontinent	0 Punkte
Gesamtpunkte	

Tab. 8.2 Ischämie-Index (nach Hachinski et al. 1975)

	Punkte
Anamnese	
Plötzlicher Beginn	2
Schubförmige Verschlechterung	1
Fluktuierender Verlauf	2
Nächtliche Verwirrtheit	1
Bekannter Hypertonus	1
Hirninfarkte in der Vorgeschichte	2
Fokale neurologische Symptome werden angegeben	2
Befund	
Persönlichkeit relativ erhalten	1
Depressives Syndrom	1
Affektlabilität	1
Hinweise auf Arteriosklerose	1
Fokale neurologische Symptome	2

Punkte-Score **über 7** spricht für Multiinfarktdemenz
Punkte-Score **unter 4** spricht für Demenz vom Alzheimer-Typ
Punkte-Score **zwischen 4 und 7**: Grenzbereich, Überlappung (Mischformen)

daily living") kompetent zu bewältigen (Tab. 8.1).

Eine Möglichkeit, ein hirnorganisches Psychosyndrom diagnostisch und dem Schweregrad nach einzuordnen, bietet der Ischämie-Index nach Hachinski et al. (1975) (Tab. 8.2).

Ein häufiges Problem der Begutachtung zerebraler Gefäßkrankheiten ist die Entwicklung einer **Demenz,** wobei sich oft eine vaskuläre Demenz nicht eindeutig von einer Demenz vom Alzheimer-Typ abgrenzen lässt. Der neurologische Gutachter muss dann gelegentlich zu Fragen, die die Pflegebedürftigkeit oder das Betreuungsgesetz betreffen, Stellung nehmen.

Definition der Demenz nach ICD-10 (F0)

„Das demenzielle Syndrom, als Folge einer Krankheit des Gehirns, verläuft chronisch und fortschreitend unter Beeinträchtigung vieler höherer kortikaler Funktionen, einschließlich Gedächtnis, Denken, Orientierung, Auffassung, Rechnen, Lernfähigkeit, Sprache und Urteilsvermögen … Die kognitiven Beeinträchtigungen sind meistens begleitet von Verschlechterung der emotionalen Kontrolle, des Sozialverhaltens oder der Motivation … Dieses Syndrom kommt bei Alzheimer-Krankheit, bei zerebrovaskulärer Krankheit und bei anderen Zustandsbildern vor, die primär oder sekundär das Gehirn betreffen."

Allgemeine diagnostische Leitlinien nach ICD-10 für die Annahme einer Demenz

● Nachweis einer Abnahme des Gedächtnisses und des Denkvermögens
● beträchtliche Beeinträchtigung der Aktivitäten des täglichen Lebens

Spezielle Diagnosekriterien für eine Demenz vom Alzheimer-Typ

Neben den allgemeinen Demenzkriterien:
● schleichender Beginn der Symptomatik mit langsamer Verschlechterung
● Ausschluss von Hinweisen auf andere Ursachen eines demenziellen Syndroms
● Fehlen eines apoplektischen Beginns oder neurologischer Herdzeichen wie Hemiparese, Sensibilitätsstörungen, Gesichtsfeldausfälle und Koordinationsstörungen in der Frühphase der Krankheit

Wertvoll für die Gesamtbewertung ist schließlich die Berücksichtigung vorliegender internistischer Befunde, insbesondere der Gefäßrisikofaktoren einschließlich Diabetes mellitus, Hypertonie, Hypercholesterinämie, der kardialen Situation, möglicher extra- und intrazerebraler Gefäßstenosen, sowie auch Lebensgewohnheiten wie Nikotinabusus und Alkoholkonsum.

Tab. 8.3 Klinische Leitsymptome der Demenzen

Syndrom der kortikalen Demenz	Störungen des deklarativen oder expliziten Gedächtnisses und anderer höherer Hirnleistungen wie Sprache, Handeln, Erkennen, Rechnen u. a. bei noch lange erhaltener Persönlichkeit und intaktem Antrieb
	Prototyp ist die Alzheimer-Demenz
Syndrom der subkortikalen Demenz	im Vordergrund stehen psychomotorische Verlangsamung und Antriebsstörung
	Prototyp ist die Parkinson-Erkrankung, auch andere extrapyramidale Erkrankungen, die vaskuläre Enzephalopathie, eine chronische Raumforderung und metabolische Störungen
Syndrom der frontalen Demenz	im Vordergrund stehen Störungen der Handlungsplanung und -kontrolle ohne Berücksichtigung der Konsequenzen, Kritikschwäche, verändertes emotionales Verhalten mit oft raschem Wechsel zwischen Euphorie und Reizbarkeit bis zur Aggressivität, soziales Fehlverhalten, Enthemmungsphänomene
	Prototyp ist die fronto-temporale Demenz bzw. die Pick-Krankheit

8.3 Begutachtung

8.3.1 Gesetzliche Rentenversicherung

Im Rentenverfahren steht das Ausmaß des neurologischen Defizits und einer eventuellen organisch-psychischen Störung im Vordergrund bei der Beurteilung des beruflichen Leistungsvermögens.

Bei einer ausgeprägten Halbseitenlähmung wird man im Allgemeinen von einem aufgehobenen Leistungsvermögen auf dem allgemeinen Arbeitsmarkt ausgehen können, obgleich bei einer entsprechenden Motivation und einem geeigneten Arbeitsplatz oft erstaunliche berufliche Wiedereingliederungen – vor allem bei Selbstständigen – zu beobachten sind. Erschwerend sind eine gleichzeitige ausgeprägte Aphasie und eine organische Wesensänderung.

Sind die Schlaganfallfolgen aber nur gering ausgeprägt oder weitgehend zurückgebildet, so ergeben sich qualitative Leistungseinschränkungen, jedoch keine zeitliche Leistungsmin-

Tab. 8.4 Schweregrad einer Demenz

Leichte Beeinträchtigung	in den täglichen Aktivitäten zwar beeinträchtigt, aber ein unabhängiges Leben noch möglich, nicht von anderen abhängig, das Lernen neuen Materials erschwert, kürzlich mitgeteilte Informationen werden nicht gespeichert, komplizierte tägliche Aufgaben können nicht mehr ausgeführt werden
Mittelgradige Beeinträchtigung	Gedächtnisstörung als ernsthafte Behinderung für ein unabhängiges Leben, gut gelerntes und vertrautes Material noch verfügbar, neue Informationen werden nur gelegentlich und kurz behalten, Verlust der Erinnerung an vertraute Namen oder was sie vor kurzem getan haben, im täglichen Leben nicht ohne Hilfe zurechtkommend, zunehmend Einschränkung von häuslichen Tätigkeiten
Schwere Behinderung	schwerer Gedächtnisverlust mit Unfähigkeit, neue Informationen zu behalten, nur Fragmente von früher Gelerntem übrig, nicht einmal enge Verwandte werden erkannt, Fehlen nachvollziehbarer Gedankengänge

derung. Leichte körperliche Arbeiten ohne besondere Anforderung an die psychische Belastbarkeit sind im Allgemeinen durchaus mehr als 6 Stunden täglich zumutbar. Wechselschicht- und Nachtarbeiten sowie Tätigkeiten mit gehobener Verantwortung sind auch bei einer leichten organischen Wesensänderung nicht mehr möglich. Bei Neigung zu Schwindel entfallen Tätigkeiten in größeren Höhen, auf Leitern, Gerüsten, allgemein solche mit erhöhter Selbst- oder Fremdgefährdung einschließlich Tätigkeiten als Kraftfahrer. Die Begutachtung muss jedoch stets das individuelle Leistungsvermögen berücksichtigen.

Nachdem sich besonders in der ersten Zeit nach einem Insultereignis nicht selten noch beträchtliche Rückbildungs- und Kompensationsmöglichkeiten ergeben – gerade auch im Rahmen einer erfolgreichen stationären medizinischen Rehabilitationsmaßnahme, sollte eine allfällige Leistungsminderung anfangs nur für einen begrenzten Zeitraum angenommen werden, mit der gleichzeitigen Empfehlung, zwischenzeitlich alle vorhandenen Rehabilitationsmöglichkeiten voll auszuschöpfen. Berufsfördernde Maßnahmen bzw. Maßnahmen zur Teilhabe sind vor allem bei Erkrankten im mittleren Lebensalter zu empfehlen.

Einen Sonderstatus nehmen *Subarachnoidalblutungen* ein, die häufig in jüngerem Lebensalter auftreten und sich im Allgemeinen nicht vor dem Hintergrund einer bereits bestehenden zerebrovaskulären Insuffizienz abspielen. Nach erfolgreicher Operation und ohne schwerwiegende verbleibende neurologische Ausfälle ist meist nicht von einer fortbestehenden Leistungsminderung auszugehen. Gravierende neurologische Defizite oder organisch-psychische Störungen können jedoch das Leistungsvermögen erheblich einschränken.

Nicht selten ergibt sich die Frage, zu welchem Zeitpunkt nach einem Schlaganfall die Begutachtung erfolgen soll und wie lange Rehabilitationsmöglichkeiten realistisch bestehen.

Tab. 8.5 Rehabilitationsmöglichkeiten und ungefährer Zeitpunkt einer abschließenden Begutachtung nach Schlaganfall (nach Widder 2000)

Altersgruppe unter 30 Jahre	2–3 Jahre
Altersgruppe 30–50 Jahre	1–2 Jahre
Altersgruppe 50–65 Jahre	6–12 Monate
Altersgruppe über 65 Jahre	3–6 Monate

Bei jüngeren Menschen sind noch im Laufe von Jahren Verbesserungsmöglichkeiten gegeben, bei älteren Betroffenen ist schon nach einigen Monaten ein Endzustand erreicht (Tab. 8.5).

8.3.2 Gesetzliche und private Unfallversicherung

Für die Beurteilung im Rahmen der Unfallversicherung haben Verletzungen der A. carotis oder der A. vertebralis Bedeutung. Es kommt nicht selten bei Kopftraumen auch zu einer Intimaläsion einer Arterie mit daraus resultierender Gefäßdissektion, Stenosierung, lokalen Thrombosen, Aneurysmen oder Blutungen, seltener auch einer Karotis-Kavernosus-Fistel. Gelegentlich ist auch bei einer vorbestehenden Stenose hirnversorgender Arterien im Rahmen eines traumatisch bedingten Schocksyndroms mit Blutdruckabfall an eine konsekutive zerebrale Ischämie zu denken. Entscheidend für die Annahme einer Kausalität ist ein enger zeitlicher Zusammenhang, wobei sich die Symptomatik innerhalb von Stunden bis Tagen nach dem Trauma entwickeln sollte. Die häufigste posttraumatische Gefäßschädigung, die *Dissektion* oder Thrombose der A. carotis interna auf dem Boden von Intimaeinrissen, kommt nicht nur nach Rotationstraumen, sondern auch nach lokalen Verletzungen im Halsbereich vor, wobei die Symptomatik nach einem Intervall von wenigen Stunden bis maximal 2 Wochen zu erwarten ist. Thrombosen im vertebro-basilären System finden sich manchmal nach extremer Rotation oder Retroflexion der Halswirbelsäule, gelegentlich auch nach chiropraktischen Eingriffen, wobei sich eine Symptomatik mit Schwindel, Nystagmus, Hör- und Schluckstörungen, Augenmuskelparesen u. a. entwickelt. Auch hier ist ein enges zeitliches Intervall Voraussetzung für die Annahme einer Kausalität.

Bei der Frage nach dem Zusammenhang von *Hirnblutung und Trauma* ist stets das Vorliegen unfallunabhängiger konkurrierender Risikofaktoren zu eruieren, kritisch zu bewerten und abzugrenzen. Die Lokalisation der Blutung spielt dabei eine große Rolle, aber auch das Vorliegen eines bekannten Bluthochdruckes mit zerebraler Mikroangiopathie und eines bestehenden Alkoholabusus.

Für die Einschätzung der unfallbedingten MdE kann orientierend davon ausgegangen werden, dass Teillähmungen und Lähmungen der Gliedmaßen im Vergleich mit den Erfahrungswerten entsprechender Funktionseinbußen der Extremitäten zu beurteilen sind.

8.3.3 Schwerbehindertenrecht und soziales Entschädigungsrecht

In der Begutachtung nach dem sozialen Entschädigungsrecht und dem Schwerbehindertenrecht sind in den maßgeblichen „Anhaltspunkten" relativ weite Grenzen gesteckt. Leichte Restlähmungen der Gliedmaßen werden mit einem GdB/MdE von 30 bewertet, bei ausgeprägteren Teillähmungen und vollständigen Lähmungen ist der GdB ebenfalls aus Vergleichen mit Gliedmaßenverlusten, peripheren Lähmungen und anderen Funktionseinbußen der Gliedmaßen abzuleiten. Neuropsychologische Ausfälle wie Aphasien leichten Grades werden mit einem GdB von 30–50 bewertet, solche mittelgradiger Ausprägung mit einem GdB von 60–80. Für eine schwere Aphasie wird ein GdB von 100 ange-

nommen. Organisch-psychische Störungen im Sinne der Hirnleistungsschwäche oder organischen Wesensänderung werden in den „Anhaltspunkten" bei leichterer Art mit einem GdB von 40–50, bei mittelgradiger Ausprägung mit einem GdB von 50–70 und bei schwerer Ausprägung mit einem GdB von 70–100 bewertet. Auch verbleibende Koordinations- und Gleichgewichtsstörungen zerebellarer Ursache werden je nach Gebrauchsfähigkeit der Gliedmaßen mit einem GdB von 40–100 eingeschätzt.

Im Versorgungsrecht geht es gelegentlich um die Frage, ob eine anerkannte Hirnläsion ursächlich für einen später auftretenden Schlaganfall verantwortlich gemacht werden kann. Bisher gibt es keine Hinweise dafür, dass hier ein erhöhtes Risiko und damit ein kausaler Zusammenhang bestehen.

8.4 Spinale Durchblutungsstörungen

Spinale Durchblutungsstörungen sind bekanntermaßen ungleich seltener als Hirndurchblutungsstörungen. Ein Verschluss im Bereich der A. spinalis anterior führt zu einem inkompletten Querschnittssyndrom, wobei sich unterhalb des Infarktes nach Überwindung des spinalen Schocks in der Regel eine Paraspastik, verbunden mit Blasen- Mastdarmstörungen sowie dissoziierten Sensibilitätsstörungen entwickelt. Das verbleibende neurologische Defizit wird nach den üblichen Kriterien eines inkompletten Querschnittssyndroms (s. Kap. 11) beurteilt. Ganz besondere Bedeutung haben auch hier Rehabilitationsmaßnahmen nach dem Grundsatz „Rehabilitation vor Rente".

8.5 Betreuungsgesetz (BtG)

Wenn sich Menschen aufgrund einer körperlichen oder seelischen Erkrankung nicht mehr ausreichend um ihre eigenen Angelegenheiten kümmern können, sind vom Gesetzgeber Hilfen unter anderem durch das Betreuungsgesetz vorgesehen, das in §§ 1896 ff. des Bürgerlichen Gesetzbuches (BGB) eingearbeitet ist. Es hat seit 01.01.1992 in Deutschland das bisherige Recht der Vormundschaft und der Gebrechlichkeitspflegschaft abgelöst. Die Betreuung ist als Hilfe für den Betroffenen gedacht. Sie hat das Selbstbestimmungsrecht nach Möglichkeit zu respektieren, soweit dies im Rahmen der Krankheit angebracht und sinnvoll ist. Der Betreuer hat den Wünschen des Betreuten Rechnung zu tragen, es sei denn, dessen Wohl steht dem entgegen. Bei weitreichenden Entscheidungen muss der Betreuer vorher die Genehmigung des Vormundschaftsgerichts einholen, ebenso hat er dem Gericht jährlich Rechenschaft über seine Aktivitäten, insbesondere auch der finanziellen Angelegenheiten, abzulegen. Der Betreuer soll tatsächliche und rechtliche Fürsorge mit persönlichem Kontakt und Gespräch gewährleisten. Pflegeleistungen werden hiervon jedoch nicht erfasst. Das ist Aufgabe der Pflegeversicherung. Hat ein Betreuungsbedürftiger noch in gesunden Tagen durch eine Altersvorsorgevollmacht bestimmt, dass bei Eintritt des Betreuungsfalles eine geeignete Person seiner Wahl zur Verfügung steht, bedarf es keiner amtlich bestellten Betreuung.

Im Verlauf einer zerebralen Gefäßerkrankung kann es, vor allem beim Auftreten einer schwerwiegenden kognitiven Leistungseinbuße, zur Erfordernis der Errichtung einer Betreuung kommen. Der richtige Zeitpunkt wird vom Verständnis der Angehörigen ebenso abhängen wie von der Progredienz und der Ausprägung des Krankheitsbildes. Die Schutzfunktion der Betreuung wird allerdings oft weder den Betroffenen noch den Angehörigen klar. Hier ist meist entsprechende Aufklärung von Seiten des behandelnden Arztes notwendig.

Nach § 1896 BGB (Voraussetzungen der Betreuung) gilt: „Kann ein Volljähriger aufgrund einer psychischen Krankheit oder einer körperlichen, geistigen oder seelischen Behinderung seine Angelegenheiten ganz oder teilweise nicht besorgen, so bestellt das Vormundschaftsgericht auf seinen Antrag oder von Amts wegen für ihn einen Betreuer."

Eine Betreuung ist insbesondere bei psychischen Krankheiten wie hirnorganischen Psychosyndromen, Psychosen u. a. sowie bei geistigen und seelischen Behinderungen angebracht, wobei bei entsprechender Schwere des Krankheitsbildes die Betreuung auch gegen den Willen des Betroffenen errichtet werden kann. Bei körperlichen Erkrankungen ist stets seine Einwilligung erforderlich.

Eine Betreuung darf im Allgemeinen – außer bei vorläufigen Eilfällen – erst nach Einholung eines Sachverständigengutachtens durch einen Psychiater oder in der Psychiatrie ausreichend erfahrenen Arzt errichtet werden.

Die Aufgabenkreise einer Betreuung können die Einteilung, Verwendung und Verwaltung der Einkünfte umfassen, die Aufenthaltsbestimmung, Entscheidungen über Untersuchungen oder Operationen, Fürsorge für eine Heilbehandlung, Organisation ambulanter Hilfen zur häuslichen Versorgung, Regelung von Mietangelegenheiten, Geltendmachen von Rechten, Entgegennahme und Öffnen der Post, Vertretung gegenüber Behörden und schließlich auch Entscheidung über freiheitsentziehende Maßnahmen und deren Kontrolle. Das Vormundschaftsgericht ist jedoch bei allen gravierenden Maßnahmen zu befragen.

Ein Betreuer darf grundsätzlich nur für Aufgabenkreise bestellt werden, in denen die Betreuung tatsächlich erforderlich ist. Meist werden allerdings die Aufgabenkreise bei Fortschreiten der Erkrankung zu erweitern sein.

Eine Überprüfung der Notwendigkeit einer Betreuung muss vom Gesetzgeber her mindestens alle fünf Jahre erfolgen.

Einschränkungen der **Geschäfts- und Testierfähigkeit** sind vom Ausmaß und Schweregrad einer vorhandenen kognitiven Störung abhängig und bedürfen einer besonderen Begutachtung.

8.6 Pflegebedürftigkeit nach SGB XI

Pflegebedürftig sind „Personen, die wegen einer körperlichen, geistigen oder seelischen Krankheit oder Behinderung für die gewöhnlichen und regelmäßig wiederkehrenden Verrichtungen im Ablauf des täglichen Lebens auf Dauer voraussichtlich auf mindestens 6 Monate in erheblichem oder höherem Maße der Hilfe bedürfen" (§ 14,1).

„Störungen des ZNS wie Antriebs-, Gedächtnis- oder Orientierungsstörungen sowie endogene Psychosen, Neurosen oder geistige Behinderungen" (§ 14,2) werden explizit genannt.

Die zu leistende Hilfe besteht „in der Unterstützung, in der teilweisen oder vollständigen Übernahme der Verrichtungen im Ablauf des täglichen Lebens oder in der Beaufsichtigung oder Anleitung mit dem Ziel der eigenständigen Übernahme dieser Verrichtungen" (§ 14,3).

Als gewöhnliche und wiederkehrende Verrichtungen werden nach § 14,4 solche angesehen:

- im Bereich der Körperpflege, z. B. Waschen, Baden, Zahnpflege
- im Bereich der Ernährung, z. B. mundgerechte Zubereitung oder Aufnahme der Nahrung
- im Bereich der Mobilität, z. B. selbständiges Aufstehen und Zubettgehen, An- und Auskleiden, Gehen und Stehen
- im Bereich der hauswirtschaftlichen Versorgung, z. B. Einkaufen, Kochen, Reinigung

Literatur

Ahrens S, Hasenbring M, Schultz-Venrath U, Strenge H (Hrsg). Psychosomatik in der Neurologie. Stuttgart, New York: Schattauer 1995.

Hachinski VC, Iliff LD, Zilhka E, Du Boulay GH, McAllister VL, Marshall J, Russell RW, Symon L. Cerebral blood flow in dementia. Arch Neurol 1975; 32: 632.

Hausotter W. Morbus Alzheimer – Differentialdiagnose und moderne Therapie. Wiener Med Wschr 1999; 149: 583–6.

Suchenwirth RMA, Ritter G (Hrsg). Begutachtung der hirnorganischen Wesensänderung. Stuttgart: Fischer 1994.

Widder B. Vaskulär bedingte Hirnprozesse. In: Rauschelbach HH, Jochheim KA, Widder B (Hrsg). Das neurologische Gutachten. 4. Aufl. Stuttgart, New York: Thieme 2000.

9　Multiple Sklerose

Die Multiple Sklerose (MS) zählt zu den häufigsten organischen Nervenkrankheiten mit etwa 50.000–100.000 MS-Kranken und 5 jährlichen Neuerkrankungen pro 100.000 Einwohner in Deutschland. Der Begriff *Encephalomyelitis disseminata* wird üblicherweise weitgehend synonym verwendet. Es handelt sich um eine vorwiegend in Schüben mit Remissionen verlaufende entzündliche Erkrankung der weißen Substanz des zentralen Nervensystems. Neben der typischen schubförmigen Verlaufsform, die später häufig in eine chronisch progrediente Form übergeht, gibt es auch bei etwa 10–15 % der Patienten einen primär chronisch progredienten Verlauf. Das durchschnittliche Erkrankungsalter der MS liegt bei 30 Jahren. Morphologisch bestehen örtlich und zeitlich an verschiedenen Stellen des ZNS auftretende entzündliche Entmarkungsherde, die später mit Glianarben abheilen, woraus sich der Name Multiple Sklerose ableitet.

9.1　Klinisches Bild und Diagnosestellung

Das klinische Bild besteht aus der bekannten Vielfalt neurologischer Ausfälle und Störungen und zeigt einen sehr wechselhaften Verlauf. Als typische Symptome gelten eine Sehnervenentzündung mit weiteren Augensymptomen, Intentionstremor, Ataxie, Nystagmus, dysarthrische Sprache, unterschied-

Tab. 9.1 Klassifikation der Multiplen Sklerose (MS) (aus Berlit 1990)

A.	**Sichere Multiple Sklerose**
	● 2 Schübe oder Progredienz über 1 Jahr
	plus
	● mindestens 2 disseminierte Symptome (unter Berücksichtigung neurophysiologischer Befunde)
	plus
	● typischer Liquorbefund (intrathekale IgG-Produktion, leichte Pleozytose lymphomonozytär)
	plus
	● Multilokuläre Entmarkungsherde der weißen Substanz in der MRT
B.	**Wahrscheinliche Multiple Sklerose**
	mindestens 2 der unter A genannten Kriterien sind erfüllt
C.	**Mögliche Multiple Sklerose**
	Symptomatik, welche für eine MS sprechen könnte; bislang jedoch keine Angabe zum Verlauf und keine Befunde, die die Diagnose stützen (Beispiel: isolierte Retrobulbärneuritis)

Tab. 9.2 MS-Diagnosekriterien nach McDonald et al. (2001)

Klinische Befunde	Weitere für die Diagnose MS nötige Befunde
• Zwei oder mehr Schübe • Objektiver klinischer Nachweis von zwei oder mehr Läsionen	keine
• Zwei oder mehr Schübe • Objektiver klinischer Nachweis von einer Läsion	• räumliche Dissemination, belegt durch MRT oder • zwei oder mehr Läsionen im MRT, die mit MS vereinbar sind, und positiver Liquor oder • im weiteren Verlauf klinischer Schub, der einen anderen Läsionsort betrifft
• Ein Schub • Objektiver klinischer Nachweis von zwei oder mehr Läsionen	• zeitliche Dissemination, belegt durch MRT oder • zweiter klinischer Schub
• Ein Schub • Objektiver Nachweis von einer Läsion (monosymptomatisches Bild, klinisch isoliertes Syndrom)	• räumliche Dissemination, belegt durch MRT oder • zwei oder mehr Läsionen im MRT, die mit MS vereinbar sind, und positiver Liquor und • zeitliche Dissemination, belegt durch MRT oder • zweiter klinischer Schub
• Schleichend progrediente neurologische Ausfälle, die die Diagnose MS vermuten lassen	• positiver Liquor und • räumliche Dissemination, belegt durch • 9 oder mehr T2-Läsionen im Gehirn oder • 2 oder mehr Läsionen im Rückenmark oder • 4–8 Läsionen im Gehirn und 1 spinale Läsion oder • pathologische VEP kombiniert mit 4–8 Läsionen im Gehirn oder mit weniger als 4 Läsionen im Gehirn und einer spinalen Läsion, belegt durch MRT und • zeitliche Dissemination, belegt durch MRT oder • anhaltende Progression über ein Jahr

lich ausgeprägte spastische Lähmungen mit Reflexsteigerung, Sensibilitätsstörungen, z. T. auch nur in Form von Missempfindungen, Schmerzen, Blasenstörungen sowie eine organische Wesensänderung mit rascher Erschöpfbarkeit.

Als häufige Komplikationen gelten das Auftreten einer Trigeminusneuralgie und von Krampfanfällen sowie chronischer Harnwegsinfekte.

Die Diagnose stützt sich auf die Anamnese und den klinischen Befund. Nach Poser et al.

(1984) unterscheidet man in Abhängigkeit von Schüben, klinischen Läsionen und der Liquordiagnostik eine klinisch sichere MS, eine laborunterstützt sichere MS, eine klinisch wahrscheinliche MS und eine laborunterstützt wahrscheinliche MS (Tab. 9.1).

Heute werden weltweit die MS-Diagnosekriterien nach McDonald (2001) angewandt (Tab. 9.2).

Die Sicherung der Diagnose erfolgt durch den Nachweis entzündlicher Veränderungen im Liquor im akuten Stadium mit einer lokalen Produktion von Immunglobulinen im zentralen Nervensystem, der Kernspintomographie sowie durch die Bestimmung der evozierten Potenziale.

9.2   Begutachtung

Bei der Begutachtung der MS ist es günstig, zur besseren Vergleichbarkeit mit späteren Untersuchungen eine Klassifikation z. B. nach der allgemeinen anerkannten EDSS (Expanded Disability Status Scale) nach Kurtzke (1983) vorzunehmen (Tab. 9.3).

9.2.1   Begutachtung im Rentenverfahren

Für die Begutachtung im Rentenverfahren zur Minderung der Erwerbsfähigkeit kann es keine festen Regeln geben. Die Einschätzung des Leistungsvermögens richtet sich nach dem jeweiligen Stadium der Erkrankung und nach den tatsächlich nachweisbaren Funktionsausfällen. Häufig limitiert auch eine durchaus glaubhafte allgemeine Leistungsminderung mit Neigung zu Erschöpfung und z. T. neurasthenisch an-mutenden Beschwerden, die sog. „MS-Fatigue", die Einsatzfähigkeit im Erwerbsleben.

Es ist zunächst zu berücksichtigen, dass der Krankheitsverlauf unberechenbar ist. Im akuten Schub besteht im Allgemeinen Arbeitsunfähigkeit nach den Kriterien der gesetzlichen Krankenversicherung. Nach Abklingen des akuten Stadiums sind bestehende Funktionsstörungen überwiegend i. S. von funktionellen Einschränkungen des Leistungsvermögens zu berücksichtigen, etwa verbleibende Sehstörungen, spastische Paresen oder auch – besonders störend – eine Ataxie. Insgesamt sollte mit der

Tab. 9.3 Funktionsausfälle nach der EDSS-Skala bei Multipler Sklerose (MS) (nach Kurtzke 1983)

0	Normalbefund
1	Funktionell bedeutungslose neurologische Normabweichungen
2	Geringfügige Störungen, z. B. leichte Spastik oder Parese
3	Mittelschwere Störungen, z. B. Monoparesen, leichte Hemiparesen, mäßige Ataxie, mäßige Blasenstörungen, Augenstörungen, Kombination mehrerer leichter Störungen
4	Störungen, die die Arbeitsfähigkeit und normale Lebensweise behindern, aber nicht unmöglich machen
5	Völlige Arbeitsunfähigkeit, maximale Gehstrecke ohne Hilfe etwa 500 m
6	Kurze Gehstrecke nur mit Stöcken, Krücken oder Stützapparaten
7	Rollstuhlpatient, der den Stuhl ohne fremde Hilfe aufsuchen und fortbewegen kann
8	Bettlägerigkeit, Funktion der Arme aber erhalten
9	Bettlägerigkeit, völlige Hilflosigkeit
10	Tod durch MS

Annahme einer schwerwiegenden zeitlichen Leistungsminderung oder gar eines aufgehobenen Leistungsvermögens gerade bei jüngeren Erkrankten Zurückhaltung geboten sein. Vorrangig ist die Berücksichtigung qualitativer Leistungseinschränkungen. Leichte spastische Paresen sind je nach Lokalisation für bestimmte Tätigkeiten hinderlich. Arbeiten auf Leitern und Gerüsten, an offenen Maschinen, insgesamt Tätigkeiten mit Absturzgefahr sind bei stärkeren Ataxien nicht zumutbar.

Bei schwerer Ausprägung des Krankheitsbildes ist das Leistungsvermögen aufgehoben. Auch eine deutliche Wesensänderung ist im Allgemeinen mit einer beruflichen Tätigkeit nicht mehr zu vereinbaren. Andererseits lässt sich immer wieder beobachten, dass auch MS-Kranke mit einer schweren spastischen Paraparese, die auf den Rollstuhl angewiesen sind, bei entsprechender Motivation durchaus noch körperlich leichte Tätigkeiten, etwa im Büro oder auch im Bereich der industriellen Fertigung bewältigen können. Dies ist allerdings nur möglich, solange keine Ataxie im Bereich der oberen Extremitäten, keine schwerwiegende Sehminderung und auch keine ausgeprägte Wesensänderung vorliegen.

Vor allem bei jüngeren Patienten sollten die Möglichkeiten der **Rehabilitation** voll ausgeschöpft werden. Berufsfördernde Maßnahmen zur Teilhabe am Arbeitsleben machen nicht selten – in Abhängigkeit von der bestehenden Funktionseinschränkung – auch bei schwereren Formen der MS noch eine Fortsetzung der beruflichen Tätigkeit möglich.

9.2.2 Begutachtung für die Unfallversicherung

Für die Begutachtung im Rahmen der Unfallversicherung ergeben sich gelegentlich Probleme. Nach Frick (1987) spielen Traumen, aber auch Operationen und Anästhesien für die Manifestation der MS keine Rolle, auch der Krankheitsverlauf werde dadurch nicht er-

kennbar beeinflusst. In älteren retrospektiven Untersuchungen wurde mehrfach eine ätiologisch wirksame Rolle eines Traumas auf die Entstehung der MS und die Auslösung von Schüben diskutiert. Neuere kontrollierte und prospektive Studien wiesen jedoch nach, dass traumatische Ereignisse in der Anamnese von MS-Patienten nicht häufiger eruiert werden können als bei vergleichbaren gesunden Personen. Gleichwohl wurden immer wieder Einzelfälle beschrieben, in denen sich ein relevantes Trauma in so engem zeitlichem Zusammenhang mit dem Beginn eines Schubes fand, dass eine kausale Beziehung diskutiert wurde (Kesselring 1989). Es gilt aber grundsätzlich, dass kein statistischer Beleg dafür existiert, dass die MS durch Traumen ausgelöst werden könnte. Nach Heckl (1994) hätten bei den ungezählten Patienten mit Hirn- und Rückenmarkstraumen, die in Rehabilitationskliniken untersucht und teils jahrzehntelang katamnestisch verfolgt wurden, derartige Zusammenhänge längst auffallen müssen. Somit lässt sich die MS nicht auf ein wie auch immer geartetes Trauma zurückführen. Einzelfallbeobachtungen werden aber gelegentlich beschrieben, sodass man in seltenen Einzelfällen einen Zusammenhang dann erwägen sollte, wenn ein Schub in augenfälliger zeitlicher Verbindung mit außergewöhnlich massiven Belastungsfaktoren auftritt und/oder der neue MS-Herd in dem Bereich des ZNS lokalisiert ist, der von dem Trauma betroffen war. Als außergewöhnliche Unfallereignisse gelten grobe Gewalteinwirkungen auf Kopf und Wirbelsäule sowie große Blutverluste. Gewöhnliche Traumen wie z. B. eine Commotio cerebri oder auch Wirbelfrakturen genügen dafür nicht. Eine Unfallkausalität wird auch bei schweren septischen Erkrankungen durch Wundinfektionen als annehmbar erachtet. Hinsichtlich der zeitlichen Verknüpfung wird ein Schub, der wenige Wochen nach dem Unfall auftritt, noch als kausal gewertet. Danach auftretende, auch weitere Schübe sind als unfallunabhängig zu werten (Mauch 2000). Nach Poser (2000) bleibt es nach wie vor umstritten, ob ein Zusammenhang zwischen Trauma und MS besteht. In einem BSG-Urteil vom 26.06.1958 wurde entschieden, dass eine MS durch einen Unfall nicht verursacht, jedoch der Verlauf während eines gewissen Zeitabschnittes in wesentlichem Umfang i. S. einer vorübergehenden Verschlimmerung beeinflusst werden kann. Für die Frage der Wehrdienstbeschädigung bei Soldaten der Bundeswehr und der Folge einer Zivildienstbeschädigung gilt die sog. „Kann-Versorgung" (s. u.).

9.2.3 Schwerbehindertenrecht und soziales Entschädigungsrecht

Die Beurteilung nach dem Schwerbehindertenrecht und dem sozialen Entschädigungsrecht erfolgt nach den „Anhaltspunkten für die ärztliche Gutachtertätigkeit im sozialen Entschädigungsrecht und nach dem Schwerbehindertenrecht (Teil 2 SGB IX) 2004". Die Einschätzung des GdB bzw. der MdE erfolgt nach den jeweils tatsächlich vorhandenen Funktionsausfällen, die für zerebral bedingte Teillähmungen oder Lähmungen bzw. für Koordinations- und Gleichgewichtsstörungen je nach Ausprägung in einem weiten Rahmen zwischen 30 und 100 angesetzt sind. Differenzierter und brauchbarer für die gutachtliche Beurteilung sind die Kriterien nach Firnhaber (1984) aus dem Göttinger Arbeitskreis, wie sie in Tabelle 9.4 angegeben sind.

Die frühere Annahme einer Heilungsbewährung im Rahmen des Schwerbehindertenrechts mit einem GdB von 50 im akuten Stadium und für die folgenden 2 Jahre wurde 2004 aufgegeben. Jetzt sind nur noch von Anfang an die tatsächlich nachweisbaren Behinderungen mit einem GdB zu bewerten.

Ein nicht seltenes Problem der Begutachtung der MS ergibt sich im sozialen Entschädigungsrecht, wobei im Versorgungswesen zu prüfen ist, ob eine sog. **Kann-Versorgung** vorzuschlagen ist. Diese wurde im sozialen Entschädigungsrecht ursprünglich für die Kriegsbeschädigten im Hinblick auf Krankheiten geschaffen, deren Ursachen in der medizinischen Wissenschaft so ungewiss sind, dass eine

Tab. 9.4 Richtlinien zur Festlegung von MdE bzw. GdB bei der Multiplen Sklerose (nach Firnhaber 1984)

Neurologische Störungen		MdE/GdB
1.	Geringfügige neurologische Abweichungen ohne sichtbare Leistungsminderungen	unter 20 %
2.	Leichte neurologische Störungen, wie leichte Spastik, leichte Schwäche, leichte Gangstörungen oder Sensibilitätsstörungen	20–30 %
3.	Mittelschwere neurologische Störungen, wie Monoparesen, leichte Hemiparesen, mäßige Ataxien, stärkere Sensibilitätsstörungen, Blasenstörungen; Kombination mehrerer leichterer Störungen	30–50 %
4.	Relativ schwere neurologische Störungen wie deutliche Paresen, deutliche Gangstörungen, deutliche Ataxien, aber noch keine Stockhilfen; Kombination von mehreren mittleren Störungen	50–80 %
5.	Schwere neurologische Störungen, wie schwere Gangstörungen, die Gehhilfen erfordern, schwere zerebellare Ataxien, Blasen- und Mastdarmstörungen; Kombination von relativ schweren Störungen	80–100 %
6.	Schwerste neurologische Störungen wie Gehunfähigkeit aufgrund von spastischen Paresen oder aufgrund von hochgradigen Ataxien	100 %

Beurteilung mit der erforderlichen Wahrscheinlichkeit nicht abgegeben werden kann. Nach den „Anhaltspunkten" ist im sozialen Entschädigungsrecht ein Zusammenhang der MS mit einer Schädigung dann als wahrscheinlich anzusehen, wenn ein Schub des Leidens in augenfälliger zeitlicher Verbindung mit außergewöhnlich massiven Belastungsfaktoren auftritt. Nach dieser Kann-Versorgung ist davon auszugehen, dass es ungewiss sei, ob körperliche Belastungen oder Witterungseinflüsse je nach Art, Dauer und Schwere geeignet sind, die Resistenz herabzusetzen, oder ob Krankheiten, bei denen eine toxische Schädigung oder eine erhebliche Herabsetzung der Resistenz infrage kommt, als exogene Faktoren für die Entstehung und im weiteren Verlauf der MS von ursächlicher Bedeutung sind. Haben solche Umstände als Schädigungstatbestände aber vorgelegen, sind die Voraussetzungen für eine Kann-Versorgung dann als gegeben anzusehen, wenn die Erstsymptome der MS während der Einwirkung der genannten Faktoren oder bis zu 8 Monate danach oder in der Reparationsphase bis zu 2 Jahre im Anschluss an eine unter extremen Lebensbedingungen verlaufende Kriegsgefangenschaft aufgetreten sind. Außerdem seien die Voraussetzungen für eine Kann-Versorgung auch dann als erfüllt anzusehen, wenn die MS in enger zeitlicher Verbindung mit lang dauernden konsumierenden Krankheiten, die selbst Schädigungsfolge sind, aufgetreten ist. Eine enge zeitliche Verbindung ist ebenfalls zu fordern, wenn eine ausgeprägte Impfreaktion ursächlich in Betracht kommt. Die MS ist in die Liste der Krankheiten aufgenommen worden, bei denen eine Kann-Versorgung infrage kommt. Trotzdem bleibt dem neurologischen Gutachter noch ein relativ weiter Ermessensspielraum, weil es oft schwierig ist, den Zeitpunkt des Beginns der Krankheit festzustellen. Es muss nicht selten aus der Anamnese und den verfügbaren Aktenunterlagen sehr mühsam die Vorgeschichte rekonstruiert werden, um den Beginn der Erkrankung und damit einen eventuellen Zusammenhang mit äußeren Faktoren, z. B. Eigentümlichkeiten des Wehrdienstes, zu begründen. Gerade bei der Begutachtung oft viele Jahre nach einem angeschuldigten Ereignis stößt man auf erhebliche Schwierigkeiten, wenn Art und Ausmaß der geltend gemachten Schädigung nur unzureichend dokumentiert sind.

Der Gutachter sieht sich dann auch in dem Dilemma, geltend gemachte Wehrdiensteinflüsse bis hin zu psychischem Stress beurteilen zu müssen, wenn gleichzeitig nach Frick (1987) unter anderem im allgemeinen Konsens gilt, dass sich die MS als eine Erkrankung erweist, die aufgrund einer inneren Gesetzmäßigkeit abläuft und durch äußere Faktoren in ihrer Manifestation und ihrem Verlauf nicht verschlimmert wird. Umwelteinflüsse verschiedenster Art, auch Vorerkrankungen haben sich nach diesen Untersuchungen für die Genese der Krankheit als nicht relevant erwiesen. So seien unter anderem Infektionen wie Erkältungskrankheiten oder Nasennebenhöhlenentzündungen, Operationen, Anästhesien, Traumen, aber auch Impfungen, Verletzungen, Märsche, akute Infekte, Nässe und Kälte, Unterernährung und Strapazen ohne wesentlichen Einfluss auf Manifestation und Verlauf der MS geblieben. Auch für psychische Einflüsse, insbesondere emotional belastende Operationen, bestehe keine statistische Korrelation mit Manifestation und Verlauf der MS.

Bei **Impfungen** wird davon ausgegangen, dass allenfalls Lebendimpfstoffe einen gewissen Einfluss auf die MS haben könnten, obgleich auch dazu keine einheitliche wissenschaftliche Meinung besteht (Mauch 2000).

Literatur

Berlit P. Memorix spezial – Neurologie. Weinheim: Chapman and Hall; edition medizin VCH 1990.
Firnhaber W. Multiple Sklerose. In: Rauschelbach HH, Jochheim KA. Das neurologische Gutachten. Stuttgart: Thieme 1984.

Frick E. Multiple Sklerose. Weinheim: Chapman and Hall; edition medizin VCH 1987.

Heckl RW. Multiple Sklerose. Stuttgart, New York: Thieme 1994.

Kesselring J. Multiple Sklerose. Stuttgart: Kohlhammer 1989.

Kurtzke JF. Rating neurologic impairment in multiple sclerosis. Neurology Minneap 1983; 33: 1442–52.

Mauch E. Multiple Sklerose. In: Rauschelbach HH, Jochheim KA, Widder B. Das neurologische Gutachten, 4. Aufl. Stuttgart, New York: Thieme 2000.

McDonald WI, Compston A, Edan G, Goodkin D, Hartung HP, Lublin FD, McFarland HF, Paty DW, Polman CH, Reingold SC, Sandberg-Wollheim M, Sibley W, Thompson A, van den Noort S, Weinshenker BY, Wolinsky JS. Recommended diagnostic criteria for multiple sclerosis: Guidelines from the International Panel on the Diagnosis of Multiple Sclerosis. Ann Neurol 2001; 50: 121–7.

Poser S. Multiple Sklerose. In: Suchenwirth RMA, Kunze K, Krasney OE. Neurologische Begutachtung – Ein praktisches Handbuch für Ärzte und Juristen 3. Aufl. München, Jena: Urban & Fischer 2000.

Poser C, Paty D, Scheinberg I et al. New diagnostic criteria for multiple sclerosis guidelines for research protocols. In: Poser C. The Diagnosis of Multiple Sclerosis. Stuttgart, New York: Thieme 1984.

Schmidt RM, Hofmann F. Multiple Sklerose. 3. Aufl. München, Jena: Urban & Fischer 2002.

Weilbach FX, Hartung HP. Physikalisches Trauma und Multiple Sklerose. Nervenarzt 1997; 68: 940–4.

10 Parkinson-Krankheit

Die Parkinson-Krankheit stellt mit mehr als 250.000 Erkrankten in Deutschland die häufigste extrapyramidale Erkrankung dar und hat ihre Bedeutung in der Begutachtung im Rentenverfahren und nach dem Schwerbehindertenrecht.

10.1 Diagnose und Verlauf

Es handelt sich weit überwiegend um eine anlagebedingte, genetisch determinierte, idiopathische Erkrankung mit progredientem Verlauf, die zu gleichartigen Ausfallmustern infolge degenerativer Zellveränderungen im Basalganglienbereich, insbesondere im Bereich der Substantia nigra, führt. Kernsymptome sind die Akinese, der Rigor und der Tremor, besonders der Ruhetremor, später auch der Haltetremor sowie die posturale Instabilität, schließlich auch nicht motorische Erscheinungen wie vegetative Zeichen und psychische Störungen. Charakteristisch sind im Einzelnen der kleinschrittige Gang, die mimische Starre, die vegetativen Symptome wie Hyperhydrosis und Salbengesicht, nicht selten sind psychische Veränderungen mit Verlangsamung, früher auch Bradyphrenie genannt. Letztere sind häufig schwer von reaktiven depressiven Verstimmungen im Rahmen der Behinderung durch das Grundleiden abzugrenzen. Die Subtypen der Parkinson-Erkrankung sind in Tabelle 10.1 dargestellt.

10.2 Begutachtung

10.2.1 Gesetzliche Rentenversicherung

Im Rentenverfahren gilt, dass sich bei heute möglicher adäquater Behandlung vor allem in den ersten Jahren der Erkrankung häufig eine ausgesprochen günstige Beeinflussung des Parkinson-Syndroms erzielen lässt, sodass gerade im mittleren Lebensalter über Jahre hinweg die Arbeitsfähigkeit erhalten werden kann. Es ergeben sich aber meist frühzeitige qualitative Leistungseinschränkungen, vor

Tab. 10.1 Subtypen des Parkinson-Syndroms

Verlaufstyp	Verlauf	Therapie
Akinetisch-rigider Typ	früher Erkrankungsbeginn, meist beidseits	gutes Ansprechen auf L-Dopa, aber auch frühe Wirkungsfluktuation und Dyskinesien
Tremordominanztyp	Akinese und Rigor initial gering, wenig progredient; bessere Prognose als akinetisch-rigider Typ; oft einseitiger Beginn	L-Dopa wenig wirksam
Äquivalenztyp	Akinese, Rigor und Tremor ähnlich stark ausgeprägt	L-Dopa unterschiedlich wirksam

Tab. 10.2 Krankheitsstadien des Parkinson-Syndroms (nach Hoehn u. Yahr 1967)

Stadium I	einseitige Symptomatik, ohne oder allenfalls geringe Beeinträchtigung
Stadium II	beidseitige Symptomatik, keine Gleichgewichtsstörungen
Stadium III	geringe bis mäßige Behinderung; gestörte Stellreflexe mit Unsicherheit beim Umdrehen und bei Außenreizen, Arbeitsfähigkeit (in Abhängigkeit vom Beruf) noch zum Teil erhalten
Stadium IV	Vollbild mit starker Behinderung; Patient kann aber noch gehen und stehen
Stadium V	Patient ist an Rollstuhl oder Bett gebunden und auf Hilfe Dritter angewiesen

allem hinsichtlich Tätigkeiten mit besonderer Anforderung an Feinmotorik und Koordination, wobei dies jedoch stark von der Ausprägung und vom Schweregrad der Parkinson-Symptomatik abhängt. Bei weiter fortgeschrittenem Krankheitsbild ist meist von einer Aufhebung des Leistungsvermögens auf dem allgemeinen Arbeitsmarkt auszugehen. Dabei ist aber stets das individuelle Krankheitsbild zu berücksichtigen.

Besonders zu erfassen ist die Bradykinese der Hände, gerade hinsichtlich der Schreibfähigkeit, dann der Muskelrigor, die Körperhaltung, das Gangbild, der Tremor, die Sprache, aber auch eine evtl. bestehende organische Hirnleistungsstörung. Art und Schwere sonstiger bestehender Begleiterkrankungen sind bei der Begutachtung ebenfalls zu berücksichtigen. Die zuletzt ausgeübte berufliche Tätigkeit muss individuell mit der Ausprägung des Krankheitsbildes in Relation gesetzt werden, wobei auch die Ansprechbarkeit auf die Parkinson-spezifische Medikation ebenso wie die Fluktuation der Symptomatik in Abhängigkeit von der Medikamenteneinnahme von Bedeutung ist.

Zum besseren Vergleich der Befunde in den Gutachten untereinander und auch zur Verlaufsbeobachtung bewährt es sich, die Krankheitsstadien des Parkinson-Syndroms nach Hoehn und Yahr (1967) (Tab. 10.2) und die Schweregrade des Parkinson-Syndroms nach der Webster-Skala (Webster 1968) (Tab. 10.3) einzuordnen. Prognostisch gilt, dass etwa 80 % der Parkinsonkranken nach einem Krank-

heitsverlauf von 5–9 Jahren arbeitsunfähig werden. Grundsätzlich sollte jedoch versucht werden, den Patienten möglichst lange adäquat am sozialen Leben teilnehmen zu lassen, wozu auch die Teilnahme am Berufsleben gehört. Die modernen Behandlungsmöglichkeiten haben zu einer entscheidenden Verbesserung der Leistungsfähigkeit und der Lebensqualität gegenüber früheren Jahrzehnten geführt. Nach dem neuen Rentenrecht in Deutschland seit dem 01.01.2001 (§ 43 SGB VI neuer Fassung) wird nicht mehr zwischen Berufs- und Erwerbsunfähigkeit unterschieden, sondern zwischen voller und teilweiser Erwerbsminderung, die im Regelfall zeitlich befristet wird. Die Gewährung auf Dauer bedarf der stichhaltigen medizinischen Begründung. Dabei wird eine abstrakte Betrachtungsweise angewandt, die konkrete Arbeitsmarktsituation ist nicht mehr zu berücksichtigen. Für die vor dem 02.01.1961 Geborenen gilt jedoch noch das alte Recht.

Als günstig kann angesehen werden, wenn der Parkinsonkranke Einfluss auf die zeitliche Gestaltung seines Tagesablaufes hat, da dann die störenden On-Off-Phasen am ehesten berücksichtigt werden können. Für die meisten Arbeitnehmer trifft dies wohl nicht zu, am ehesten für solche in leitender Position oder Selbstständige. Bei weiter fortgeschrittenem Parkinson-Syndrom ist von einem aufgehobenen Leistungsvermögen auf dem allgemeinen Arbeitsmarkt auszugehen.

Ein Patient, der viel sprechen oder telefonieren muss, wird bereits durch eine leichte

Tab. 10.3 Schweregrad des Parkinson-Syndroms (nach Webster 1968)

I.	Bradykinesie der Hände 0 = normal 1 = angedeutete Verlangsamung 2 = mäßig, Mikrographie 3 = schwer, deutliche Funktionsbeeinträchtigung	VI.	Tremor 0 = keiner 1 = Amplitude < 2,5 cm 2 = Amplitude < 20 cm 3 = Amplitude > 20 cm, Schreiben und Essen sind unmöglich
II.	Rigor 0 = keiner 1 = angedeutet 2 = mäßig 3 = schwer (besteht auch unter Medikamenten)	VII.	Gesicht 0 = normal 1 = ausgedehnte Hypomimie 2 = mäßige Hypomimie, Mund zeitweise offen 3 = eingefrorenes Gesicht, Speichelfluss
III.	Haltung 0 = normal 1 = Kopf bis 12,5 cm nach vorne 2 = Kopf bis 15 cm nach vorne, Armbeugung 3 = Kopf mehr als 15 cm nach vorne, Armbeugung über die Hüfte	VIII.	Seborrhöe 0 = keine 1 = vermehrt 2 = ölige Haut, dünner Film 3 = dicker Film am gesamten Kopf
		IX.	Sprechen 0 = normal 1 = heiser, schlecht moduliert 2 = heiser, monoton, undeutlich 3 = Palilalie
IV.	Mitschwingen der Arme 0 = normal 1 = ein Arm vermindert 2 = ein Arm schwing nicht 3 = beide Arme schwingen nicht	X.	Selbstständigkeit 0 = normal 1 = beeinträchtigt, aber erhalten 2 = teilweise auf Hilfe angewiesen, braucht viel Zeit zu allem 3 = vollständig abhängig
V.	Gangbild 0 = normal 1 = Schrittverkürzung auf 30–45 cm 2 = Schrittverkürzung auf 15–30 cm 3 = Schrittverkürzung auf unter 10 cm, Stotterschritte		Maximale Punktzahl (schwerste Ausprägung des Parkinson-Syndroms): 30 Minimale Punktzahl (kein Parkinson-Syndrom): 0

Dysarthrie erheblich beeinträchtigt sein, während dies bei einem handwerklich tätigen Kranken kaum eine Rolle spielt. Bei diesem wird dagegen eine Störung der Feinmotorik zur vorzeitigen Berentung führen. An grundsätzlich zu berücksichtigenden funktionellen Einschränkungen gilt der Ausschluss von Zeitdruckarbeiten, Arbeiten an gefährdenden Maschinen, ständiges Gehen und Stehen, Treppen- und Leiternsteigen, bei Artikulationsstörungen auch Tätigkeiten mit Publikumsverkehr. Die Beurteilung muss daher ganz besonders auf die individuellen Gegebenheiten des Berufs und der Erkrankung eingehen und erfordert vom Gutachter erhebliches Einfühlungsvermögen. Völlige Erwerbsminderung liegt häufig schon im Stadium III nach Hoehn und Yahr (1967) vor, wobei aber die Effizienz der Therapie zu bewerten ist. Solange durch Optimierung der Therapie – auch im Rahmen einer stationären Behandlung in einem Fachkrankenhaus – eine Besserung zu erzielen ist, besteht keine zu berentende Erwerbsunfähigkeit, sondern eine zu behandelnde Krankheit. Das Prinzip „Rehabilitation vor Rente" gilt hier in besonderem Maß.

Allerdings sind gerade bei diesem Krankheitsbild die häufigen tageszeitlichen und von der Therapie abhängigen Schwankungen der körperlichen Leistungsfähigkeit ebenso wie die Nebenwirkungen der Therapie bei der Begutachtung im Rentenverfahren zu berücksichtigen. Andernfalls könnte dies zu einer falschpositiven oder falsch-negativen Einschätzung führen.

10.2.2 Gesetzliche und private Unfallversicherung

Für die Unfallversicherung gilt, dass die Minderung der Erwerbsfähigkeit (MdE) grundsätzlich als Maß für den teilweisen Verlust der Erwerbsfähigkeit aufgrund einer körperlichen oder geistigen Beeinträchtigung im allgemeinen Erwerbsleben gilt. Sie entspricht einer kausalen Bewertung. Der Begriff wird in der gesetzlichen Unfallversicherung und im sozialen Entschädigungsrecht etwas unterschiedlich gebraucht. „Die MdE richtet sich nach dem Umfang der sich aus der Beeinträchtigung des körperlichen und geistigen Leistungsvermögens ergebenden vermindernden Arbeitsmöglichkeiten auf dem gesamten Gebiet des Erwerbslebens" (§ 56 Abs. 1, Satz 1 SGB VII).

Verletzungen im Rahmen von Unfällen sind extrem selten Ursachen eines Parkinson-Syndroms. Ein traumatischer Parkinsonismus kann nur dann als hinreichend gesichert angesehen werden, wenn eine schwere, vor allem offene Hirnverletzung mit Hirnstamm- bzw. Basalganglienbeteiligung nachgewiesen ist und die ersten extrapyramidalen Störungen in sehr enger zeitlicher Verbindung mit dem Trauma aufgetreten sind. Dabei wird von geringerer Progredienz und vorwiegendem Rigor ausgegangen. Diese Ansicht von Stern (1933) hat auch heute noch ihre Gültigkeit. Eine Vergiftung mit Kohlenmonoxyd (CO) oder mit anderen Substanzen wie Quecksilber, Mangan o. Ä. kann gelegentlich gutachtliche Probleme in der Arbeitsmedizin aufwerfen. Ein Zusammenhang mit gehäuften Hirntraumen i. S. der Spätenzephalopathie der Boxer gilt jedoch als gesichert, wobei auch oft zusätzlich eine Demenz auftritt. Die Empfehlungen für eine Minderung der Erwerbsfähigkeit (MdE) können nur als ungefährer Anhaltspunkt gelten und sind keinesfalls schematisch anwendbar.

10.2.3 Schwerbehindertenrecht und soziales Entschädigungsrecht

In der Beurteilung nach dem Schwerbehindertenrecht und dem sozialen Entschädigungsrecht ist das bisherige Schwerbehindertengesetz (SchwbG) seit 01.07.2001 in das 9. Buch des Sozialgesetzbuches (SGB IX) unter „Besondere Regelungen zur Teilhabe schwerbehinderter Menschen (Schwerbehindertenrecht)" integriert. Man spricht danach auch nicht mehr von „Behinderten oder Schwerbehinderten", sondern von behinderten Menschen bzw. von schwerbehinderten Menschen. Statt Funktionsstörung heißt es jetzt Beeinträchtigung der Teilhabe am Leben der Gesellschaft. Die Beurteilung erfolgt final, d. h. unabhängig von der Ursache der bestehenden Gesundheitsstörung. Sie bezieht sich auf alle Lebensbereiche, nicht nur auf eine Einschränkung im allgemeinen Erwerbsleben. Bei Parkinson-Patienten wird der Grad der Behinderung von verschiedenen Faktoren bestimmt: der körperlichen und psychischen Beeinträchtigung, dem Erfolg der Therapie, aber auch den Folgen einer Langzeitmedikation. Dabei gilt es auch, die erheblichen Schwankungen der Leistungsfähigkeit im Tagesverlauf zu berücksichtigen. Eine ausgeprägte On-Off-Symptomatik kann durchaus einen GdB von 80–100 rechtfertigen. Zu Beginn der Erkrankung und bei gutem Ansprechen der Therapie kommen dagegen entsprechend geringere Werte in Betracht. Eine ausgeprägte Dysarthrie bis hin zur „Flüsterstimme" kann allein

Tab. 10.4 Durchschnittlicher GdB/MdE im Schwerbehindertenrecht bei Parkinson-Syndrom (aus Jörg 1992)

Hoehn-und-Yahr-Stadium	Durchschnittlicher GdB/MdE
I	0–20
II	20–50
III	50–70
IV	80–100
V	100 und Ergänzungen bzw. Hilfen nach dem Schwerbehindertenrecht (Pflegezulage, Begleitperson, Hilfsmittel)

einen GdB von 20–40 bedingen. Ähnliche Überlegungen über einen relevanten eigenständigen GdB gelten für ein hirnorganisches Psychosyndrom unterschiedlicher Ausprägung. Hier kann durchaus ein GdB von 50–100 zutreffen. Auch vegetative Störungen schwererer Art, etwa eine starke Hypersalivation, eine schwere orthostatische Fehlregulation, Synkopen und eine Harninkontinenz, rechtfertigen einen eigenen GdB, wobei Letzteres in den „Anhaltspunkten" nach dafür spezifischen Kriterien zu bewerten ist. Ab dem Stadium III nach Hoehn und Yahr ist wenigstens ein GdB von 50 anzuerkennen (Tab. 10.4. u. 10.5).

Die **Nachteilsausgleiche bzw. Merkzeichen** „G" und „B" sind bei fortgeschrittenen Krankheitsstadien begründbar. Das Merkzeichen „aG" allerdings nur bei ständiger und nicht nur kurzfristigem Erfordernis, einen Rollstuhl zu benutzen.

„G" steht dabei für eine erhebliche Beeinträchtigung der Bewegungsfähigkeit im Straßenverkehr, woran die Freifahrt im Nahverkehr geknüpft ist. Gefordert wird eine Einschränkung des Gehvermögens dahingehend, dass Wegstrecken im Ortsverkehr, die üblicherweise noch zu Fuß zurückgelegt werden können, nicht ohne erhebliche Schwierigkeiten oder nicht ohne Gefahren für sich oder andere bewältigt werden können. Auch Störungen der Orientierungsfähigkeit im Rahmen

Tab. 10.5 Grad der Behinderung (GdB) im Schwerbehindertenrecht bei vegetativen Störungen im Rahmen eines Parkinson-Syndroms (nach Muhl u. Jörg 2000)

	GdB
Störungen der Speichelsekretion	0–20
Schluckstörungen	
• leicht	0–10
• mit erheblicher Behinderung der Nahrungsaufnahme	20–40
• mit häufiger Aspiration bzw. Beeinträchtigung des Kräfte- und Ernährungszustandes	50–70
Orthostatische Fehlregulation mit stärkeren Beschwerden und Kollapsneigung	10–20
Störungen des Schlaf-Wach-Rhythmus, der Vasomotoren- oder Schweißregulation, je nach Ausprägung	30–50
Harninkontinenz	
• leichter Harnabgang bei Belastung	0–10
• Harnabgang tags und nachts	20–40
• völlige Harninkontinenz	50
Seborrhoisches Ekzem (je nach Ausprägung)	0–30

eines ausgeprägten hirnorganischen Psychosyndroms rechtfertigen dieses Merkzeichen. Ab dem Krankheitsstadium III nach Hoehn und Yahr ist dies im Allgemeinen anzunehmen.

„aG" entspricht einer außergewöhnlichen Gehbehinderung, die für die begehrte Parkerleichterung erforderlich ist. Als Kriterium dafür gilt, dass sich die Betroffenen „wegen der Schwere ihres Leidens dauernd nur mit fremder Hilfe oder nur mit großen Anstrengungen außerhalb ihres Kraftfahrzeugs bewegen können". Die Betroffenen müssen ständig auf die Benutzung eines Rollstuhls angewiesen sein. Im Stadium V nach Hoehn und Yahr ist dies sicher erfüllt, allerdings werden bei der außergewöhnlichen Gehbehinderung Orientierungsstörungen nicht berücksichtigt.

Das Merkzeichen „B" erkennt die Notwendigkeit ständiger Begleitung zur Vermeidung von Gefahren für sich oder andere bei Benutzung von öffentlichen Verkehrsmitteln an. Es ist im Allgemeinen zutreffend, wenn bereits die Kriterien für das Merkzeichen „G" oder „H" erfüllt sind und ein GdB von wenigstens 80 anerkannt ist.

„RF" bestätigt die gesundheitlichen Voraussetzungen für die Befreiung von der Rundfunkgebührenpflicht, wenn die Betroffenen wegen ihres Leidens an öffentlichen Veranstaltungen ständig nicht teilnehmen können. Es wird dann vergeben, wenn der Besuch öffentlicher Veranstaltungen auch mit Begleitperson oder Rollstuhl in zumutbarer Weise nicht möglich ist oder wenn die Betroffenen auf ihre Umgebung in unzumutbarer Weise abstoßend oder störend wirken, auch wenn sie durch motorische Unruhe oder lautes Sprechen stören könnten. Auch Harn- und Stuhlinkontinenz rechtfertigen dieses Merkzeichen.

„H" steht für Hilflosigkeit bei häufig und regelmäßig wiederkehrenden Verrichtungen des Alltags mit Notwendigkeit fremder Hilfe in erheblichem Umfang. Auch hier ist der Schwe-

regrad der Parkinson-Krankheit im Einzelfall ausschlaggebend. Ab dem Stadium IV nach Hoehn und Yahr ist dies regelmäßig anzunehmen.

Andere extrapyramidale Syndrome – auch Hyperkinesen – sind analog nach Art und Umfang der gestörten Bewegungsabläufe und der Möglichkeit ihrer Unterdrückung zu bewerten, bei lokalisierten Störungen (z. B. Torticollis spasmodicus) sind niedrigere GdB als bei generalisierten (z. B. choreatisches Syndrom) in Betracht zu ziehen.

Der sehr viel häufigere **essenzielle Tremor** bzw. der vorzeitig beginnende Tremor senilis bedingt im Rentenverfahren allenfalls qualitative Einschränkungen des Leistungsvermögens, nicht jedoch Einschränkungen in zeitlicher Hinsicht.

Nach dem Schwerbehindertenrecht wird man dafür keinen höheren GdB als 20 ansetzen können.

Literatur

Hausotter W. Begutachtung des Parkinsonsyndroms. Psycho 1998; 24: 697–701.

Hausotter W. Parkinson in der Praxis. Bern: Hans Huber 2003.

Hoehn MM, Yahr MD. Parkinsonism: Onset, progression and mortality. Neurology (Minneap) 1967; 17: 427–42.

Jörg J. dPV (Deutsche Parkinsonvereinigung) Nachrichten 1992; 33: 17.

Muhl C, Jörg J. Begutachtung des Parkinsonsyndroms nach dem Schwerbehindertengesetz und im sozialen Entschädigungsrecht. Med Sach 2000; 69: 137–41.

Semsch-Poppe B, von Mittelstett G. Der Parkinson-Patient in der sozialmedizinischen Begutachtung unter besonderer Berücksichtigung des Pflegegesetzes. Gesundheitswesen 1996; 58: 635–40.

Stern F. Neurologische Begutachtung. Berlin: Julius Springer 1933.

Webster DD. Critical analysis of the disability in Parkinson disease. Med Treatm 1968; 5: 257–82.

11 Wirbelsäulensyndrome und Rückenmarktraumen

In der neurologischen Begutachtung spielen Wirbelsäulenbeschwerden mit und ohne Nervenwurzelreizsyndrome zahlenmäßig eine große Rolle, meist als neurologisches Zusatzgutachten im Rahmen einer orthopädischen oder chirurgischen Begutachtung. Die bildgebende Diagnostik erfolgt in aller Regel bereits durch die Vorgutachter.

11.1 Pathogenese

Degenerative Veränderungen der Wirbelsäule liegen den Nervenwurzelreizerscheinungen fast immer zugrunde – sieht man von unmittelbar traumatischen Einwirkungen ab – mit Osteochondrose, Spondylose und Spondylarthrose. Sie setzen in aller Regel schon sehr früh ein, wobei es jenseits des 30. Lebensjahres fast keine Wirbelsäule beim Menschen mehr gibt, die nicht schon entsprechende Veränderungen aufweist.

Der degenerative Prozess beginnt am gallertigen Kern der Bandscheiben (Diskose), bezieht nachfolgend den Wirbelknorpel ein (Chondrose), bei Übergang der degenerativen Veränderungen auf die Wirbelknochen entsteht eine Sklerose der Wirbelkörpergrund- und Deckplatten (Osteochondrose), zusätzlich bilden sich osteophytäre reaktive Randleistenbildungen im Sinne der Spondylose. Kommt es in diesem Rahmen zu einer Einengung des entsprechenden Foramen intervertebrale, eventuell durch einen zusätzlichen Diskusprolaps, so entsteht eine Nervenwurzelirritation bzw. -kompression. Zu berücksichtigen ist,

dass degenerative Veränderungen erheblichen Ausmaßes klinisch stumm bleiben können, umgekehrt ausgeprägte Schmerzsyndrome, aber auch Nervenwurzelreizerscheinungen, bei eher geringen altersentsprechenden degenerativen Veränderungen der Wirbelsäule nicht selten vorkommen.

11.2 Klinische Symptomatik

Die *klinische Symptomatik* ist allgemein bekannt. Es kommt primär zu Nacken- oder Kreuzschmerzen, z. T. mit pseudoradikulärer Ausstrahlung in die Extremitäten, bei verstärktem Druck auf die Nervenwurzel zur eigentlichen radikulären Symptomatik mit Parästhesien in den Armen oder Beinen, bis hin zu Paresen bei manifester Wurzelkompression (Abb. 11.1a–c). Eine große Rolle spielen zweifellos psychische Komponenten hinsichtlich der muskulären Verspannungen und daraus resultierenden Schmerzen, wobei nicht selten ein Circulus vitiosus entsteht.

Die Synopsis der Wurzelsyndrome, die bei der Begutachtung eine wichtige Rolle spielen, ist der Tabelle 11.1 zu entnehmen.

Die *Untersuchung der Wirbelsäule* richtet sich primär nach den aus der Orthopädie bekannten Kriterien unter Anwendung der Neutral-Null-Methode, die sich seit etwa 1970 im deutschen Sprachraum eingebürgert hat. Zu berücksichtigen ist die nicht selten in der Begutachtungssituation zu beobachtende willkürliche Gegeninnervation, die häufig das wahre Bewegungsausmaß schwer einschätzbar

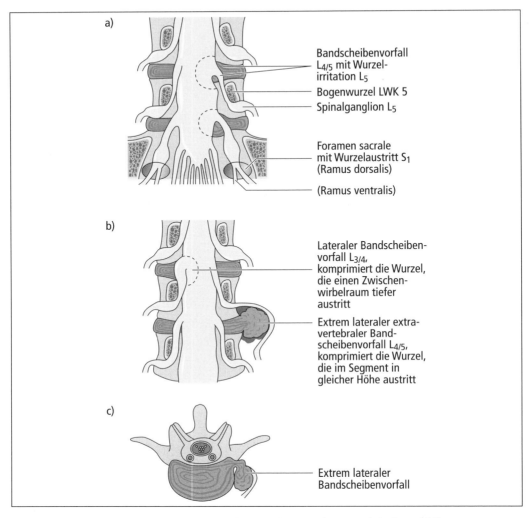

a)

Bandscheibenvorfall
L$_{4/5}$ mit Wurzel-
irritation L$_5$

Bogenwurzel LWK 5

Spinalganglion L$_5$

Foramen sacrale
mit Wurzelaustritt S$_1$
(Ramus dorsalis)

(Ramus ventralis)

b)

Lateraler Bandscheiben-
vorfall L$_{3/4}$,
komprimiert die Wurzel,
die einen Zwischen-
wirbelraum tiefer
austritt

Extrem lateraler extra-
vertebraler Band-
scheibenvorfall L$_{4/5}$,
komprimiert die Wurzel,
die im Segment in
gleicher Höhe austritt

c)

Extrem lateraler
Bandscheibenvorfall

Abb. 11.1a–c Typische pathologisch-anatomische Veränderungen beim Bandscheibenvorfall
a Bandscheibenvorfall L$_{4/5}$ mit Wurzelläsion L$_5$ (Längsschnitt)
b Lateraler Bandscheibenvorfall (Längsschnitt)
c Extrem lateraler Bandscheibenvorfall (Querschnitt)

macht. Neben dem Finger-Boden-Abstand bei der Rumpfbeuge nach vorn und dem Schober-Zeichen erweist sich bei der Begutachtung auch die Prüfung im Langsitz, d. h. mit gestreckten Armen und Beinen, hilfreich. Nicht selten ergibt sich hierbei eine deutlich geringere Bewegungseinschränkung, vor allem dann, wenn diese Prüfung eher beiläufig durchgeführt wird, etwa im Rahmen der Untersuchung der Bauchorgane oder der oberen Extremitäten.

Problem des Bandscheibenvorfalls

Viele Probanden kommen schon mit der fertigen Diagnose „ich habe einen Bandscheiben-

Tab. 11.1 Synopsis der Wurzelsyndrome nach Hansen und Schliack (aus Mumenthaler et al. 2003)

Segment	Sensibilität	Kennmuskel	Muskeldehnungs-reflexe	Bemerkungen
$C_{3/4}$	Schmerz bzw. Hypalgesie im Bereich der Schulter (s. Dermatomschema)	Partielle oder totale Zwerchfellparese	Keine fassbaren Reflexstörungen	Partielle Zwerchfellparese durch C_3 liegt mehr ventral, die durch C_4 mehr dorsal
C_5	Schmerz bzw. Hypalgesie lateral über der Schulter, etwa den M. deltoideus bedeckend	Innervationsstörungen im M. deltoideus und M. biceps brachii	Abschwächung des Bizepsreflexes	
C_6	Dermatom an der Radialseite des Ober- und Vorderarmes bis zum Daumen abwärts ziehend	Paresen des M. biceps brachii und des M. brachioradialis	Abschwächung oder Ausfall des Bizepsreflexes	
C_7	Dermatom lateraldorsal vom C_6-Dermatom, zum 2. bis 4. Finger ziehend	Parese des M. triceps brachii, des M. pronator teres, des M. pectoralis major und gelegentlich der Fingerbeuger oder der ulnaren Fingerstrecker; oft sichtbare Atrophie des Daumenballens	Abschwächung oder Ausfall des Trizepsreflexes	Differenzialdiagnose gegen das Karpaltunnelsyndrom; Beachtung des Trizepsreflexes
C_8	Dermatom lehnt sich dorsal an C_7 an, zieht zum Kleinfinger	Kleine Handmuskeln, sichtbare Atrophie, besonders im Kleinfingerballen	Abschwächung des Trizepsreflexes	Differenzialdiagnose gegen die Ulnarislähmung: Beachtung des Trizepsreflexes
L_3	Dermatom vom Trochanter major über die Streckseite zur Innenseite des Oberschenkels über das Knie ziehend	Paresen des M. quadriceps femoris	Ausfall oder Abschwächung des Quadrizepsreflexes (Patellarsehnenreflex)	Differenzialdiagnose gegen die Femoralislähmung: Das Innervationsareal des N. saphenus bleibt intakt, die Adduktoren können mitbefallen sein
L_4	Dermatom von der Außenseite des Oberschenkels über die Patella zum vorderen inneren Quadranten des Unterschenkels bis zum inneren Fußrand reichend	Parese des M. quadriceps femoris und des M. tibialis anterior	Abschwächung des Quadrizepsreflexes (Patellarsehnenreflex)	Differenzialdiagnose gegen die Femoralislähmung: Beteiligung des M. tibialis anterior

Tab. 11.1 Fortsetzung

Segment	Sensibilität	Kennmuskel	Muskeldehnungs-reflexe	Bemerkungen
L_5	Dermatom oberhalb des Knies am lateralen Kondylus beginnend, abwärts ziehend über den vorderen äußeren Quadranten des Unterschenkels bis zur Großzehe	Parese und Atrophie des M. extensor hallucis longus, oft auch des M. extensor digitorum brevis	Ausfall des Tibialis-posterior-Reflexes – nur verwertbar, wenn dieser Reflex auf der Gegenseite eindeutig auslösbar ist	
S_1	Dermatom zieht von der Beugeseite des Oberschenkels im hinteren äußeren Quadranten des Unterschenkels über den äußeren Malleolus zur Kleinzehe	Parese der Mm. peronaei, nicht selten auch Innervationsstörungen im M. triceps surae und in den Glutealmuskeln	Ausfall des Triceps-surae-Reflexes (Achillessehnenreflex)	
Komb. $L_{4/5}$	Dermatom L_4 und L_5	Alle Streckmuskeln am Unterschenkel; Innervationsstörungen auch im M. quadriceps femoris	Abschwächung des Quadrizepsreflexes, Ausfall des Tibialis-posterior-Reflexes	Differenzialdiagnose gegen die Peroneuslähmung: Freibleiben der Mm. peronei, Beachtung des Patellarsehnen- und Tibialis-posterior-Reflexes
Komb. L_5/S_1	Dermatom L_5 und S_1	Zehenstrecker, Mm. peronei, gelegentlich auch Innervationsstörungen im M. triceps surae und den Glutealmuskeln	Ausfall des Tibialis-posterior-Reflexes und des Triceps-surae-Reflexes (ASR)	Differenzialdiagnose gegen die Peroneuslähmung: Freibleiben des M. tibialis anterior, Beachtung des Reflexbefundes

vorfall" zur Begutachtung. Sie schließen aus dem Ergebnis der bildgebenden Diagnostik auf eine schwerwiegende, zur Rente führende Erkrankung.

In einer Studie amerikanischer Radiologen (NEJM 1994; 331: 69–73, zitiert nach Meyer 1994) ergab sich bei freiwilligen Rückengesunden ohne jeglichen Hinweis auf eine lumbosakrale Radikulopathie und ohne eine länger als 48 Stunden dauernde Schmerzperiode in der Anamnese nur bei 36% der MRT-Aufnahmen der LWS ein Normalbefund. Bei 52% war eine Vorwölbung der Bandscheibe auf wenigstens einer Etage sichtbar, bei 27% eine Protrusion, bei 14% der Hinweis auf einen Riss des Anulus fibrosus und bei 1% ein Massenprolaps, bei dem der Durchmesser der in den Wirbelkanal ragenden Masse größer war als der Zwischenwirbelabstand – dies alles bei freiwillig Untersuchten ohne Rückenbeschwerden!

Eine Studie von Bibl et al. (1994) erfasste Patienten mit einem monoradikulären lumbosakralen Wurzelkompressionssyndrom und einem dazu passenden akuten Bandscheibenprolaps, die ausschließlich primär stationär konservativ behandelt wurden. Bei der Nachuntersuchung, im Durchschnitt nach 25 Monaten, war der Bandscheibenvorfall in

Tab. 11.2 Ursachen der Chronifizierung von Rückenschmerzen (nach Schiltenwolf u. Kühn 2004)

Biologische Faktoren	zunehmender Verschleiß
	Folge von Unfallschäden
	Folgen von Stoffwechselerkrankungen
	Folge chronisch entzündlicher (z. B. rheumatischer) Erkrankungen
Psychologische Faktoren	unangemessener Umgang mit Körpersymptomen, insbesondere Schmerzen
	übermäßige Angst im Zusammenhang mit Schmerzen und körperlichen Störungen
	Depressionen
	somatoforme Störungen mit veränderter Körperwahrnehmung
Soziale Faktoren	geringe Arbeitsplatzzufriedenheit
	Möglichkeit sozialer Entschädigung für Schmerzen und Krankheit

rund 57% der Fälle unverändert, bei 34% geringgradig verkleinert, bei 4% nicht mehr nachweisbar und bei 5% vergrößert. Trotzdem waren knapp 54% der Patienten beschwerdefrei und 24% um mehr als 75% gebessert. Die neurologischen Ausfälle hatten sich in 69% der Fälle vollkommen zurückgebildet bzw. in den restlichen Fällen wurden sie vom Patienten nicht mehr wahrgenommen oder nicht als behindernd angesehen. Daraus folgt, dass der klinischen Symptomatik bei diagnostischen und therapeutischen Entscheidungen insbesondere für die Operation eine wesentlich höhere Bedeutung als dem CT- oder MRT-Befund zukommt. Viele Autoren gehen davon aus, dass bei den über 50-Jährigen bei fast 50% ein mehr oder weniger ausgeprägter Diskusprolaps vorliegt, der in den meisten Fällen klinisch nicht in Erscheinung tritt.

Mehr und mehr setzt sich die Erkenntnis durch, dass chronische Rückenschmerzen zu einem großen Teil nicht organisch, sondern psychosozial bedingt sind (Thomann 2004). Aus dem akuten Rückenschmerz mit muskulärer Dysbalance und Fehlfunktionen der Wirbelgelenke kann im Rahmen einer Chronifizierung über psychosoziale Faktoren wie Hilflosigkeit, Depressivität, Angst, Rückzug und Krankheitsgewinn ein chronischer, d. h. mehr

als 6 Monate bestehender Rückenschmerz werden (Tab. 11.2).

11.3 Begutachtung

Sozialmedizinisch richtet sich die Leistungsbeurteilung grundsätzlich nach den tatsächlich bestehenden Funktionseinbußen und nicht nach den röntgenologisch sichtbaren Veränderungen. Entscheidend sind die Bewegungsbehinderung, die schmerzhafte Instabilität und vor allem das Ausmaß sensibler und motorischer neurologischer Ausfälle, ggf. auch verbunden mit Denervierungszeichen im EMG in der entsprechenden Kennmuskulatur.

Für die Begutachtung ergibt sich daraus, dass die Ergebnisse der bildgebenden Verfahren wie CT und MRT der LWS ohne adäquaten neurologischen Befund als nicht relevant zu werten sind. Die Manifestation von Veränderungen, z. B. im Bereich der Bandscheiben, beweist keinesfalls deren funktionelle Relevanz. Die alleinige Leitlinie ist der klinische Befund. Nicht ein Diskusprolaps wird berentet, sondern objektivierbare Funktionsstörungen von entsprechendem Ausmaß. Schmerz lässt sich als subjektives Phänomen auch hier nur durch die subtile Anamnese und die Verhaltensbeobachtung bei entsprechender Plausibilität fassen und adäquat beurteilen.

11.3.1 Gesetzliche Rentenversicherung

Im Rentenverfahren ergeben sich bei manifesten Funktionseinschränkungen der Wirbelsäule qualitative Einschränkungen. Unzumutbar sind Tätigkeiten in Zwangshaltung, verbunden mit häufigem Heben und Tragen von Lasten ohne mechanische Hilfsmittel, häufiges Bücken, Treppen- und Leiternsteigen, auch Tätigkeiten überwiegend im Freien, unter Einwirkung von Kälte, starken Temperaturschwankungen, Zugluft und Nässe. Speziell bei entsprechenden Funktionsstörungen der Halswirbelsäule sind Arbeiten über Kopf oder in einseitiger Haltung, etwa als Stenotypistin, nicht mehr zumutbar. Für Tätigkeiten, die ganz überwiegend derartige Belastungen der Wirbelsäule beinhalten, besteht ein aufgehobenes Leistungsvermögen. Es gilt im Einzelfall, sowohl die zuletzt ausgeübte Tätigkeit kritisch zu prüfen, als auch ein entsprechendes positives und negatives Leistungsbild in Bezug auf die bestehenden Funktionseinschränkungen der Wirbelsäule zu erstellen.

Insgesamt kann davon ausgegangen werden, dass zeitliche Einschränkungen des Leistungsvermögens bei Fehlen neurologischer Ausfallerscheinungen in der Regel nicht ausgesprochen werden sollten und besonderer Begründung bedürfen, qualitative Leistungseinschränkungen stehen hier sicher im Vordergrund.

Wirbelsäulenbeschwerden alleine – auch ein Bandscheibenvorfall im MRT – ohne neurologische Ausfälle rechtfertigen in der Regel keine zeitliche Leistungsminderung auf dem allgemeinen Arbeitsmarkt. Qualitative Leistungseinschränkungen sind allerdings meist zu berücksichtigen. Außergewöhnliche Schmerzsyndrome als Ursache einer angenommenen Erwerbsminderung müssen entsprechend begründet werden.

Eine häufige Frage an den Gutachter ist die nach der **zumutbaren Gehstrecke** für den Weg von und zur Arbeit. In der Rechtsprechung hat sich als Grenzwert dafür 4-mal 500 m täglich eingebürgert. Die dazu möglichen Angaben erscheinen in aller Regel pseudo-objektiv, denn kaum ein Gutachter wird dies je selbst bestimmen können und es existieren keine exakten Kriterien, wie dies im Einzelfall erfolgen sollte. Vergleichbar ist die Forderung nach einer exakten Aussage, wie viel ein Proband noch *heben und tragen* darf. Anschaulich ist am ehesten der Bezug zu Alltagsgegenständen: 1 kg entspricht einem Paket Zucker, 3 kg einem leichteren Postpaket, 8–10 kg einem großen Waschmittelpaket und 12 kg einem Kasten Sprudel oder Bier.

Nach Bandscheibenoperationen ist nicht selten ein **Postdiskotomiesyndrom** oder „failed back syndrome" zu beurteilen. Es handelt sich dabei um einen Sammeltopf von Beschwerden unterschiedlicher Genese. Neben organischen Faktoren wie Narbenbildungen, einem Rezidivprolaps, einer Segmentinstabilität, einer Spondylodiszitis und einer problematischen Operationsindikation kommt den Persönlichkeitsmerkmalen und psychosozialen Faktoren besondere Bedeutung zu. Narben und „Verwachsungen" müssen nicht obligat zu chronischen Schmerzen führen. Zur alleinigen Begründung eines „Postnukleotomiesyndroms" reicht Narbenbildung wegen zu geringer Spezifität nicht aus. Nach Eingriffen über mehrere Segmente und Rezidivoperationen bei fortbestehender erheblicher Funktionseinschränkung der LWS und glaubhaftem chronischem Schmerzsyndrom kann eine zeitlich befristete oder häufiger eine dauernde Aufhebung der Leistungsfähigkeit resultieren. Bevor jedoch von einer derart schwerwiegenden zeitlichen Leistungsminderung ausgegangen wird, sollten die Rehabilitationsmöglichkeiten voll ausgeschöpft werden. Gerade für Wirbelsäulensyndrome ist dies von entscheidender Bedeutung. Sehr häufig fließen jedoch psychosoziale Komponenten in das Beschwerdebild und die subjektive Einschätzung seiner Leistungsfähigkeit durch den Betroffenen mit ein. In Abhängigkeit vom Lebensalter sind auch berufsfördernde Maßnahmen bzw. Leistungen zur Teilhabe von Bedeutung.

Nach Hasenbring (1992) können die Prognose und die Frage einer vorzeitigen Berentung oft schon präoperativ recht gut durch die psychologischen Faktoren „Depressivität" und „Belastungen und Zufriedenheit am Arbeitsplatz" eingeschätzt werden.

11.3.2 Gesetzliche und private Unfallversicherung

Für die gesetzliche und die private Unfallversicherung haben Wirbelsäulentraumen besondere Bedeutung. Wirbelkörperfrakturen im Bereich der LWS oder auch der BWS ohne neurologische Ausfälle bieten im Allgemeinen keine wesentlichen Probleme bei der Begutachtung. Üblich sind die Erfahrungswerte für die unfallbedingte MdE, wie sie unter anderem von Mehrhoff et al. (2005) angeben werden (Tab. 11.3 u. 11.4).

Ein Problem, mit dem – neben dem Chirurgen und dem Orthopäden – auch der neu-

rologische Gutachter nicht selten konfrontiert wird, ist die Frage nach der Auslösung eines **traumatischen Bandscheibenvorfalls** durch eine äußere Gewalteinwirkung. Nach Krämer (1992) gilt, dass „intakte Bandscheiben durch alle möglichen Krafteinwirkungen nicht lädiert werden können, ohne dass vorher der Wirbel frakturiert". Anders verhalte es sich bei degenerativ vorgeschädigten Bewegungssegmenten. Hier genügten oft relativ geringe Vorderkantenbelastungen, um eine Verlagerung von Bandscheibengewebe über die dorsale Begrenzung hinaus zu provozieren. Das Trauma gebe in diesen Fällen nur den letzten Anstoß zur Bandscheibenruptur, die ohnehin bald „fällig" gewesen wäre.

Nach Schönberger et al. (2003) sind mehrere Voraussetzungen erforderlich, die zu einer Bejahung des Zusammenhanges bei einem traumatischen Bandscheibenvorfall erfüllt sein müssen: Das Unfallereignis sollte schwer genug gewesen sein, um Rissbildungen in der Bandscheibe zu verursachen und in seiner Mechanik so abgelaufen sein, dass es die Entstehung derartiger Rissbildungen erklärt. Der Nachweis ist zu führen, dass sich in unmittelbarem Anschluss an den Unfall die Symptome eines Ischiasleidens oder einer Lumbago eingestellt haben, und zwar dadurch, dass der Verletzte seine Arbeit nach dem Unfall niederlegen musste. Beschwerdefreiheit, zumindest Beschwerdearmut vor dem Unfall, d. h. keine Lumbago- oder Ischiasanfälle im Leistungs-

Tab. 11.3 Richtwerte für die Minderung der Erwerbsfähigkeit (MdE) nach Traumen der Wirbelsäule (aus Mehrhoff et al. 2005)

Trauma	MdE in %
Dornfortsatzbruch	0
Querfortsatzbruch	0
Wirbelkörperbruch ohne Nervenbeteiligung, je nach der Leistungsfähigkeit der Wirbelsäule	10 – 20
Wirbelkörperbruch mit Beteiligung des Rückenmarks	50–100
Alleinige Blasen- und Mastdarmstörungen nach Wirbelbruch oder Bluterguss ins Rückenmark	30–100
Lähmungen beider Beine, der Blase und des Mastdarms nach Wirbelkörperbruch	100

Tab. 11.4 Invaliditätsgrade bei Ausfall einzelner Nervenwurzeln nach der Gliedertaxe der privaten Unfallversicherung (nach Hausotter 1994)

C_5	Schultermuskulatur, M. deltoideus, M. biceps brachii	1/5 A
C_6	Parese im Wesentlichen des M. biceps brachii mit geringen Sensibilitätsstörungen am Daumen	1/5 A
C_7	M. pectoralis major, M. triceps brachii, seltener Paresen an den Streckmuskeln der Finger, leichte Sensibilitätsstörungen im Zeige- und Mittelfinger	2/5 A
L_3	entsprechend einer unvollständigen Femoralisparese, zusätzlich Beteiligung der Adduktoren	2/5 B
L_4	Quadrizepsparese, zusätzlich unterschiedlich ausgeprägte Parese des M. tibialis anterior	2/5 B
L_5	Parese des M. gluteus medius, Paresen der Fuß- und Zehenstrecker, unterschiedlich ausgeprägt	3/5 B
S_1	meist leichtere Paresen der Glutealmuskeln, der Mm. peronei und vor allem des M. triceps surae	2/5 B
$L_5 + S_1$	entsprechend einer ausgeprägten Peroneuslähmung, zusätzlich Lähmung der Glutealmuskulatur und eine Beteiligung des M. triceps surae	4/5 B

A = Arm; B = Bein

verzeichnis der Krankenkasse, ist vorauszusetzen und schließlich müssen auch die klinischen Symptome für einen hinteren Bandscheibenvorfall sprechen. Als Beispiel für eine geeignetes Unfallereignis wird unter anderem die schwere Stauchung der LWS bei einem Sturzüberschlag o. Ä. angeführt sowie ungewöhnliche, überraschende und daher unkoordinierte Kraftanstrengungen, z. B. beim Ausrutschen oder Beinahesturz mit schwerer Last, sodass das Überraschungsmoment im Vordergrund steht. Als nicht geeignet wird z. B. das Ausziehen eines Schuhs angesehen, das plötzliche ruckartige Umdrehen im Bett, das Absetzen eines schweren Sackes o. Ä. Auch das „Verheben im Kreuz" wird als nicht geeignet angesehen, um einen Unfall zu begründen.

Von den Betroffenen werden nicht selten Bandscheibenschäden als **Berufskrankheit** geltend gemacht, nachdem die gesetzlichen Grundlagen dazu geschaffen wurden. Thomann (2004) hat sich damit kritisch auseinandergesetzt. Dabei muss zunächst bedacht werden, dass durch umfangreiche statistische Erhebungen festgestellt worden ist, dass ein Überwiegen der Berufsgruppe der Schwerarbeiter unter den Patienten mit bandscheiben-

bedingten Erkrankungen nicht zu erkennen ist. Arbeiter seien ebenso oft betroffen wie Angestellte („blue collar worker" ebenso wie „white collar worker"). Es ist bisher auch keine eindeutige Prävalenz bestimmter beruflicher Tätigkeiten für die Verursachung von bandscheibenbedingten Erkrankungen herausgearbeitet worden. Nach Waddell und Main (1998) gilt der Glaube, durch die Arbeit geschädigt zu sein, als ein wesentlicher Risikofaktor für die Entstehung chronischer Rückenschmerzen, ebenso die Möglichkeit und Erwartung, eine Entschädigung für ein Wirbelsäulenleiden zu erhalten.

Allerdings können unter ganz bestimmten, relativ eng gefassten Kriterien nach den Nummern 2108, 2109 und 2110 BK-Verordnung bandscheibenbedingte Erkrankungen der Wirbelsäule als Berufskrankheiten anerkannt werden. Nach Nr. 2108 BK sind dies bandscheibenbedingte Erkrankungen der Lendenwirbelsäule durch langjähriges Heben oder Tragen schwerer Lasten oder durch langjährige Tätigkeit in extremer Rumpfbeugehaltung, die zur Unterlassung aller Tätigkeiten gezwungen haben, die für die Entstehung, die Verschlimmerung oder das Wiederaufleben der Krankheit ursächlich waren oder sein können. Anträge werden häufig von Pflegekräften aus den Krankenhäusern und Altenheimen gestellt, für die dies nach entsprechender Prüfung der Arbeitsvoraussetzungen unter Umständen zutreffen kann. Nach Nr. 2109 BK werden bandscheibenbedingte Erkrankungen der HWS erfasst, die durch langjähriges Tragen schwerer Lasten auf der Schulter entstanden sind. Dies ist extrem selten. Nr. 2110 BK gilt für entsprechende Erkrankungen der LWS aufgrund von langjährigen, vorwiegend vertikalen Einwirkungen von Ganzkörperschwingungen im Sitzen. Auch dies ist letztlich selten.

Grundsätzlich hat zunächst die Verwaltung zu prüfen, ob überhaupt die Voraussetzungen für die Anerkennung einer Berufskrankheit gegeben sind. Den Ermittlungen des technischen Aufsichtsdienstes (TAD) der Berufsgenossenschaften kommt dabei primäre Bedeutung zu. Eine medizinische Begutachtung ist erst sinnvoll, wenn die Ermittlungen zur Berufsanamnese seitens der Verwaltung abgeschlossen sind. Einzelheiten dazu sind in den entsprechenden Merkblättern über die Berufskrankheiten nachzulesen.

Die Beurteilung einer Berufskrankheit obliegt meist dem Orthopäden. Dem Neurologen kommt die Aufgabe zu, eine eventuelle radikuläre Symptomatik zu verifizieren und differenzialdiagnostisch abzugrenzen.

11.3.3 Schwerbehindertenrecht und soziales Entschädigungsrecht

Für die Bewertung nach dem Schwerbehindertenrecht gelten die „Anhaltspunkte für die ärztliche Gutachtertätigkeit im sozialen Entschädigungsrecht und nach dem Schwerbehindertenrecht (Teil 2 SGB IX) 2004". Die entsprechenden Werte für MdE und GdB sind in Tabelle 11.5 aufgeführt. Dabei ist zu berücksichtigen, dass schwerwiegende Funktionsstö-

rungen an den Extremitäten, insbesondere Paresen, zusätzlich zu bewerten sind.

Im sozialen Entschädigungsrecht ist von Bedeutung, dass einem Gliedmaßenverlust im Bereich der unteren Extremitäten nur dann eine wesentliche Bedeutung für die Entwicklung degenerativer Veränderungen der Wirbelsäule beigemessen wird, wenn infolge des Gliedmaßenverlustes eine nicht ausgleichbare Biegung der Wirbelsäule vorliegt und sich die degenerativen Veränderungen allein oder bevorzugt in diesem Bereich konkavseitig befinden.

11.4   Rückenmarktraumen

Rückenmarktraumen stellen zunächst die erstbehandelnden Ärzte vor besondere therapeutische Herausforderungen. Definiert wird der Sitz der Schädigung ausgehend vom letzten noch funktionsfähigen Segment des Rückenmarks, also z. B. vollständige Querschnittslähmung kaudal C_7.

Als Gutachter ist man später mit Dauerfolgen, Spätschäden und Komplikationen konfrontiert. *Dauerfolge* ist oft eine nicht vollständig rückgebildete Querschnittslähmung nach Rückenmarkverletzungen unterschiedlichen Ausmaßes bis zu fortbestehenden knöchernen Deformierungen mit oder ohne Beteiligung von Spinalnerven. *Spätschäden* sind die nicht seltenen posttraumatischen zervikalen Myelopathien nach HWS-Traumen mit Rückenmarkbeteiligung sowie auch eine posttraumatische Arachnopathie. Die *Komplikationen* umfassen eine Reihe von Sekundärphänomenen von neurogenen Blasenstörungen bis zu trophischen Störungen, Kontrakturen u. a. Gerade bei einer Querschnittsymptomatik ist in der Regel eine multidisziplinäre Begutachtung erforderlich. Die heute oft sehr erfolgreichen Möglichkeiten der Rehabilitation sollten vor einer endgültigen Beurteilung voll ausgeschöpft werden.

Tab. 11.5 Begutachtung von Wirbelsäulenschäden im Schwerbehindertenrecht und im sozialen Entschädigungsrecht (nach den „Anhaltspunkten 2004")

	GdB/MdE
Ohne Bewegungseinschränkung oder Instabilität	0
Mit geringen funktionellen Auswirkungen (Verformung, rezidivierende oder anhaltende Bewegungseinschränkung oder Instabilität geringen Grades, seltene und kurz dauernd auftretende leichte Wirbelsäulensyndrome)	10
Mit mittelgradigen funktionellen Auswirkungen in einem Wirbelsäulenabschnitt (Verformung, häufig rezidivierende oder anhaltende Bewegungseinschränkung oder Instabilität mittleren Grades, häufig rezidivierende und Tage andauernde Wirbelsäulensyndrome)	20
Mit schweren funktionellen Auswirkungen in einem Wirbelsäulenabschnitt (Verformung, häufig rezidivierende oder anhaltende Bewegungseinschränkung oder Instabilität schweren Grades, häufig rezidivierende und Wochen andauernde ausgeprägte Wirbelsäulensyndrome)	30
Mit mittelgradigen bis schweren funktionellen Auswirkungen in zwei Wirbelsäulenabschnitten	30–40
Mit besonders schweren Auswirkungen (z. B. Versteifung großer Teile der Wirbelsäule; anhaltende Ruhigstellung durch Rumpforthese, die drei Wirbelsäulenabschnitte umfasst, z. B. Milwaukee-Korsett, schwere Skoliose ab ca. 70° nach Cobb)	50–70
Bei schwerster Belastungsinsuffizienz bis zur Geh- und Stehunfähigkeit	80–100

Anhaltende Funktionsstörungen infolge Wurzelkompression mit motorischen Ausfallerscheinungen – oder auch die intermittierenden Störungen bei der Spinalkanalstenose – sowie Auswirkungen auf die inneren Organe (z. B. Atemfunktionsstörungen) sind zusätzlich zu berücksichtigen.

Bei außergewöhnlichen Schmerzsyndromen können auch ohne nachweisbare neurologische Ausfallerscheinungen (z. B. Postdiskotomiesyndrom) GdB-/MdE-Werte über 30 in Betracht kommen.

Tab. 11.6 Gutachtliche Beurteilung von Rückenmarkschädigungen

Höhe und Ausdehnung des Schadens	MdE in %
Halsmarkschädigung	
• komplett	100
• unvollständig mit Blasen-/Mastdarmschädigung	80–100
• unvollständig ohne Blasen-/Mastdarmschädigung	30–60
Brustmark-/Lendenmark-/Kaudaschädigung	
• komplett	80–100
• unvollständig mit Blasen-/Mastdarmschädigung	60–80
• unvollständig ohne Blasen-/Mastdarmschädigung	30–60
Spinale Blasen- und Mastdarmstörung	
Die Bewertung ist je nach Ausmaß der Funktionsstörung sehr unterschiedlich, auch unter Berücksichtigung von Potenzstörungen	30–100

Grundsätzlich gilt, dass Personen mit einer Paraplegie prinzipiell imstande sind, alle Tätigkeiten in sitzender Position zu verrichten. Es sind aber besondere Anforderungen an den Arbeitsplatz zu stellen, auch hinsichtlich der Erreichbarkeit, und es muss die Gelegenheit zu betriebsunüblichen Pausen bestehen, z. B. zum Selbstkatheterisieren.

Für die Begutachtung in der gesetzlichen und der privaten Unfallversicherung gelten die in Tabelle 11.6 aufgeführten Erfahrungswerte. Dabei ist hinsichtlich der Bemessung der MdE die Gesamtheit der motorischen, sensiblen und vegetativ-autonomen Funktionsausfälle zu berücksichtigen.

Literatur

Bibl D, Klinger D, Bergmann W. Monoradikuläre lumbosacrale Wurzelkompressionssyndrome im Längsschnitt. Der Schmerz 1994; 8: 175–82.

Hasenbring M. Chronifizierung bandscheibenbedingter Schmerzen. Stuttgart, New York: Schattauer 1992.

Hausotter W. Die Begutachtung peripherer Nervenläsionen nach der Gliedertaxe der privaten Unfallversicherung. Med Sach 1994; 90: 26–8.

Mehrhoff F, Meindl RC, Muhr G. Unfallbegutachtung. 11. Aufl. Berlin, New York: de Gruyter 2005.

Meyer R. Prolaps auch bei Gesunden. Dt Ärztebl 1994; 91: A-2204.

Mumenthaler M, Stöhr M, Müller-Vahl H (Hrsg). Läsionen peripherer Nerven und radikuläre Syndrome. 8. Aufl. Stuttgart, New York: Thieme 2003.

Krämer J. Bandscheibenbedingte Erkrankungen. 2. Aufl. Stuttgart, New York: Thieme 1992.

Schiltenwolf M, Kühn T. Chronische Schmerzen der Stütz- und Bewegungsorgane – Aspekte der Leistungsregulierung in der Berufsunfähigkeitsversicherung (I). Versicherungsmedizin 2004; 56: 178–82.

Schönberger A, Mehrtens G, Valentin H. Arbeitsunfall und Berufskrankheit. 7. Aufl. Berlin: Schmidt 2003.

Thomann KD. Die Berufskrankheiten der Ziffern 2108–2110 Berufskrankheiten-Verordnung im wiedervereinigten Deutschland, ein Ergebnis des „Kalten Krieges"? Med Sach 2004; 100: 188–96.

Waddell G, Main CJ. Beliefs about back pain. In: Waddell G (ed). The Low Back Pain Revolution. Edinburgh, London, New York: Churchill Livingstone 1998.

12 HWS-Distorsion („Schleudertrauma")

Während die strukturellen Schädigungen der Wirbelsäule meist keine größeren Meinungsverschiedenheiten bei der Begutachtung hervorrufen, sind die Folgen einer HWS-Distorsion – manchmal immer noch als „HWS-Schleudertrauma" bezeichnet – auch heute noch Anlass zu langwierigen Rechtsstreiten und durchaus unterschiedlicher gutachtlicher Bewertung. Es ist daher gerechtfertigt, diesem Problem ein eigenes Kapitel zu widmen.

12.1 Grundsätzliche Aspekte

Genau genommen ist von einem „Schleudertrauma" nur dann auszugehen, wenn bei einer Heckkollision ohne Kopfstütze kein Kopfanprall (non-contact injury) stattfand. Kopfstützen sind heute jedoch obligat in jedem Pkw eingebaut. Der Begriff fand eine inflationäre Verbreitung auch in Laienkreisen und wird schon bei jeder einfachen Zerrung der HWS gebraucht. Nachdem er letztlich auch nur einen Unfallmechanismus und keine Krankheit beschreibt, sollte man neutralere Bezeichnungen wie „Beschleunigungsverletzung der HWS" oder umfassender „HWS-Distorsion" verwenden.

Die Mehrzahl der von einem „HWS-Schleudertrauma" betroffenen Patienten wird längstens innerhalb eines halben Jahres beschwerdefrei, meist in sehr viel kürzerer Zeit. Bei etwa 20% halten die subjektiven Beschwerden länger als ein halbes Jahr an und sind damit als chronisch zu werten.

Begutachtungsprobleme ergeben sich aus der meist krassen Diskrepanz zwischen dem klinischen Befund, der meist nur Verspannungen der paravertebralen Muskulatur zeigt, dem Röntgenbefund, der üblicherweise eine Steilstellung ergibt und dem lang anhaltenden Beschwerdebild, welches oft die Tendenz zur Ausweitung mit einer Fülle von Befindlichkeitsstörungen bis hin zu Erschöpfung, Gedächtnisstörungen, Schwindel, Tinnitus u. a. aufweist. Eigenartigerweise findet man ähnliche Beschwerden nicht bei strukturellen ossären Verletzungen, etwa einer Densfraktur. Man findet sie auch nicht bei Sportarten, die durchaus mit einer beträchtlichen Gewalteinwirkung auf Kopf und HWS einhergehen können wie Rugby oder Kopfball beim Fußballspielen, ebenso wenig beim Autoskooter, bei dem ohne jegliche Kopfstütze heftige ruckartige Bewegungen des Rumpfes und des Kopfes auftreten.

Man kann hier sehr wohl davon ausgehen, dass Entschädigungstendenzen – nicht zuletzt bei der fast stets zugunsten des Geschädigten klaren Schuldfrage („der von hinten Aufprallende ist immer schuld") und der obligaten Haftpflichtversicherung – durchaus eine wichtige Rolle spielen. Länder, in denen die Haftpflicht des Autofahrers nicht so umfassend gesetzlich geregelt ist, kennen dieses „Krankheitsbild" kaum. In der ehemaligen DDR ohne vergleichbare Versicherungspraxis spielte das „Schleudertrauma" bis 1989 keine besondere Rolle, obwohl die Fahrzeuge dort keinesfalls sicherer als in Westdeutschland waren.

12.2 Begutachtung

12.2.1 Somatische Aspekte

Bei der Begutachtung muss zunächst – falls noch nicht geschehen – eine *knöcherne oder ligamentäre Verletzung ausgeschlossen* werden. Hilfreich ist hier die kernspintomographische Untersuchung der HWS, die spätestens in der zweiten Woche nach dem Unfall erfolgen sollte, nicht zuletzt auch im Hinblick auf die fast stets später zu erwartende Forderung nach Entschädigung. Es entlastet auch oft die Behandlungssituation, wenn dem Betroffenen frühzeitig eindeutig gesagt werden kann, dass es zu keiner strukturellen Schädigung kam.

Die *Anamnese* ist in der Begutachtungssituation von eminenter Bedeutung, gerade auch in Hinblick auf das Verhalten des Geschädigten unmittelbar am Unfallort, den Zeitpunkt des Auftretens der Beschwerden, deren Art, die weiteren Behandlungsmaßnahmen, den Fortgang der Entschädigungsleistungen, schließlich auch das weitere berufliche und soziale Fortkommen.

Eine *klinische Untersuchung* ist obligat, wobei weniger die ohnehin zu erwartenden muskulären Verspannungen („wer hat solche nicht gelegentlich selbst?") von Bedeutung sind, als motorische oder sensible Störungen der oberen Extremitäten, Muskelatrophien, Hinweise auf eine Schonung einer Extremität oder auch Arbeitsspuren und Schwielenbildung an den Händen als Zeichen eines entsprechenden Arbeitseinsatzes. Auch die Überprüfung der unteren Extremitäten hinsichtlich einer Beteiligung der langen Bahnen im Rückenmark ist notwendig.

Die oft zitierte *Steilstellung im Röntgenbild* ist völlig unspezifisch und oft auch nur ein Artefakt bei der Röntgenuntersuchung, wenn die Assistentin den Patienten auffordert, die Schultern zu senken, um die unteren Segmente der HWS überlagerungsfrei darzustellen.

Die Erhebung eines *psychischen Befundes* ist unbedingt erforderlich, um sich ein Bild von der Persönlichkeit des Probanden zu machen, von seiner Einstellung zum Unfall und den Folgen, der Krankheitsverarbeitung, aber auch von unfallunabhängigen psychosozialen Faktoren, die den weiteren Verlauf oft nachhaltig prägen.

Die *technische Zusatzdiagnostik* wird sich nach dem klinischen Befund und der Fragestellung im Gutachtensauftrag richten. EMG-Ableitung, die SSEP, die magnetisch evozierten Potenziale und evt. auch ein EEG gehören zur neurologischen Basisdiagnostik.

Der Erstschaden muss im Vollbeweis gesichert sein. Psychoreaktive Beschwerden sind nach den Kriterien der somatoformen Störungen in Abhängigkeit von der Primärpersönlichkeit, der Vorgeschichte und der jeweiligen Rechtslage je nach Versicherung zu bewerten.

Die sehr häufig geklagten neurasthenischen Beschwerden sind in Tabelle 12.1 aufgeführt. Die Ursache dieser neurasthenisch anmutenden Beschwerden, die oft lange Zeit hartnäckig geklagt werden, ist bis heute unklar und organisch nicht zu erklären.

Die Annahme einer direkten Traumatisierung zerebraler Strukturen konnte weder neurophysiologisch noch durch bildgebende Ver-

Tab. 12.1 Neurasthenische Beschwerden nach einer HWS-Distorsion

- Rasche Erschöpfbarkeit
- Schlafstörungen
- Tagesmüdigkeit
- Schwindel
- Angst
- Geräuschempfindlichkeit
- Verminderte Belastbarkeit
- Reizbarkeit
- Verminderung der Konzentration und der Merkfähigkeit

fahren bestätigt werden, auch nicht durch SPECT-Untersuchungen mit 99m-Tc-HMPAO, die nach Art eines „Schnappschusseffektes" eine Momentaufnahme ermöglichen und wohl auch aus diesem Grunde höchst unterschiedliche Ergebnisse zeigen. Ihr Stellenwert ist unklar und sie sind im konkreten Einzelfall in der Begutachtung wenig hilfreich, da auch noch kein allgemeiner Konsens über ihre Aussagekraft besteht. Die vielfach vorgebrachten Befindlichkeitsstörungen lassen sich jedenfalls organisch schwerlich erklären. Es wird diskutiert, ob es sich dabei nur um Epiphänomene eines primären Schmerzsyndroms oder gar der medikamentösen Behandlung handelt. In die Überlegungen einbezogen wurde auch eine transiente Hirnstammdysfunktion, womit sich die häufigen vegetativen Begleiterscheinungen eventuell erklären lassen könnten – auch dies ist spekulativ. Unter dem Aspekt, dass die gesamte Crashphase nur 1/10 sec dauert, kann eine transiente Mangeldurchblutung im vertebro-basilären Gefäßsystem kaum als Erklärung herangezogen werden. Nach einer so kurzen Unterbrechung der Sauerstoffzufuhr kann eine Funktionsstörung des Gehirns nicht erwartet werden, umso mehr als die kognitiven Funktionen auch nicht vorrangig in diesem Gefäßbereich lokalisiert sind. Leistungsdefizite haben sich jedenfalls in der Spätphase und als Dauerfolgen einer HWS-Distorsion nicht sichern lassen. In der Akutphase sind Leistungs- und Befindlichkeitsstörungen längstens bis zu einem halben Jahr einigermaßen diskutabel.

Muskuläre Probleme mit Myalgien sind am ehesten nachvollziehbar, erklären aber nicht die oben genannten vielfältigen Befindlichkeitsstörungen. Überdehnungen der kleinen Nackenmuskeln wären naheliegend, sind jedoch bei Sportarten wie Rugby, Geräteturnen oder beim Kopfball des Fußballers dort sehr viel intensiver, führen aber so gut wie nie zu entsprechenden Beschwerden.

Ansprüche einer „neurootologischen Diagnostik" bezüglich „für ein Schleudertrauma typischer Befunde" haben sich nicht bestätigt. Ähnliches gilt für das Konzept einer Läsion der Kopfgelenke oder der Ligamenta alaria. Überhaupt sollte einer Überbewertung von radiologischen Befunden entgegengetreten werden. Entscheidend ist der klinische Befund.

12.2.2 Psychische Störungen

Psychische Störungen im Zusammenhang mit einem Unfall sind nach der in Deutschland verbindlichen ICD-10 der WHO definiert (Tab. 12.2).

Das Erleben eines Unfalles als völlig unerwartetes, angstbesetztes Ereignis liegt außerhalb alltäglicher psychischer Erfahrung. Bei entsprechend disponierten Personen kann dies zu einer unmittelbaren seelischen Reaktion führen, die heute als **„akute Belastungsreaktion"** (ICD-10: F43.0) bezeichnet wird. Sie ist einfühlbar und kann sich in unterschiedlichen Symptomen äußern. Typischerweise beginnt sie mit einer Art von „Betäubung" („numbness"), Angst, einer gewissen Bewusstseinseinengung und eingeschränkter Aufmerksamkeit, was laienhaft regelmäßig als „Unfallschock" bezeichnet wird. Es ist aber auch ein Unruhezustand und eine Überaktivität bis hin zu einer Fluchtreaktion möglich, ebenso Ärger und verbale Aggression. Dazu kommen vegetative Zeichen mit Tachykardie, Schwitzen und Erröten. Die Symptome erscheinen meist innerhalb von Minuten nach dem Unfall und klingen nach einigen Stunden, längstens nach 1–2 Tagen ab. Der Übergang zu einer einfühlbaren normalen Erlebnisreaktion ist fließend. Sie werden nach Verkehrsunfällen sehr häufig erlebt und von den Betroffenen geschildert.

Eine nicht ganz selten diskutierte **„posttraumatische Belastungsstörung"** (ICD-10: F43.1) ist im Rahmen eines Auffahrunfalles schwer vorstellbar. Sie ist definitionsgemäß an eine Situation außergewöhnlicher Bedrohung oder katastrophenartigen Ausmaßes gebunden, etwa an Naturereignisse bedrohlicher Art, Kampfhandlungen, das Mitansehen des gewaltsamen Todes anderer, Folterung, Vergewaltigung u. a. (A-Kriterium). Es muss auch eine Reaktion von Angst, Hilflosigkeit oder Grauen gegeben haben. Die übrigen Symptome wie Intrusionen, Flashbacks, Alpträume, Vermeidung von Situationen, die Erinnerungen an das Trauma wachrufen könnten u. a. sind erst dann von Bedeutung, wenn ein adäquates seelisches Trauma eindeutig ist. Hat ein solches Trauma nicht vorgelegen, so kann die Diagnose „Posttraumatische Belastungsstörung" nicht gestellt werden (Foerster u. Leonhardt 2003). Einer Inflation des Traumabegriffs mit Ausweitung auf leichte oder mäßig schwere Verkehrsunfälle, auch Heckauffahrunfälle etc., ist unbedingt entgegenzutreten.

Zu den häufigen mittel- und langfristigen Störungen zählt die **„Anpassungsstörung"** (ICD-10: F43.2) als Zustand von subjektivem Leiden und emotionaler Beeinträchtigung nach belastenden Lebensereignissen wie auch nach schwerer Erkrankung. Hier ist zu berücksichtigen, welche Bedeutung der Unfall in der subjektiven Bewertung der jeweiligen Persönlichkeit hat. Der individuellen Prädisposition oder Vulnerabilität kommt hier eine bedeutsame Rolle zu. Es handelt sich meist um Angstzustände und depressive Reaktionen. Hier gehen auch alle möglichen unfallunabhängigen psychosozialen Komponenten im weitesten Sinne (Partnerschaftsprobleme, Verlust des Arbeitsplatzes, finanzielle Einbußen u. a.) ein.

Unter einer **„anhaltenden somatoformen Schmerzstörung"** (ICD-10: F45.4) werden Schmerzen verstanden, die durch einen physiologischen Prozess oder eine körperliche Störung nicht vollständig erklärt werden können und obligat in Verbindung mit emotionalen Konflikten oder psychosozialen Problemen auftreten, die schwer genug sein sollten, um als entscheidende ursächliche Einflüsse zu gelten. Die Folge ist gewöhnlich eine beträchtliche persönliche oder medizinische Betreuung oder Zuwendung. Es wird eine Dauer von mindes-

tens 6 Monaten gefordert. Treten sie nach einem Unfall auf, so sollte ein Kausalzusammenhang sehr kritisch abgewogen werden.

Die **Neurasthenie** (ICD-10: F48.0) als neurotische Störung manifestiert sich in Klagen über vermehrte Müdigkeit nach geistigen Anstrengungen oder als Schwäche nach geringen körperlichen Belastungen, meist kombiniert mit einer Vielzahl weiterer Befindlichkeitsstörungen. Entsprechende Beschwerden werden gerade nach einer HWS-Distorsion bei Unfällen oft geklagt.

Sonstige neurotische Störungen (ICD-10: F04) unterschiedlicher Art, wie **Somatisierungsstörungen, somatoforme autonome Funktionsstörungen, dissoziative** oder **Konversionsstörungen** werden gelegentlich in Zusammenhang mit einem Unfallgeschehen gebracht. Meist ergeben sich aus der Vorgeschichte Hinweise auf eine länger zurückreichende neurotische Entwicklung und der Unfall stellt dann oft nur ein auslösendes Ereignis für eine psychische Dekompensation dar. Entscheidend ist die Erhebung einer biographischen Anamnese.

An die **Entwicklung körperlicher Symptome aus psychischen Gründen** (ICD-10: F68.0) ist zu denken, wenn körperliche Symptome, ursprünglich verursacht durch eine körperliche Störung, auffällig lange anhalten und mit einem aufmerksamkeitssuchenden (histrionischen) Verhalten und mit zusätzlichen unspezifischen Beschwerden nicht körperlichen Ursprungs einhergehen. Die Möglichkeit einer finanziellen Entschädigung nach Unfällen kann, muss aber nicht ursächlich sein.

Schließlich ist auf das weite Feld der **Depressionen** mit ihren Vitalstörungen bzw. Somatisierungen und nicht zuletzt auf die Möglichkeit von **Simulation** und **Aggravation** zu verweisen.

Während die akute Belastungsreaktion als subjektiv erlebter „Unfallschock" in den Bereich der nachvollziehbaren seelischen Akutreaktion gehört und eine grundsätzlich günstige Prognose hat, stellen die länger anhaltenden psychoreaktiven Störungen, vor allem die chronifizierte Anpassungsstörung und die anhaltende somatoforme Schmerzstörung, die prägenden Faktoren für eine lang dauernde Schmerzsymptomatik dar. Besonders problematisch ist dabei die meist feste Überzeugung des Verletzten, an einer organischen Schädigung durch den Unfall zu leiden und jegliche psychische Faktoren zu negieren. Eine organmedizinische Behandlung scheitert dann meist, da ein adäquates organisches Substrat fehlt und die an sich erforderliche psychotherapeutische und psychopharmakotherapeutische Behandlung wird vom Verletzten und seinen erstbehandelnden Ärzten abgelehnt. Die Erfolglosigkeit der üblichen physikalischen Therapie und der Schmerzmittel bestätigt den Betroffenen in seiner Überzeugung, schwer krank und verletzt zu sein, was den Wunsch nach Genugtuung und materieller Entschädigung naturgemäß fördert.

Die **organische emotional labile asthenische Störung** (ICD-10: F06.6) entspricht etwa der „pseudoneurasthenischen Störung" und ist durch Affektlabilität und eine Vielzahl von Befindlichkeitsstörungen geprägt und stets an eine Schädigung des Gehirns oder eine körper-

liche Krankheit geknüpft. Entsprechendes gilt für die **leichte kognitive Störung** (ICD-10: F06.7). Gedächtnis- und Lernstörungen sowie das Gefühl geistiger Ermüdung stehen nach einer obligaten Schädigung des Gehirns unspezifischer Genese im Vordergrund. Beim „HWS-Schleudertrauma" im eigentlichen Sinn ist genau dies eben nicht der Fall.

12.2.3 Weitere gutachtliche Probleme

An Gefäßschäden ohne fassbare Verletzung an Bandapparat, Bandscheiben bzw. ohne Fraktur ist vor allem eine **Dissektion der A. vertebralis** zu erwähnen, die nicht ganz selten – allerdings auch häufig spontan – auftritt. Als Prädilektionsstelle gilt die Höhe des 2. Halswirbels bis zur Schädelbasis. Zur Häufigkeit werden ganz unterschiedliche Angaben – je nach Patientengut – gemacht. Akut auftretende neurologische Ausfälle, vor allem Drehschwindel, eine Halbseitenstörung, dissoziierte Sensibilitätsstörungen (Wallenberg-Syndrom) und meist einseitige Nacken- und Hinterkopfschmerzen sind in vielfach wechselnder Ausprägung möglich.

Eine **radikuläre Symptomatik** ist vor allem bei älteren Verletzten mit ausgeprägten spondylochondrotischen Veränderungen und Einengung der Neuroforamina denkbar, wodurch geringere Bewegungsausschläge genügen, um eine Irritation benachbarter Strukturen hervorzurufen. Dies entspräche dem Grad III Quebec.

Ein häufig diskutiertes Problem ist das **beschwerdefreie Intervall** während der posttraumatischen Frühperiode. Eine allgemeine und unstrittige Regel in der Traumatologie besagt, dass jede strukturelle Verletzung unmittelbar nach dem Schadensereignis die ausgeprägtesten Beschwerden bewirkt. Dies gilt insbesondere für die HWS, da diese nicht nur die Last des Kopfes tragen muss, sondern ständig in Bewegung ist. Eine frische struktu-

Tab. 12.2 Psychosomatische Aspekte der HWS-Distorsion

• Unmittelbar nach dem Unfall akute Belastungsreaktion (F43.0) „Gefühl der Betäubung", Angst, „Unfallschock"
• Anpassungsstörung (F43.2) als depressive Reaktion je nach Persönlichkeitsstruktur
• Posttraumatische Belastungsstörung (F43.1) bei dieser Art von Unfall höchst unwahrscheinlich
• Anhaltende somatoforme Schmerzstörung (F45.4) in Abhängigkeit von unfallfremden Faktoren
• Neurasthenie (F48.0) als persönlichkeitseigentümliche Reaktionsform
• Entwicklung körperlicher Symptome aus psychischen Gründen (F68.0)

relle Gewebsschädigung würde sofort zu einer erheblichen Schmerzempfindung führen, die den Betroffenen veranlassen würde, den Kopf mit den Händen abzustützen und ruhig zu stellen. Tatsächlich ist dies auch bei schweren Traumen durchaus der Fall.

Postuliert man eine allmähliche Ödembildung oder gar nur mikrostrukturelle Verletzungen, so ließe sich damit nur ein kurzes beschwerdefreies Intervall von wenigen Stunden begründen. Das Phänomen des beschwerdefreien Intervalls schließt damit eine Strukturschädigung bereits aus. Schmerzen müssten spätestens am folgenden Morgen auftreten, wenn die HWS wieder das Kopfgewicht tragen muss und die Weichteile bewegt werden. Ein längeres Intervall ohne Beschwerden lässt sich schwerlich erklären, ein solches von mehr als 24 Stunden erweckt schwerwiegende Bedenken, mehr als 48 Stunden sind nicht glaubhaft. Je kürzer ein bei den Erstuntersuchungen dokumentiertes beschwerdefreies Intervall ist, ein umso schwereres Trauma kann angenommen werden. Regelhaft ist ein beschwerdefreies Intervall keinesfalls.

Eine progrediente Beschwerdesymptomatik von „Crescendocharakter" spricht gegen eine organische Verursachung, allenfalls ist dies noch am ersten Tag möglich.

Problematisch ist auch die Abgrenzung von Beschwerden im Rahmen einer HWS-Distorsion bei einer **vorbestehend degenerativ veränderten HWS**. Grundsätzlich ist davon auszugehen, dass eine Verschlimmerung eines degenerativen Bandscheibenschadens durch von außen einwirkende Kräfte nur selten eintritt. Eine richtunggebende Verschlimmerung liegt nur dann vor, wenn durch das äußere Ereignis nachweisbare Deformierungen entstanden sind, etwa in Fehlstellung verheilte Wirbelfrakturen. Bei einer einfachen HWS-Distorsion ist dies nicht der Fall. Die Symptomatik degenerativ bedingter zervikaler Bandscheibensyndrome unterscheidet sich im Grunde ja nicht von der posttraumatischer Zervikalsyndrome. Trifft eine Beschleuni-

gungsverletzung der HWS auf eine degenerativ vorgeschädigte Wirbelsäule, so erscheint es angemessen, von einer vorübergehenden, d. h. zeitlich abgrenzbaren, nicht richtunggebenden Verschlimmerung eines unfallunabhängigen Leidens auszugehen. Eine vorübergehende Erhöhung der sonst angemessenen MdE ist zweckmäßig. In vielen Fällen wird dem bereits durch eine primär verlängerte Zeit der Arbeitsunfähigkeit Rechnung getragen.

In der Begutachtungssituation kann keinesfalls die Schilderung der Betroffenen zum Unfallhergang kritiklos übernommen werden. Sie ist vielmehr durch das eingehende Studium möglichst vieler ärztlicher Atteste und Befundberichte, gerade aus der Zeit unmittelbar nach dem Unfall, und möglichst auch des Unfallprotokolls der Polizei zu überprüfen. Von besonderer Bedeutung ist das Verhalten des Verletzten direkt nach dem Unfallereignis.

Ein verkehrstechnisches bzw. unfallanalytisches Gutachten zum Unfallschaden und die erfolgten Energieeinwirkungen sind hilfreich, ersetzen jedoch nicht das ärztliche Gutachten. Als „Delta v" wird die Kollisionsgeschwindigkeitsdifferenz bezeichnet, deren Höhe Rückschlüsse auf die im Rahmen des Unfalls freigewordenen Energien erlaubt. Als Harmlosigkeitsgrenze gilt eine Delta v von 10 km/h, wobei jedoch auch bei höheren Werten nicht zwangsläufig eine Halswirbelsäulenverletzung zu erwarten ist.

12.2.4 Schweregradeinteilung der HWS-Distorsion

Um eine Gleichbehandlung aller Versicherten anzustreben, sollten gewisse grundlegende Regeln bei der Begutachtung eingehalten werden. Dazu gehört auch der Versuch einer Einteilung des Schweregrades der HWS-Distorsion.

Erdmann (1973) hat sich um die Einteilung der Beschleunigungsverletzung der HWS verdient gemacht. Seine Klassifikation ist noch

heute in der gängigen und allgemein anerkannten Gutachtensliteratur enthalten. Allerdings wird sie in unserer Zeit in der Begutachtung zunehmend kritisch beurteilt und hat
mehr historischen Charakter. Die Unterschei-

dungsmerkmale sind ungenau und die so
wichtige Unterscheidung von Schweregrad I
zu II ist nicht eindeutig. Sie soll aber hier aufgrund der immer noch weiten Verbreitung
aufgeführt werden (Tab. 12.3).

Tab. 12.3 Schweregrade der HWS-Distorsion nach Erdmann (1973)

Symptome	I	II	III
Annähernd schmerzfreies Intervall	häufig vorhanden (12–16 Stunden)	seltener vorhanden (4–8 Stunden)	nicht vorhanden
Schluckbeschwerden, Schmerzen im Mundbodenbereich oder in den Rektusmuskeln des Halses	selten (3–4 Tage lang)	häufig (3–4 Tage lang)	meist obligat
Totale Haltungsinsuffizienz der Kopfhaltemuskulatur	nicht vorhanden	fehlt als Sofortphänomen; bisweilen nachträglich	als Sofortphänomen immer vorhanden
„Steifer Hals" bzw. schmerzhafte Bewegungseinschränkung für Kopf und Hals, tastbar bei manueller Prüfung	häufig, meist erst als Sekundärsymptom, Dauer 1–2 Wochen	meist vorhanden, meist als Primärphänomen, seltener nach Intervall	immer vorhanden, Dauer länger als 2 Monate
Schmerzen paravertebral zwischen den Schulterblättern „Kralle"	gelegentlich (bei etwa 15%)	häufiger (bei etwa 30%)	fast stets vorhanden
Primäre Parästhesien in den Händen, gelegentlich auch an den Unterarmen	selten	häufiger, aber meist ohne motorische Lähmungen	fast stets vorhanden
Positive Verletzungsmerkmale im Röntgenbild der HWS • primäre • sekundäre (n. 3–6 Wochen)	 fehlen fehlen	 fehlen bisweilen vorhanden	 vorhanden vorhanden
Bettlägerigkeit	fehlt oft	meist vorhanden (einige Tage)	fast stets vorhanden
Dauer der unfallbedingten Arbeitsunfähigkeit	1–3 Wochen (fehlt gelegentlich ganz)	2–4 Wochen	über 6 Wochen
Unfallbedingte MdE nach Wiedereintritt der Arbeitsfähigkeit	20% auf die Dauer von 0–4 Wochen	20% bis zum Ende des 1. halben Jahres, 10% bis zum Ende des 1. Unfalljahres	30% bis zum Ende des 1. halben Jahres, 20% bis zum Ende des 2. Unfalljahres, 10–20% Dauerrente

Morphologisch geht man beim Schweregrad I von einer bloßen Zerrung aus, beim Schweregrad II von Gelenk-
kapselbänderrissen ohne Bandscheibenruptur, Muskelzerrungen, einem retropharyngealen Hämatom und beim
Schweregrad III von isolierten Bandscheibenrissen, Rupturen im dorsalen Bandapparat, auch von Frakturen und
Luxationen.

Tab. 12.4 Quebec-Task-Force-Klassifikation der HWS-Beschleunigungsverletzung (nach Spitzer et al. 1995)

Grad	0	I	II	III	IV
Nackenschmerz	–	+	+	+	+
Klinischer Befund	–	–	+ Muskelhartspann, reduzierte HWS-Beweglichkeit	+ neurologisches Defizit	+
Radiologischer Befund	–	–	–	–	+ Fraktur, Dislokation

Neuere Stadieneinteilungen, die sich in der Praxis besser bewährt haben und zunehmend Eingang in die Literatur finden, sind die nach der Quebec-Task-Force-Klassifikation (Tab. 12.4) und nach Schröter (Tab. 12.5), beide 1995 veröffentlicht. Besonders die Einteilung nach Schröter empfiehlt sich für die Begutachtung, da hier auch präzise Angaben zur empfohlenen MdE gemacht werden, die sich in der praktischen Anwendung bewährt haben.

In der Quebec-Task-Force-Klassifikation wird auf eine Empfehlung zur MdE-Beurteilung verzichtet. Für die Begutachtung ist sie daher nur bedingt hilfreich.

Vereinfachte Quebec-Task-Force-Klassifikation:

● Grad I: Nackenschmerz
● Grad II: Nackenschmerz, Muskelhartspann, reduzierte HWS-Beweglichkeit
● Grad III: + neurologisches Defizit
● Grad IV: + radiologisch Fraktur oder Dislokation

Nach Suchenwirth (1993) gilt für die HWS-Distorsion:

Tab. 12.5 Einteilung der HWS-Beschleunigungsverletzung (nach Schröter 1995)

Schweregrad	Kfz-Schaden	Verletzung	Beschwerdearmes Intervall	Beschwerdeursache	Therapie	Dauer der Arbeitsunfähigkeit	Dauerschaden	MdE
0	Bagatelle	keine	0 bis Wochen oder Monate	Erlebnisreaktiv	Entdramatisierung	0	0	0
I	mäßige Chassisstauchung	funktionell	maximal einige Stunden, < 1 Tag	Weichteilzerrung + Ödem	keine, evtl. frühfunktionell	0 bis wenige Tage	0	0
II	erheblicher Verkürzungseffekt	mikrostrukturell	0 bis wenige Minuten	Faserrupturen + Einblutungen	frühfunkt. + physikal. + Analgetika	0 bis ca. 14 Tage	unwahrscheinlich	0 bis unter 10 %
III	grobe Verformungen auch der Fahrgastzelle	makrostrukturell	0	Definition nach *objektivem* Befunden	frühfunkt. + physikal. + Analgetika	nach Heilverlauf	objektiver Befund maßgebend	je nach objekt. Befund

„Langfristige, über 3 Monate dauernde Beschwerden besitzen nur in ganz besonders begründeten Ausnahmefällen neurologischerseits versicherungsrechtliche Relevanz."

Zu betonen ist noch einmal die Erfordernis des Ausschlusses einer zerebralen Beteiligung, besonders durch die Dokumentation eines fehlenden Bewusstseinsverlustes nach dem Unfall.

Neurologische Ausfälle sind natürlich zusätzlich zu berücksichtigen.

Es kommt somit nur bei einem anzunehmenden Schweregrad III eine rentenberechtigende MdE über ein Jahr hinaus in Betracht. Die Feststellung einer rentenrelevanten MdE für die Rente auf unbestimmte Zeit stellt die Ausnahme dar und bedarf einer schlüssigen Begründung.

Schröter (1995) formuliert in diesem Zusammenhang: „Unzählige Gutachten sind im Ergebnis unbrauchbar, weil die Unkenntnis vom primären Verletzungsbild ersetzt wurde durch Behauptungen und Spekulationen, nicht selten gestützt auf eine unreflektierte Anwendung von – teils problematischen – Schweregradeinteilungen. Unter diesem Aspekt hätte es sie besser nie gegeben."

Die *nicht organisch bedingten psychischen Unfallfolgen* sind in der privaten Unfallversicherung nach den AUB vom Versicherungsschutz ausgeschlossen. In der gesetzlichen Unfallversicherung muss gemäß der dort gültigen Kausalitätslehre bei psychischen Unfallfolgen geprüft werden, welche deren im rechtlichen Sinn wesentliche Bedingung ist, d. h. ob sie tatsächlich eine Unfallfolge darstellen oder ob sie persönlichkeitsbedingt sind (Tab. 12.6 u. 12.7). Letzteres obliegt allerdings dem Vollbeweis.

Im *Haftpflichtrecht* können „Beschwerden" eine Verletzung darstellen, ohne dass ein eigentlicher Körperschaden vorliegt, vorausgesetzt, der Eingriff in die körperliche Integrität war nicht ganz unwesentlich. Eine „Begehrensneurose" ist allerdings auszuschließen. Für Schmerzensgeldforderungen galt bisher die Stadieneinteilung nach Erdmann.

Nach den „Anhaltspunkten für die Begutachtung der Halswirbelsäulenverletzungen" – zusammengestellt für die Kommission Gutachten der Deutschen Gesellschaft für Unfallchirurgie (DGU) von Weber, Badke und Hausotter (2004) gilt: Wenn nach einem Unfall lang dauernde Verletzungsfolgen der HWS geäußert werden, sind folgende Störungen zu diskutieren:

* nach Verletzungen vom Quebec-Typ I und Quebec-Typ II: bei länger dauernden Beschwerden eine somatoforme Störung
* unfallunabhängige krankhafte Veränderungen der HWS (meist bandscheibenbedingte Erkrankungen)

Tab. 12.6 Argumente für ein bio-psycho-soziales Entstehungsmodell chronischer Beschwerden nach einer HWS-Distorsion (nach Ferrari et al. 2002)

Eindeutige Abhängigkeit der Beschwerden von soziokulturellen Gegebenheiten
Erhebliche nationale Unterschiede
Einfluss von Voreinstellungen, Erwartungen und Befürchtungen
Abhängigkeit von Versicherungslage und juristischen Implikationen
Auslösbarkeit der Beschwerden auch ohne jedes biomechanisches Trauma
Häufigkeit identischer Beschwerden in der unverletzten Durchschnittsbevölkerung
Besserung der somatischen Beschwerden bei Besserung der psychischen Situation
Abhängigkeit von der Erwartungshaltung medizinischer und juristischer Ratgeber

Tab. 12.7 HWS-Distorsion – Wie ist die Realität?

- „Schleudertrauma" in der Bevölkerung fester Begriff, mit „unschuldig" und Entschädigung verknüpft
- Polizist fragt bereits an der Unfallstelle: „Haben Sie ein Schleudertrauma?"
- Rechtsanwalt: „Sie müssen doch eines haben!"
- Hausarzt neigt oft zum katastrophisieren: „Sie werden noch lange damit zu tun haben!"
- Krankenhausambulanz macht aus forensischen Gründen ausgedehnte Diagnostik, nicht selten ergeben sich Minimalbefunde („Steilstellung"), die den Patienten im Unklaren lassen
- Patient horcht immer mehr in sich hinein, überbewertet normale Befindlichkeitsstörungen, auch normale Verspannungen im Nacken
- Begehrenshaltung wird von allen Seiten bestärkt

- Folgen einer knöchernen oder diskoligamentären Verletzung (Quebec-Typ IV)
- Neurologisches Defizit (Nervenwurzelirritation, medulläre Symptomatik, neurologische Folgen von Gefäßverletzungen – Quebec-Typ III)
- Simulation und Aggravation (unter Umständen mit den obigen Störungen kombiniert)

Bei Moorahrend (1993) findet sich eine Stellungnahme von Schröter: „Ausgehend von den günstigen und sogar folgenlosen Ausheilungsergebnissen bei teils schweren strukturellen Halswirbelsäulenverletzungen wäre es geradezu paradox, die teils monströs ausgeweiteten und stets vegetativ gefärbten Beschwerden ohne hinreichendes organisches Korrelat nach funktionellen Verletzungen im Sinne der Distorsion als Unfallfolge einzuordnen."

Literatur

Di Stefano G. Das so genannte Schleudertrauma – Neuropsychologische Definite nach Beschleunigungstrauma der Halswirbelsäule. Bern: Hans Huber 1999.

Dilling H, Mombour W, Schmidt MH (Hrsg). Internationale Klassifikation psychischer Störungen. ICD-10 Kapitel V (F). Bern: Hans Huber 1992.

Erdmann H. Schleuderverletzung der Halswirbelsäule. Stuttgart: Hippokrates 1973.

Ferrari R, Russell AS, Lang CJG. Warum Patienten mit einfacher Halswirbelsäulendistorsion persistierende Beschwerden auf neurologischem Gebiet entwickeln können. Versicherungsmedizin 2002; 54: 138–44.

Foerster K, Leonhardt M. Diagnose und Differenzialdiagnose der posttraumatischen Belastungsstörung. Med Sach 2003; 99: 146–9.

Hausotter W. Verkehrsunfälle aus sozialmedizinischer Sicht – Ein medizinhistorischer Brückenschlag. Swiss Surgery 1997; 3: 142–8.

Hausotter W. Begutachtung somatoformer und funktioneller Störungen. 2. Aufl. München, Jena: Elsevier Urban & Fischer 2004.

Moorahrend U (Hrsg). Die Beschleunigungsverletzung der Halswirbelsäule – mit interdisziplinärem Konsens. Stuttgart: Gustav Fischer 1993.

Poeck K. Zur neurologischen Begutachtung nach „HWS-Schleudertrauma". Akt Neurol 2002; 29: 288–94.

Schmidt J, Lohsträter A. Unfallchirurgische Begutachtung der HWS-Distorsion. Versicherungsmedizin 2003; 55: 118–21.

Schröter F. Bedeutung und Anwendung verschiedener Einteilungsschemata der HWS-Verletzungen. In: Kügelgen B (Hrsg). Neuroorthopädie 6. Berlin: Springer 1995.

Spitzer WO, Skovron ML, Salmi LR, Cassidy JD, Duranceau J, Suissa S, Zeiss E. Scientific monograph of the Quebec Task Force on Whiplash-Associated Disorders. Spine (Suppl.) 1995; 20: 1S–73S.

Suchenwirth RMA. Begutachtung von „Schleudertraumen". Nervenheilkunde 1993; 12: 230–67.

Tegenthoff M. Die Begutachtung neurologisch bedingter Schwindelbeschwerden. In: Stoll W (Hrsg). Das
neurootologische Gutachten. Stuttgart, New York:
Thieme 2002.

Weber M. Halswirbelsäulenverletzungen: Prinzipielles
zur gutachterlichen Beurteilung. Hefte zur Unfallchirurgie 1998; 272: 148–50.

Weber M, Badke A, Hausotter W. Anhaltspunkte für
die Begutachtung der Halswirbelsäulenverletzungen – zusammengestellt für die Kommission Gutachten der Deutschen Gesellschaft für Unfallchirurgie (DGU). DGU-Mitteilungen und Nachrichten. Supplement. 2004; 26: 11–26.

Widder B, Hausotter W, Marx P, Tegenthoff M, Wallesch CW. Dauerhafte Muskelfunktionsstörung
nach HWS-Schleudertrauma? Akt Neurol 2002; 29:
469–70.

13 Periphere Nervenläsionen

Die Begutachtung der peripheren Nervenläsionen gehört zu den essenziellen Aufgaben des neurologischen Gutachters. In der Literatur finden sich seit über 100 Jahren Angaben zu den prozentualen Einschätzungen von Funktionsstörungen durch Nervenverletzungen. Die heute allgemein akzeptierten Erfahrungswerte differieren etwas von Autor zu Autor und auch je nach Rechtsgebiet.

Der jeweilige Verlauf der einzelnen Nerven und ihr Anteil an der motorischen, sensiblen und vegetativen Versorgung ist den Lehrbüchern der Neurologie zu entnehmen.

13.1 Klinischer Befund

Zur Beurteilung des Schweregrades einer peripheren Nervenläsion hat sich die Einteilung nach Seddon (1975) in drei Schweregrade bewährt (Tab. 13.1).

Zur Einteilung peripherer Nervenläsionen nach dem Ausmaß der intraoperativ festgestellten Schädigung erweist sich die Tabelle nach Sunderland (1978) als hilfreich (Tab. 13.2).

Im Gutachten ist eine exakte **klinische Zuordnung** der bestehenden motorischen und sensiblen Ausfälle zum Verteilungsmuster eines oder mehrerer Nerven erforderlich, ebenso auch die elektromyographische und elektroneurographische Sicherung bzw. auch die Fragestellung nach eventuell zusätzlich betroffenen Nachbarnerven im Rahmen der Gesamtverletzung. Dabei ist auch auf die nicht selten vorkommenden *Innervationsanomalien*, vor allem im Bereich der Hand, hinzuweisen, wobei vom Extrem einer ausschließlichen Medianusversorgung bis zum anderen Extrem einer ausschließlichen Ulnarisversorgung viele Übergänge bestehen. Die Begutachtung einer peripheren Nervenverletzung schließt aber auch sekundäre Funktionsstörungen der beteiligten Muskeln und Gelenke ein, wobei im Gutachten Umfangsdifferenzen der Extremitäten ebenso aufzuführen sind wie mögliche Beweglichkeitseinschränkungen benachbarter Gelenke nach der Neutral-Null-Methode.

Das Ergebnis der Kraftprüfung sollte standardisiert nach den gängigen Kraftgraden des British Medical Research Council erfolgen (Tab. 13.3).

Tab. 13.1 Schweregrade einer peripheren Nervenläsion nach Seddon (1975)

- *Neurapraxie* ist die leichteste Form einer Nervenschädigung mit einem meist innerhalb einiger Wochen reversiblen Leitungsblock. Spätschäden sind daraus nicht abzuleiten.

- *Axonotmesis* bedeutet eine Läsion des Axons, die Hüllstrukturen sind kontinuierlich erhalten geblieben, sodass die aussprossenden Nervenfasern in aller Regel den Anschluss an das Endorgan finden und meist ein befriedigendes Endergebnis der Reinnervation zu erwarten ist.

- *Neurotmesis* bedeutet, dass nicht nur die Achsenzylinder, sondern auch die Hüllstrukturen geschädigt, häufig durchtrennt sind, sodass selbst bei optimaler operativer Nervenversorgung meist keine vollständige Reinnervation und damit ein entsprechendes neurologisches Defizit zu erwarten ist.

Tab. 13.2 Einteilung der Nervenverletzungen nach dem Ausmaß der intraoperativ festgestellten Schädigung (nach Sunderland 1978)

Grad I	Verlust der Leitfähigkeit bei erhaltenem Axon. Es kann eine segmentale Demyelinisierung eintreten. Vollständig reversibel.
Grad II	Das Axon ist durchtrennt, der distale Anteil degeneriert. Das Endoneurium ist erhalten. Meist vollständig reversibel.
Grad III	Das Axon ist unterbrochen und degeneriert. Das Endoneurium ist durchtrennt und die interne Struktur des Faszikels geht verloren. Nur langsame und meistens unvollständige Erholung. Typische Läsion bei Zug.
Grad IV	Vollständige Zerstörung der internen Struktur des Nerven. Nur das Perineurium ist erhalten. Spontane Regeneration zwar möglich, aber selten. Meistens entwickelt sich ein Neurom. Die Läsion muss chirurgisch versorgt werden.
Grad V	Kontinuitätsverlust des Nerven. Besserung nur durch chirurgisches Vorgehen möglich.

Ninhydrin-Test

Der für die Beurteilung peripherer Nervenläsionen sehr wertvolle und einfach durchzuführende Ninhydrin-Test nach Moberg dient der Darstellung der Schweißsekretion und damit der Objektivierung eventueller peripherer Sensibilitätsstörungen, da die periphere Verteilung der sudori-sekretorischen Fasern eng an die sensiblen Hautnerven angelehnt ist. Bei Unterbrechung sensibler Nervenstämme kommt es zu nachweisbaren Defekten der Schweißsekretion vom peripheren Typ, die in Form und Ausdehnung mit den Sensibilitäts-

störungen übereinstimmen. Diese Übereinstimmung von Schweißdrüsensekretionsausfällen und Sensibilitätsstörungen ist bei peripheren Nervenunterbrechungen weitgehend gegeben (Mumenthaler et al 2003).

13.2 Begutachtung

Bei der Begutachtung einer peripheren Nervenläsion spielt neben Art, Ausmaß und Zeitpunkt des Traumas auch die durchgeführte Behandlung eine wesentliche Rolle. Im Allge-

Tab. 13.3 Kraftgrade bei der motorischen Funktionsprüfung

Kraft grad	Definition
0	Fehlende Muskelkontraktion
1	Eben sichtbare Muskelanspannung
2	Bewegung des Gliedmaßenabschnitts bei Ausschaltung der Schwerkraft
3	Aktive Bewegung gegen die Schwerkraft
4–	Aktive Anspannung gegen leichten Widerstand
4	Aktive Anspannung gegen mäßigen Widerstand
4+	Aktive Anspannung gegen kräftigen Widerstand (jedoch schwächer als auf der Gegenseite)
5	Normale Kraft

meinen gilt, dass bei einer scharfen Gewalteinwirkung auf den Nerven und dem neurophysiologischen Nachweis einer kompletten Denervierung schon innerhalb der ersten 6 Wochen eine operative Behandlung durchgeführt werden sollte. In den übrigen Fällen müsste die Entscheidung für ein operatives Vorgehen innerhalb der ersten 6 Monate fallen.

13.2.1 Gesetzliche Rentenversicherung

In der Beurteilung für die gesetzliche Rentenversicherung haben die Nervenverletzungen im Allgemeinen nur geringe Bedeutung. Ein aufgehobenes Leistungsvermögen wird durch eine periphere Nervenverletzung allein kaum je bedingt sein, allenfalls ist eine solche als Zusatzkomponente im Rahmen eines Polytraumas zu bewerten. Dagegen kann durchaus Berufsunfähigkeit resultieren, wenn für die Berufsausbildung funktionell wichtige Nerven betroffen sind. Bei bestimmten Berufen kann dabei allein schon ein sensibles Defizit im Bereich der Hand ausschlaggebend sein (z. B. Musiker).

13.2.2 Gesetzliche und private Unfallversicherung

Die überragende Bedeutung der Begutachtung peripherer Nervenläsionen liegt naturgemäß in der gesetzlichen und privaten Unfallversicherung. Die Erfahrungswerte für die unfallbedingte MdE bzw. den Invaliditätsgrad bei einem vollständigen Funktionsverlust der betroffenen Nerven sind entsprechenden Tabellen zu entnehmen. In Tabelle 13.4 wurde versucht, die in der Literatur etwas unterschiedlich angegebenen Werte jeweils zu einem Mittelwert zusammenzufassen, um den Gebrauch übersichtlicher zu gestalten. Abweichungen sind bei entsprechender Begründung möglich. Es ist erneut darauf hinzuweisen, dass es für die gesetzliche und die private

Unfallversicherung keine verbindlichen, gesetzlich festgelegten MdE-Werte, sondern nur die sog. Erfahrungswerte in der Literatur gibt, die je nach Autor etwas schwanken.

Für die häufig nur partielle Läsion einzelner Nerven ist die jeweilige MdE in angemessenem Umfang niedriger anzusetzen. Trophische Störungen und außergewöhnliche Schmerzsyndrome im Anschluss an periphere Nervenverletzungen können demgegenüber auch eine höhere MdE begründen. Für die private Unfallversicherung gilt die Gliedertaxe.

Die früher gebräuchliche Unterscheidung in rechte und linke bzw. Gebrauchshand und Gegenhand ist in den letzten Jahren aufgegeben worden.

Es ist zweckmäßig, auf **einzelne Probleme** in diesem Zusammenhang einzugehen, da sie nicht selten gutachtliche Schwierigkeiten aufwerfen.

Beim *N. ulnaris* ist zu berücksichtigen, dass gerade im Bereich des Sulcus nervi ulnaris häufig spontane bzw. im Laufe des Lebens auch durch Mikrotraumen erworbene Veränderungen auftreten, die zu einem Sulcus-ulnaris-Syndrom führen, welches nicht selten dem Verletzten erst im Rahmen einer Unfallsituation bewusst wird. Dies lässt sich oft schwer von einem dann geltend gemachten Unfallereignis abgrenzen. Andererseits sind Folgeschäden nach einer Ellenbogengelenksverletzung und nachfolgender Arthrose im Sinne einer Spätlähmung des N. ulnaris nicht selten. Auch bei längerem Aufstützen des angewinkelten Armes auf eine harte Unterlage kommt es häufig zu einer Läsion des N. ulnaris. Entsprechendes gilt für Lagerungsschäden bei Operationen.

Beim *N. medianus* ist vor allem das spontan auftretende Karpaltunnelsyndrom von Bedeutung. Es findet sich aber auch nicht selten nach einer unmittelbaren traumatischen Einwirkung, etwa bei einer Handgelenksfraktur. Ein besonderes gutachtliches Problem stellen Weichteilverletzungen der Hand dar, die mit

Tab. 13.4 Gutachtliche Bewertung peripherer Nervenschäden. Die früher übliche unterschiedliche Bewertung von Gebrauchsarm bzw. Gebrauchshand und Gegenarm bzw. Gegenhand hat rechtlich keinen Bestand und wird daher heute nicht mehr angegeben. Begründet wird dies unter anderem damit, dass im modernen Arbeitsleben mehr und mehr die Beidhändigkeit bei der Bedienung von Maschinen und Computern erforderlich ist.
Die aufgeführten Erfahrungswerte sind Anhaltspunkte für die Begutachtung und rechtlich nicht verbindlich.
Schmerzen und trophische Störungen rechtfertigen jeweils höhere Bewertungen, Teilausfälle jeweils geringere Einstufungen.

Armnerven A = Arm	Gesetzliche Unfallversicherung MdE (%)	Private Unfallversicherung Invaliditätsgrad (Gliedertaxe)
Plexus cervicalis (ventrale Äste aus C1–C3, z. T. auch C4)	unter 10	unter 10 %
N. occipitalis major	unter 10	unter 10 %
Armplexus • globale Lähmung • obere Lähmung • untere Lähmung	75 40 60	1/1 A 4/10 A 1/1 A
N. accessorius	20	1/7 A
N. suprascapularis	10	1/20 A
N. thoracicus longus	25	1/7 A
N. thoracodorsalis	unter 10	1/20 A
N. axillaris	30	2/10 A
N. musculocutaneus	25	3/10 A
N. radialis • hohe Lähmung (einschl. M. triceps) • mittlere Lähmung (einschl. radiale Handstrecker)	30 25	4/10 A 3/10 A
Ramus profundus	20	1/7 A
Ramus superficialis	unter 10	1/20 A
N. medianus • proximale Lähmung • distale Lähmung	35 25	1/3 A 2/10 A
N. ulnaris • proximale Lähmung • distale Lähmung	25 20	1/3 A 2/10 A
Beinnerven B = Bein	Gesetzliche Unfallversicherung MdE (%)	Private Unfallversicherung Invaliditätsgrad (Gliedertaxe)
Beinplexus – global	75	1/1 B
Plexus lumbalis	40	
Plexus sacralis	60	
N. pudendus	10	10 %

Tab. 13.4 Fortsetzung

Beinnerven B = Bein	Gesetzliche Unfall- versicherung MdE (%)	Private Unfallversicherung Invaliditätsgrad (Gliedertaxe)
N. iliohypogastricus	10	10%
N. ilioinguinalis	10	10%
N. genitofemoralis	10	10%
N. femoralis – mit Hüftbeugern	35	1/2 B
N. femoralis – ohne Hüftbeuger	30	4/10 B
N. cutaneus femoris lateralis	unter 10	1/20 B
N. saphenus	10	1/20 B
N. gluteus superior	20	2/7 B
N. gluteus inferior	20	2/7 B
N. obturatorius	10	1/10 B
N. ischiadicus (ohne Glutealmuskulatur)	50	4/5 B
N. peroneus communis	20	2/5 B
N. peroneus profundus	20	1/3 B
N. peroneus superficialis	15	1/10 B
N. tibialis (proximal)	25	1/3 B
N. tibialis (distal)	15	1/4 B
N. suralis	unter 10	1/20 B
N. tibialis und N. peroneus communis	45	5/10 B

Die Angaben zur MdE bzw. zum Invaliditätsgrad sind als Mittelwerte der in der Literatur veröffentlichten Werte und der eigenen Erfahrungswerte in der Begutachtung aufzufassen. In der Literatur differieren die Vorschläge zur Bewertung der peripheren Nervenläsionen etwas, sodass versucht wurde, einen ungefähren Mittelwert als Kompromiss anzugeben.
Die obige Graduierung stützt sich vor allem auf die Angaben in der Literatur von Mumenthaler et al. (2003), Schönberger et al. (2003), Manz (2000), Rauschelbach (2000), Hausotter (1994), Stöhr und Riffel (1988).

einer starken Schwellung einhergehen, z. B. im Rahmen einer Quetschung mit Einblutung in den Karpalkanal, die dann nicht selten auch mit einer gewissen Latenz ein typisches Karpaltunnelsyndrom hervorrufen. Bei entsprechender Lokalisation des Traumas und Brückensymptomen wie einer deutlichen Schwellung der Hand ist dies als Unfallfolge anzuerkennen.

Zur Stadieneinteilung des Karpaltunnelsyndroms siehe Tabelle 13.5.

Tab. 13.5 Stadieneinteilung des Karpaltunnelsyndroms (KTS)

Stadium I	Schmerzen und Parästhesien
Stadium II	Taubheitsgefühl
Stadium III	Taubheitsgefühl, partielle Atrophie der Thenarmuskulatur
Stadium IV	komplette Atrophie und Plegie des M. abductor pollicis brevis

In seltenen Fällen kommt es – wohl anlage-bedingt – zu einer sonst ungewöhnlichen Häu-fung peripherer Nervenkompressionssyndro-me (Rohde u. Hausotter 1993).

Beim *N. radialis* finden sich neben den offensichtlichen Verletzungen durch eine Humerusfraktur sehr viel häufiger Druckpare-sen, etwa im tiefen Schlaf, besonders unter Alkoholeinwirkung, was sich manchmal von traumatischen Einwirkungen im Rahmen eines Unfalles schwer abgrenzen lässt. Auch hier kommt einer sorgfältigen Anamnese besondere Bedeutung zu.

Bei Schädigung der übrigen Nerven des Armes oder des gesamten Plexus brachialis überwiegen direkte traumatische Einwirkun-gen als Ursache.

Im Bereich der unteren Extremitäten ist der *N. peroneus* am häufigsten betroffen. Auch hier gilt die Abgrenzung zu einfachen Druckläsi-onen, etwa bei längere Zeit übereinanderge-schlagenen Beinen, aber auch durch enge Ver-bände, unsachgemäße Lagerung des (verletz-ten) Beines, z. B. beim bettlägerigen Patienten, nicht selten allein schon durch den Druck der Bettkante.

Oft findet sich eine hochsitzende *Ischiadi-kusläsion* durch Frakturen im Bereich des Hüftgelenkes und des Oberschenkels, wobei der Anteil des N. peroneus am häufigsten im Sinne einer Spätfolge betroffen ist. Die Sprit-zenlähmung des N. ischiadicus ist die bekannteste Schädigungsmöglichkeit durch therapeutische Maßnahmen, sei es durch direkte Nadelverletzung, Blutung oder toxi-sche Schädigung durch das verabreichte Pharmakon.

Für alle peripheren Nervenläsionen gilt, dass im Rahmen eines chronischen Alkoho-lismus und auch eines Diabetes mellitus meist schon geringe Druckeinwirkungen ausrei-chen, um eine recht ausgeprägte periphere Nervenläsion zu erzeugen, wobei von einer vorbestehenden latenten Polyneuropathie im Rahmen dieser Erkrankungen auszugehen ist.

Die Bewertung der verbliebenen *Sensibili-tät* nach Schädigung eines Nervs ist sehr viel schwieriger. Man ist hier noch mehr als bei der Beurteilung der motorischen Funktion auf die Mitarbeit des Untersuchten angewiesen. Der Ninhidrin-Test ist hier hilfreich (s. o.), wenn Handfläche oder Fußsohle betroffen sind. Eventuell bestehende trophische Störungen sind ebenso zu berücksichtigen wie die Beschwielung der Handflächen und der Fuß-sohlen.

In der privaten Unfallversicherung werden die peripheren Nervenläsionen nach der *Glie-dertaxe* beurteilt. In den Allgemeinen Unfall-versicherungs-Bedingungen (AUB) werden feste Invaliditätsgrade für den Fall des Verlus-tes oder Gebrauchs- bzw. Funktionsunfähig-keit von Gliedmaßen und Sinnesorganen vor-gegeben. Entsprechend werden Augen-, Ohren-, Geruchs- und Geschmackstörungen bewertet. Invalidität wird als dauernde Beein-trächtigung der körperlichen oder geistigen Leistungsfähigkeit definiert. Bei einer teilwei-sen Beeinträchtigung wird der Bruchteil nach der Gliedertaxe eingeschätzt. In allen anderen Fällen körperlicher Schäden ist maßgebend, inwieweit die normale körperliche oder geisti-ge Leistungsfähigkeit unter ausschließlicher Berücksichtigung medizinischer Gesichts-punkte beeinträchtigt ist. Diese Funktionsaus-fälle werden dann in Prozent angegeben. Typischerweise ist dies bei den Folgen von Schädel-Hirn- und Wirbelsäulenverletzungen zu beachten. Die Berufstätigkeit oder die Lage am Arbeitsmarkt sowie sonstige außermedizi-nische Faktoren dürfen die Bewertung nicht beeinflussen. Bei einem Arm- bzw. Beinver-lust ebenso wie bei der vollständigen Läh-mung einer Gliedmaße wird ein Invaliditäts-grad von 70 % zugrunde gelegt und eine gerin-gere Gebrauchsbeeinträchtigung in Bruch-teilen dieses vollen Arm- bzw. Beinwertes von 1/1 gemessen. „1/10 Arm" bedeutet 1/10 Funktionsbeeinträchtigung eines Armes und damit einen Invaliditätsgrad von 7 %. Bei aus-schließlichen Funktionsstörungen an der

Hand bzw. am Fuß erfolgt die Beurteilung nach dem Hand- bzw. Fußwert, wobei ein Verlust der Hand bzw. des Fußes einem Invaliditätsgrad von 55 % bzw. 40 % (= 1/1) entspricht. Der vollständige Verlust eines Auges wird mit 50 %, des Gehörs auf einem Ohr mit 30 %, des Geruchs mit 10 % und des Geschmacks mit 5 % bewertet (AUB 88). Bei dieser Bewertung ist stets die Funktion einer Extremität oder eines Organs als Ganzes zu beurteilen, etwa eine Peroneusparese bei gleichzeitiger Sprunggelenksversteifung, um eine Doppelbewertung einer Funktionsstörung zu vermeiden.

Die Beurteilung in der **privaten Unfallversicherung** erfolgt somit nach anderen Maßstäben als in der gesetzlichen Unfallversicherung. Dies ist vom Gutachter unbedingt zu berücksichtigen. In der privaten Unfallversicherung werden die Sätze des Invaliditätsgrades bei teilweisem Verlust bzw. teilweiser Gebrauchsunfähigkeit, ausgehend vom vollständigen Verlust, entsprechend herabgesetzt, dies ohne Rücksicht auf den speziellen Beruf und ohne Berücksichtigung der Körperseite. Die linke Hand des Rechtshänders ist damit genauso viel wert wie seine rechte. Dies hat sich mittlerweile auch in der gesetzlichen Unfallversicherung durchgesetzt. Im Gegensatz zur gesetzlichen Unfallversicherung, die in der Regel erst Rentenleistungen ab einer MdE von 20 % gewährt, berücksichtigen die privaten Unfallversicherer auch geringgradige Unfallfolgen, sofern es sich dabei um Dauerschäden handelt. Es müssen daher auch sehr geringe Verletzungsfolgen erfasst und in ihren funktionellen Auswirkungen eingeschätzt werden. Die Bruchteile der teilweisen Gebrauchsfähigkeit nach der Gliedertaxe bei peripheren Nervenläsionen sind in Tabelle 13.4 aufgeführt.

Kommt es zum Rechtsstreit, sind für die private Unfallversicherung die Amts- oder Landgerichte und nicht das Sozialgericht zuständig.

Gelegentlich wird auch der Neurologe zu **Potenzstörungen nach Unfällen** befragt, da sie in der Mehrzahl der Fälle zumindest teilweise psychisch überlagert sind. Die Folgen psychischer Störungen, die nicht „durch eine organische Schädigung des Nervensystems" bedingt sind, werden in der privaten Unfallversicherung nicht entschädigt. Eine organisch begründete Impotenz rechtfertigt aber sehr wohl eine Entschädigung. Für einen kompletten Erektionsverlust ohne subjektive Beeinträchtigung wird keine MdE empfohlen. Von den Urologen wird für die GUV bei durchschnittlicher psychischer Beeinträchtigung eine MdE von 10–20 % und bei außergewöhnlicher psychischer Beeinträchtigung von 30–40 % angegeben (Bichler 1994). Aus Sicht der privaten Unfallversicherung ist damit aber im Wesentlichen die psychische Komponente erfasst, die dort vertragsgemäß ausgeklammert wird. Daher wird für die PUV ein Invaliditätsgrad von 5–10 % – je nach Alter des Versicherten – für das organische Funktionsdefizit als angemessen angesehen (Lehmann u. Ludolph 2004).

13.2.3 Schwerbehindertenrecht und soziales Entschädigungsrecht

Die Beurteilung peripherer Nervenverletzungen nach dem Schwerbehindertenrecht und im sozialen Entschädigungsrecht folgt den in den „Anhaltspunkten" aufgeführten GdB- bzw. MdE-Werten. Sie sind in Tabelle 13.6 angegeben.

Die Tabellenwerte schließen die üblicherweise vorhandenen Schmerzen mit ein und berücksichtigen auch erfahrungsgemäß besonders schmerzhafte Zustände. In den Fällen, in denen nach dem Sitz und dem Ausmaß der pathologischen Veränderungen eine über das übliche Maß hinausgehende, *eine spezielle ärztliche Behandlung erfordernde* Schmerzhaftigkeit anzunehmen ist, können höhere Werte angesetzt werden.

Tab. 13.6 Begutachtung von vollständigen Nerven-ausfällen nach dem Schwerbehindertenrecht und im sozialen Entschädigungsrecht

Nervenausfälle (vollständig)	GdB/ MdE %
Armplexus	80
oberer Armplexus	50
unterer Armplexus	60
N. axillaris	30
N. thoracicus longus	20
N. musculocutaneus	20
N. radialis	
• ganzer Nerv	30
• mittlerer Bereich oder distal	20
N. ulnaris	
• proximal oder distal	30
N. medianus	
• proximal	40
• distal	30
Nn. radialis und axillaris	50
Nn. radialis und ulnaris	50
Nn. radialis und medianus	50
Nn. ulnaris und medianus	50
Nn. radialis, ulnaris und medianus im Vorderarmbereich	60
Plexus lumbosacralis	80
N. gluteus superior	20
N. gluteus inferior	20
N. cutaneus femoralis lateralis	10
N. femoralis	40
N. ischiadicus	
• proximal	60
• distal (Ausfall der Nn. peroneus communis und tibialis)	50
N. peroneus communis oder profundus	30
N. peroneus superficialis	20
N. tibialis	30
Völlige Gebrauchsunfähigkeit eines Beines	80

Trophische Störungen sind zusätzlich zu berücksichtigen. Teilausfälle der genannten Nerven sind entsprechend geringer zu bewerten.

Die in den Tabellenwerken der verschiedenen Autoren angeführten MdE-Werte stellen Anhaltspunkte und sog. Erfahrungswerte dar, die jeweils für einen vollständigen Funktionsausfall gelten. Es kann von ihnen mit entsprechender Begründung abgewichen werden, regelmäßig bei nur partieller Läsion nach unten und bei trophischen Störungen und außergewöhnlichen Schmerzsyndromen nach oben.

Literatur

Bichler KH. Das urologische Gutachten. Berlin: Springer 1994.

Dawson DM, Hallett M, Millender LH. Entrapment Neuropathies. 2nd ed. Boston, Toronto: Little, Brown and Company 1990.

Gerber P, Wicki O. Stadien und Einteilungen in der Medizin. Stuttgart, New York: Thieme 1990.

Green DP. Operative Hand Surgery. Vol II. Edinburgh: Churchill Livingstone 1988: 1395.

Hausotter W. Die Begutachtung peripherer Nervenläsionen nach der Gliedertaxe der privaten Unfallversicherung. Med Sach 1994; 90: 26–8.

Hausotter W. Begutachtung des Karpaltunnelsyndroms. Trauma und Berufskrankheit 1999; 1: 270–3.

Hausotter W, Stoll D. Fußheberschwäche – orthopädisch oder neurologisch bedingt? Akt Neurol 2000; 27: 262–4.

Kline DG, Hudson AR. Nerve Injuries. Philadelphia, London: WB Saunders Company 1995.

Lehmann R, Ludolph E. Die Invalidität in der privaten Unfallversicherung. 2. Aufl. Karlsruhe: Verlag Versicherungswirtschaft 2004.

Manz F. Periphere Nervenschäden. In: Suchenwirth RMA, Kunze K, Krasney OE (Hrsg). Neurologische Begutachtung – Ein praktisches Handbuch für Ärzte und Juristen. 3. Aufl. München, Jena: Urban & Fischer 2000.

Mehrhoff F, Meindl RC, Muhr G. Unfallbegutachtung. 11. Aufl. Berlin, New York: de Gruyter 2005.

Mollowitz GG (Hrsg). Der Unfallmann. 12. Aufl. Berlin: Springer 1998.

Mumenthaler M, Stöhr M, Müller-Vahl H (Hrsg). Läsionen peripherer Nerven und radikuläre Syndrome. 8. Aufl. Stuttgart, New York: Thieme 2003.

Rauschelbach HH. Bewertungstabellen (MdE, GdB, Invaliditätsgrade, Integritätsschäden). In: Rauschelbach HH, Jochheim KA, Widder B (Hrsg). Das neurologische Gutachten. 4. Aufl. Stuttgart, New York: Thieme 2000.

Rohde H, Hausotter W. Ungewöhnliche Häufung peripherer Nervenkompressionssyndrome bei einer Patientin. Orthop Praxis 1993; 29: 206–8.

Rosenbaum RB, Ochoa JL. Carpal Tunnel Syndrome and Other Disorders of the Median Nerve. 2nd ed. Amsterdam, Boston: Butterworth Heinemann 2002.

Schönberger A, Mehrtens G, Valentin H. Arbeitsunfall und Berufskrankheit. 7. Aufl. Berlin: Schmidt 2003.

Seddon H. Surgical Disorders of Peripheral Nerves. 2nd ed. London: Churchill Livingstone 1975.

Stöhr M, Riffel B. Nerven- und Nervenwurzelläsionen. Weinheim: Chapman and Hall. Edition Medizin VCH 1988.

Sunderland S. Nerves and Nerve Injuries. 2nd ed. Edinburgh: Churchill Livingstone 1978.

14 Muskelerkrankungen

Zahlenmäßig spielen Muskelerkrankungen im Alltag der neurologischen Begutachtung nur eine geringe Rolle.

Bezüglich der klinischen Abgrenzung der einzelnen Krankheitsbilder, insbesondere der progressiven Muskeldystrophie, der Dystrophia myotonica, der Myotonia congenita, der seltener vorkommenden kongenitalen Muskeldefekte, aber auch der Myasthenia gravis sowie entzündlicher Muskelerkrankungen sei auf die Lehrbücher der Neurologie und der Muskelkrankheiten verwiesen.

14.1 Klassifikation

Zur Orientierung in der Einteilung der am häufigsten vorkommenden progressiven Muskeldystrophie dient Tabelle 14.1, zur Einteilung des Schweregrades der Myasthenia gravis nach Ossermann (1958) Tabelle 14.2.

14.2 Diagnostik

Klinische Leitsymptome sind die Muskelschwäche und die Muskelatrophie, auch die vorzeitige Ermüdbarkeit, manchmal Schmerzen, seltener eine Hyper- bzw. eine Pseudohypertrophie der Muskulatur. Als Komplikationen können Kontrakturen auftreten, ebenso eine Beteiligung innerer Organe.

Diagnostisch kommt neben dem klinischen Untersuchungsbefund den Laboruntersuchungen, insbesondere der Serum-CK (Kreatinkinase), der Elektromyographie, der Muskelbiopsie, aber auch der individuellen und der familiären Vorgeschichte besondere Bedeutung zu.

14.3 Begutachtung

14.3.1 Rentenverfahren

Für die Begutachtung im Rentenverfahren spielt die diagnostische Zuordnung eine sehr viel geringere Rolle als das tatsächlich bestehende Ausmaß der funktionellen Einschränkungen. Für das Berufsleben ergeben sich vor allem qualitative Einschränkungen des Leistungsvermögens in Abhängigkeit vom Schweregrad der Muskelerkrankung und der Lokalisation der hauptsächlich betroffenen Muskeln. Im Allgemeinen wird man davon ausgehen können, dass mittelschwere und schwere körperliche Arbeiten beim Vorliegen einer systemischen Muskelerkrankung grundsätzlich unzumutbar sind. Für leichtere körperliche Tätigkeiten ist entscheidend, welche Muskelgruppen befallen sind und welche Tätigkeit erlernt bzw. zuletzt ausgeübt wurde. Zweifellos spielt auch hier die Motivation eine entscheidende Rolle. Einem Rollstuhlfahrer mit nur geringer Beeinträchtigung der oberen Extremitäten können leichte Büroarbeiten durchaus mehr als 6 Stunden täglich zumutbar sein. Andererseits sind differenziertere körperliche Tätigkeiten mit Anforderung an die Gebrauchsfähigkeit der Hände bei auch nur geringem Befall der oberen Extremitäten schon in einem sehr frühen Stadium nicht mehr zumutbar. Noch relativ lange sind einfache Tätigkeiten, etwa als Pförtner oder Telefonist,

Tab. 14.1 Einteilung der progressiven Muskeldystrophien nach Erbmodus, Klinik und Prognose (aus Moser 1992)

Typ	Vererbung	Manifestations-alter	Klinik	Prognose
I. Fazioskapulo-humerale Form	autosomal-dominant	2.–3. Jahrzehnt	Beginn im Gesicht und Schultergürtel	langsam progredient
II. Rumpfgürtelformen a) Aszendierend b) Deszendierend	autosomal-rezessiv	sehr variabel 1. und 2.–4. Jahrzehnt	Beginn im Becken- oder Schultergürtel, z. T. faziale Beteiligung	variabel; Arbeitsfähigkeit deutl. eingeschränkt
III. X-chromosomale Beckengürtelformen a) Duchenne-Typ (maligne) b) Becker-Typ (benigne)	geschlechts-gebunden rezessiv	a) Geh-Alter b) 1.–2. Jahrzehnt	Beginn im Beckengürtel, Pseudohypertrophie der Wadenmuskulatur	a) rasch progredient, Exitus meist vor dem 20. Lj. b) langsam progredient gutartig
IV. Kongenitale Formen a) Typ de Lange (maligne) b) Typ Batten-Turner (benigne)	autosomal-rezessiv	pränatal	Atrophien und Kontrakturen z. T. schon bei Geburt vorhanden	a) rasche Verschlechterung, Exitus oft schon im Säuglingsalter b) gutartig, stationär oder langsam progredient
V. Distale Formen	autosomal-dominant	variabel 1.–4. Jahrzehnt	Befall zuerst der distalen Extremitätenmuskeln	meist gutartig, langsam progredient
VI. Okuläre Formen	autosomal-dominant	variabel	Befall der äußeren Augenmuskulatur, z. T. auch der Gesichtsmuskulatur u. des Schultergürtels	meist gutartig, langsam progredient
VII. Okulopharyngeale Form	autosomal-dominant	3.–4. Jahrzehnt	progressive Ptose, Ophthalmoplegie und Dysphagie	meist gutartig, langsam progredient

Tab. 14.2 Myasthenia gravis. Einteilung nach Ossermann (1958; auch zit. nach Perlo)

Einteilungskriterien: Klinik	
Stadium I	Lokale okuläre Myasthenie
Stadium II	Leichte generalisierte Myasthenie mit okularen Symptomen. Keine respiratorische Beeinträchtigung
Stadium IIb	Mittelschwere generalisierte Myasthenie mit leichten bulbären Symptomen
Stadium III	Akute schwere Myasthenie mit bulbären Symptomen
Stadium IV	Schwere Myasthenie, die sich chronisch progredient innerhalb von 2 Jahren aus den Stadien I oder II entwickelt
Stadium V	Remission

Tab. 14.3 Begutachtung von Muskelerkrankungen (nach Pongratz 2000)

Stadium I			
Unzweifelhafte Frühsymptome: CK dauernd erhöht, genetische Hinweise, Haltungsanomalien, geringfügige umschriebene leichte Paresen, EMG auffällig	Dauerüberwachung durch Facharzt im Abstand von 3–6 Monaten	keine schweren körperlichen Arbeiten, kein Wehrdienst	ca. 25 % MdE/GdB
Stadium II			
Erkennbare funktionelle Behinderung, leichte Gehbehinderung (Schulter-Rumpf- oder Beckentyp deutlich)	Sozialhilfen: Steuererleichterung, vermehrt Urlaub, anerkannte Schwerbehinderung	nur leichte körperliche Arbeit, möglichst Umschulung auf rein geistige oder einfache Aufsichtsarbeiten	ca. 50 % MdE/GdB
Stadium III			
Erhebliche funktionelle Behinderung, starke Beschwerden beim längeren Sitzen und Gehen – bis hochgradig gehbehindert	früh und großzügig alle gesetzlich möglichen Hilfen: Telefon, Wohnungshilfen, Kfz-Hilfen, Fahrdienste, Gebührenerlass Fernsehen u. a.	nur geistige Arbeit	ca. 75 % MdE/GdB
Stadium IV			
Tetraparese, Paralyse von Armen und Beinen bis Tetraparalyse, völlige Hilflosigkeit	Rollstuhl, dann Spezialbett, Pflegegeld, Pflegeperson, Heim für Schwerstpflegebedürftige	völlig arbeitsunfähig	ca. 100 % MdE/GdB

möglich, wenn wenigstens noch eine gewisse Funktionsfähigkeit der Hände bzw. der oberen Extremitäten vorliegt. Man staunt gelegentlich über eine geglückte berufliche Eingliederung in derartige Berufsbereiche bei ansonsten schwerbehinderten Muskelkranken, die vollständig auf den Rollstuhl angewiesen sind, allerdings eine entsprechende Motivation und ein günstiges soziales Umfeld vorausgesetzt (Tab. 14.3).

Eine Sonderstellung nimmt hier die *Myasthenia gravis* ein, die einer spezifischen Behandlung zugänglich ist. Hier kann durchaus bei adäquater Medikation von erhaltener beruflicher Leistungsfähigkeit ausgegangen werden, allerdings sind schwere und ständig mittelschwere Arbeiten auch bei einer optimal eingestellten Myasthenie nicht zumutbar.

Bürotätigkeiten stellen dagegen im Allgemeinen kein Problem dar. Man wird hier zwangsläufig der subjektiven Einschätzung des Untersuchten in beträchtlichem Umfang Rechnung tragen müssen. Die tageszeitlichen Schwankungen des Leistungsvermögens müssen bei einer gesicherten Myasthenie nach den Aussagen des Untersuchten akzeptiert werden. Oft sind auch hier fremdanamnestische Angaben hilfreich.

Die Dienstfähigkeit von Beamten ist nach ähnlichen Kriterien zu beurteilen.

Für die Begutachtung im Rahmen der Unfallversicherung spielen Myopathien keine Rolle.

14.3.2 Schwerbehindertenrecht und soziales Entschädigungsrecht

Nach dem Schwerbehindertenrecht sind die Muskelkrankheiten in Anlehnung an Funktionsstörungen der Extremitäten zu bewerten. Zusätzlich sind bei einzelnen Muskelkrankheiten aber auch die Auswirkungen auf innere Organe, etwa durch Einschränkung der Lungenfunktion und/oder der Herzleistung durch Brustkorbdeformierungen, aber auch einer Herzmuskelbeteiligung zu berücksichtigen, bei der Myasthenia gravis auch Augenmuskel-, Schluck- oder Sprechstörungen.

Im sozialen Entschädigungsrecht ist gelegentlich die „Kann-Versorgung" bei Muskelerkrankungen zu diskutieren, wobei in den „Anhaltspunkten" ausdrücklich die spinale progressive Muskelatrophie und die progressive Muskeldystrophie aufgeführt werden, in Einzelfällen gelte dies auch für die Myasthenie.

Tabelle 14.3 gibt Aufschluss über die allgemeine Begutachtung von Muskelerkrankungen, auch nach dem Schwerbehindertenrecht.

Literatur

Moser H. Klinik der Muskelkrankheiten. In: Hornbostel H, Kaufmann W, Siegenthaler W (Hrsg). Innere Medizin in Praxis und Klinik. Bd. 2. 4. Aufl. Stuttgart: Thieme 1992.

Ossermann KE. Myasthenia gravis. New York: Grune & Stratton 1958.

Pongratz D. Muskelkrankheiten. In: Suchenwirth RMA, Kunze K, Krasney OE (Hrsg): Neurologische Begutachtung – Ein praktisches Handbuch für Ärzte und Juristen. 3. Aufl. München, Jena: Urban & Fischer 2000.

Pongratz D, Zierz S (Hrsg). Neuromuskuläre Erkrankungen. Köln: Deutscher Ärzte-Verlag 2003.

Pongratz D, Reimers CD, Hahn D, Nägele M, Müller-Felber W. Atlas der Muskelerkrankungen. München: Urban & Schwarzenberg 1990.

15 Lyme-Borreliose

Die schon seit langer Zeit bekannten Krankheitsbilder Erythema migrans, Radikulomyelomeningitis bzw. Meningopolyneuritis, Lymphadenosis benigna cutis und Acrodermatitis chronica atrophicans, häufig in Verbindung mit entzündlichen Gelenkerkrankungen, wurden nach Entdeckung des gemeinsamen Krankheitserregers durch Burgdorfer 1982, der nach ihm benannten Spirochäte Borrelia burgdorferi, 1985 unter dem Krankheitsbegriff „Lyme-Borreliose" zusammengefasst. In Mitteleuropa wird die Borrelie am häufigsten durch die Schildzecke Ixodes ricinus überwiegend im Frühsommer und im Herbst übertragen.

Ihre aktuelle Bedeutung gewinnt die Lyme-Borreliose im Zusammenhang mit der Begutachtung somatoformer Störungen dadurch, dass häufig uncharakteristische Befindlichkeitsstörungen mit positiven Borreliose-Antikörpertitern in Verbindung gebracht und mit Krankheitsbezeichnungen wie Fibromyalgie und Chronic Fatigue Syndrome verknüpft werden. Die Annahme eines ursächlichen Zusammenhanges wurde lange diskutiert, aber inzwischen verworfen. Diese primär somatische Erkrankung muss daher im Rahmen der Begutachtungssituation oft von somatoformen Störungen abgegrenzt werden.

15.1 Epidemiologie

Die Krankheit ist weltweit verbreitet. Da die Übertragung an waldreiche Gebiete gebunden ist, lässt sich die Prävalenz schwer abschätzen. Die Inzidenz pro 100.000 Einwohner wird für Deutschland mit 25,0, für Österreich mit 130,0 und für die Schweiz mit 30,4 angegeben. In Deutschland sind vor allem Bayern, Baden-Württemberg und Nordrhein-Westfalen betroffen.

Problematisch für die Begutachtung ist die Tatsache, dass die Durchseuchung der Bevölkerung in manchen Gegenden recht hoch ist und damit aus einer positiven Serologie allein keinesfalls unmittelbar auf eine manifeste Erkrankung geschlossen werden kann. In Mitteleuropa und Nordamerika sind etwa 10 bis 30 oder mehr Prozent der Bevölkerung Träger eines erhöhten Antikörpertiters im Sinne einer „Seronarbe" (Satz 2002). Regional kann die Durchseuchung aber auch wesentlich höher ausfallen.

15.2 Einteilung der Lyme-Borreliose

Die Lyme-Borreliose wird in *3 Stadien* eingeteilt:
- *Stadium 1:* Erstmanifestation oder Primärstadium; es tritt innerhalb von einigen Tagen, selten auch noch wenige Wochen nach der Infektion durch den Zeckenstich das Erythema migrans auf, gelegentlich auch eine Lymphadenosis benigna cutis. Die Labordiagnostik ist in diesem Stadium unergiebig.
- Stadium 2: Organdissemination, welche wenige Wochen oder Monate nach der Infektion folgt, es kommt zu neurologischen, kardialen oder ophthalmologischen Komplikationen. Hier sind die Laboruntersuchungen, vor allem die Antikörpertiter hilfreich und in über 90% pathologisch

- *Stadium 3:* Chronifizierung; es können sich nach sechs Monaten, aber wahrscheinlich noch Jahre nach der Infektion eine Lyme-Arthritis, eine chronische Enzephalomyelitis oder eine Acrodermatitis chronica atrophicans manifestieren. Bei der Lyme-Arthritis wurde eine Latenzzeit von wenigen Wochen bis zu zwei Jahren beschrieben, bei der Acrodermatitis und der Enzephalomyelitis wurden Latenzen von bis zu acht Jahren berichtet (Herzer 1989). Der Labordiagnostik kommt hier besondere Bedeutung zu.

Die verschiedenen Krankheitserscheinungen treten bei den einzelnen Betroffenen nicht obligat auf und müssen auch nicht in dieser Abfolge vorhanden sein. Das isolierte Auftreten einer Organbeteiligung ist durchaus möglich.

15.3 Symptomatologie

Im Rahmen der Erregerdissemination können prinzipiell alle Organe befallen werden. Haut, Gelenke, Nervensystem und Herz sind Prädilektionsorgane. Nur eine Minderheit der Betroffenen bemerkt einen Zeckenstich oder ein Erythema migrans. Ihr Fehlen spricht daher nicht gegen eine Borreliose und umgekehrt ist ihr Vorliegen noch kein Beweis, dass vorgebrachte Beschwerden tatsächlich damit in Zusammenhang stehen (Satz 2002).

Anfangs zeigen sich unspezifische grippeähnliche Allgemeinsymptome wie Kopfschmerzen, Fieber und Arthralgien sowie uncharakteristische Laborbefunde mit allgemeinen Entzündungszeichen wie erhöhte Werte für BKS, CRP, Leukozytose u. a.

An der **Haut** manifestiert sich das Frühstadium als Erythema migrans, meist als Rötung anulär und zentral abblassend an der Einstichstelle der Zecke, manchmal begleitet von lokalem Jucken, Brennen und Schmerzen. Nach mehreren Wochen, Monaten oder auch nach Jahren kann sich eine Acrodermatitis chronica atrophicans entwickeln.

In 40–60% der Fälle treten **Gelenkbeschwerden** in Form von Arthralgien auf. Die Zeitspanne zwischen Zeckenstich und Auftreten einer Arthritis schwankt und kann zwischen zwei Wochen und mehreren Jahren liegen. Es kommt sowohl zu migratorischen Arthralgien im Stadium 2 als auch zu einer schubweise rezidivierenden Mono- oder Oligoarthritis im Stadium 3. Betroffen sind hauptsächlich die großen Gelenke der unteren Extremitäten, vor allem die Kniegelenke. Klinisch können diese von einer chronischen Arthritis sonstiger Ätiologie, insbesondere von einer rheumatoiden Arthritis, nicht unterschieden werden. Es ist dabei in über 80% der Fälle eine Erhöhung des IgG-Antikörpertiters zu erwarten. Diffuse Myalgien und Steifheit der Muskulatur gelten als unspezifische Symptome der Lyme-Borreliose.

Tage bis Monate nach einem Zeckenstich können sich **kardiale Symptome** mit Perimyokarditis, Reizleitungsstörungen und tachykarden Herzrhythmusstörungen manifestieren.

15.4 Neuroborreliose

Von entscheidender Bedeutung ist die Neuroborreliose (ICD-10: A69.2), an der 10–20% der Betroffenen erkranken. Der Abstand zum Zeckenstich kann Wochen, meist wenige Monate, gelegentlich auch Jahre betragen. Die Symptomatologie ist ausgesprochen vielfältig und kann das zentrale und periphere Nervensystem gleichzeitig im Sinne einer Meningopolyradikuloneuritis betreffen.

Im Stadium 2 kommt es zu leichten Meningitiden und Enzephalitiden, auch zu Hirnnervenausfällen, besonders häufig zu Fazialisparesen (bei bis zu 50–80%), davon in 40% der Fälle doppelseitig. Liegt allein eine Hirnnervenbeteiligung vor, ist der IgG-Titer im Serum in bis zu 82% der Fälle erhöht. Eine Radikulitis, eine Mononeuritis oder Polyneuritis, gelegentlich auch eine Myelitis sind möglich (Suchenwirth 1998).

Eine akute Enzephalopathie kann im Stadium 2 und eine chronische im Stadium 3 vorkommen und entsprechende psychiatrische Krankheitsbilder verursachen. Selten ist eine zerebrovaskuläre Neuroborreliose. Die wichtigste Differenzialdiagnose ist die Encephalomyelitis disseminata. Für die Diagnose einer Neuroborreliose ist neben der Klinik die Liquoruntersuchung – bei gleichzeitiger Serumdiagnostik – entscheidend.

Eine geringe Zahl von Erkrankten behält anhaltende Residualsymptome oder Rezidive, die durch einen schubförmigen Verlauf gekennzeichnet sind. Dieses „Post-Lyme-Syndrom" (PLS) ist durch muskuloskelettale Schmerzen, neurokognitive Defizite und häufig einen Erschöpfungszustand gekennzeichnet, der einem Chronic Fatigue Syndrome ähneln kann. Es ergeben sich dabei erhebliche Probleme in der Behandlung.

15.5   Labordiagnostik

Die Diagnose gründet sich auf den Nachweis von IgM- und IgG-Antikörpern gegen Borrelia burgdorferi im Serum und ggf. im Liquor. ELISA- oder indirekte Immunfluoreszenz-Tests haben eine hohe Sensitivität und Spezifität, die höchste Spezifität weisen jedoch die Immunoblots (z. B. Westernblot) auf. Eine initial negative Borrelien-Serologie schließt eine Infektion nicht aus, da die Latenzphase von der Infektion bis zum Auftreten von Antikörpern bis zu einige Wochen dauern kann.

In den Stadien 2 und 3 haben bis zu 90% aller Betroffenen zunächst erhöhte IgM- und wenig später IgG-Titer. Kommt die Erkrankung zum Stillstand, so fällt der IgM-Titer schnell ab, allerdings nicht obligat. Der IgG-

Titer kann dagegen Jahre und Jahrzehnte persistieren. Umgekehrt schließt ein Fehlen von IgG-Antikörpern im Serum bei den späten Manifestationen eine Infektion nahezu aus. Etwa 10–30% der gesamten Bevölkerung haben im Rahmen einer natürlichen Durchseuchung – abhängig von Wohngegend, Beruf und Lebensgewohnheiten – erhöhte IgG-Titer noch jahre- bis jahrzehntelang. Für Akuität sprechen erhöhter IgM-Titer und Titerbewegungen, im Liquor der Nachweis autochthoner, d. h. im ZNS selbst gebildeter Antikörper. Die Höhe des IgG-Antikörpertiters sagt nichts über die Akuität oder das Ausmaß der Krankheit aus. Auch nach der Heilung persistiert der IgG-Titer meistens.

Für die Neuroborreliose ist die *Liquoruntersuchung* das entscheidende diagnostische Kriterium. Auch ohne klinische Zeichen einer Meningitis findet man eine deutliche Pleozytose von 100–600/3, seltener bis 1000/3 Zellen mit vorherrschenden Monozyten, Lymphozyten und Plasmazellen. Das Gesamteiweiß kann mehr oder weniger erhöht sein. Oligoklonale Banden kommen in über 80% der Fälle vor, sind aber nicht spezifisch, wobei die autochthone IgG-Antikörperbildung entscheidend ist. In allen Fällen ist ein Vergleich mit den gleichzeitig bestimmten Serumwerten unerlässlich.

Falsch-positive Antikörpertiter können bei einer Fülle anderer Infektionskrankheiten auftreten. *Falsch-negative Werte* kommen bei zu früher Bestimmung, nach antibiotischer und zytostatischer Behandlung und auch bei labortechnischen Mängeln vor.

Auch die Borrelien-PCR beweist nicht das Vorliegen einer aktiven Lyme-Borreliose.

Der „Lymphozyten-Transformations-Test" (LTT) hat Bedeutung bei klinischem Verdacht auf chronische Borreliose bei fraglichem oder negativem serologischem Befund, auch zum Ausschluss oder Nachweis einer aktiven Borreliose bei chronischen Befindlichkeitsstörungen und geltend gemachtem Chronic Fatigue Syndrome u. a.

Die Labordiagnostik ist somit hilfreich, jedoch nicht alleine ausschlaggebend für die Diagnosestellung. Der Anamnese und dem klinischen Befund kommt entscheidende Bedeutung zu, gerade auch in der Begutachtungssituation.

15.6 Begutachtung

15.6.1 Gesetzliche Rentenversicherung

Bei der Rentenversicherung ist die qualitative und quantitative Leistungsfähigkeit im Erwerbsleben zu beurteilen. Hierbei sind primär die objektivierbaren Funktionsausfälle, etwa Funktionseinschränkungen der Gelenke oder neurologische Ausfälle, zu berücksichtigen. Sehr viel häufiger wird aber in der Begutachtungssituation ein eher diffuses Beschwerdebild vorgebracht und auf eine Borreliose bezogen. Es werden dann Diagnosen wie Fibromyalgie oder Chronic Fatigue Syndrome gestellt. Es bedarf hier einer sorgfältigen biographischen und auch beruflichen Anamnese, obgleich es sich um eine finale Betrachtung handelt, bei der die kausalen Zusammenhänge eher sekundär sind. Als zeitliche Obergrenze der Anerkennung eines zeitlichen Zusammenhanges wird ein Zeitraum von 2 Jahren angesehen, wobei der ursächliche Zusammenhang umso wahrscheinlicher wird, je enger die zeitliche Verbindung ist (Mauch 2000). Ein Zusammenhang dieser angeführten beschreibenden Leidensbezeichnungen mit erhöhten Borreliose-Titern wurde immer wieder kontrovers diskutiert, ein schlüssiger, allgemein anerkannter Konsens dazu fehlt bislang bzw. wird derzeit eher abgelehnt.

Funktionelle Leistungsminderungen ergeben sich in Abhängigkeit vom klinischen Bild. Körperliche Schwerarbeiten, Heben und Tragen von Lasten ohne mechanische Hilfsmittel, wohl auch Arbeiten in Kälte, Zugluft und Nässe und unter starken Temperaturschwankungen wird man meist ausschließen müssen.

Eine quantitative Leistungseinschränkung im Erwerbsleben resultiert in den seltensten Fällen und müsste erforderlichenfalls gut begründet werden.

15.6.2 Private Berufsunfähigkeitszusatzversicherung (BUZ)

Bei der privaten Berufsunfähigkeitszusatzversicherung ist die funktionelle Einschränkung für die zuletzt ausgeübte berufliche Tätigkeit entscheidend, nicht dagegen die Ursache der Leistungsminderung. Daher steht die individuelle Beurteilung der beruflichen Situation unter angemessener Berücksichtigung der tatsächlich festgestellten Funktionsminderungen im Vordergrund.

15.6.3 Gesetzliche Unfallversicherung

Von gutachtlicher Bedeutung ist die Lyme-Borreliose (ICD-10: A68.9) als Berufskrankheit bei Waldarbeitern, Jägern, Gärtnern, Forst- und Landwirten mit entsprechender Exposition durch häufigen Aufenthalt in Laubwald und im Bereich von Büschen. Nach der Berufskrankheitenverordnung gehört die Borreliose zu den „Von Tieren auf Menschen übertragbaren Krankheiten" (BK-Nr. 3102 der Anlage 1 zur BKV). An sich sind Insektenstiche „Unfälle des täglichen Lebens", weil jedermann, unabhängig von einer beruflichen Tätigkeit, einer entsprechenden Gefahr ausgesetzt ist. Erst wenn der mit der Beschäftigung zusammenhängende Umstand erheblich dazu beigetragen hat, sich zu infizieren, ist ein innerer Zusammenhang anzunehmen.

Primär stellt sich die Frage, ob überhaupt ein beruflicher Zusammenhang mit einem

Zeckenstich wahrscheinlich ist. Dann bleibt abzuklären, ob ein solcher wenigstens mit Wahrscheinlichkeit tatsächlich stattgefunden hat. In vielen Fällen ist dies allerdings nicht zu klären. Ein Erythema migrans ist ein wichtiges Kriterium einer stattgehabten Borrelieninfektion. Allerdings sollten auch Freizeitaktivitäten erfragt werden, die zu einer entsprechenden Exposition geführt haben könnten, etwa Waldlauf, Joggen, Angeln, Gartenarbeit u. a. Nun ist ein Zeckenstich als solcher natürlich kein Beweis für eine auch tatsächlich erfolgte Infektion. Die Jahreszeit, d. h. die Annahme eines Zeckenstichs im Frühsommer oder Herbst, ist zu berücksichtigen. Die zeitliche Abfolge spielt für die Beurteilung eine wichtige Rolle. Das Erythema migrans ist in mindestens 30–50% der Fälle zu erwarten. Mononeuritiden und Monoradikulitiden sind im Stadium 2 nicht selten, treten meist nach einigen Wochen bis Monaten auf. Hier kommt der Bestimmung der IgM-Antikörper besondere Bedeutung zu, auch einer Titerbewegung und der Liquordiagnostik. Die Neuroborreliose im Stadium 3 macht die größten Schwierigkeiten in der Beurteilung. Eine chronische Enzephalitis oder Enzephalopathie kann motorische, sensible und koordinative Ausfälle, aber auch eine Wesensänderung mit kognitiven Ausfällen möglicherweise bis hin zur Demenz verursachen. Eine eingehende neurologische und psychiatrische Untersuchung mit mehren Kontrollen kann am ehesten zur korrekten Einschätzung der Wertigkeit beitragen. Entsprechendes gilt für die Bestimmungen der IgM- und IgG-Antikörpertiter im Serum, bei Verdacht auf Neuroborreliose der Nachweis einer spezifischen intrathekalen IgG-Synthese im Liquor.

Es muss auch bedacht werden, dass die Borreliose als selbstlimitierende Erkrankung durchaus selbst abheilen kann und keinesfalls zwangsläufig zu bleibenden Schäden führen muss.

Psychosomatische Entwicklungen werden nicht selten – gestützt auf die Serologie – als Borreliose fehldiagnostiziert. Hier ist in der gutachtlichen Beurteilung eine durchaus kritische Einstellung geboten. Für den Nachweis einer Neuroborreliose ist stets die Liquordiagnostik erforderlich.

Ob es sich im Einzelfall um einen Arbeitsunfall im Sinne eines auf äußeren Einwirkungen beruhenden, körperlich schädigenden und zeitlich begrenzten Ereignisses oder um eine Berufskrankheit nach BK-Nr. 3102 der Anlage 1 zur BKV handelt, muss daher aus der Anamnese und einer entsprechenden beruflichen Exposition geschlossen werden.

Inwieweit aus der Lyme-Borreliose eine chronische Arthritis mit bleibenden Funktionsstörungen von Gelenken entsteht, kann nur der Verlauf zeigen. Die Beurteilung erfolgt nach den üblichen Kriterien der Gelenkfunktion in Analogie zu den rheumatischen Gelenkaffektionen.

Da die Neuroborreliose zu sehr unterschiedlichen neurologischen Ausfällen führen kann, wird man die Einschätzung der MdE bei Lähmungen der Hirnnerven, einzelnen Nervenwurzelausfällen oder Rückenmarksschäden den in der Gutachtensliteratur allgemein anerkannten Tabellenwerken entnehmen. Schwierigkeiten bereitet oft die Beurteilung zerebraler Funktionsstörungen, zumal die Abgrenzung von schädigungsunabhängigen Erkrankungen. Als ungefähre Faustregel kann gelten, dass affektiven und kognitiven Störungen eine MdE von 20–30% zukommen kann (Suchenwirth 1998). Bei komplexen, den gesamten sozialen Bereich betreffenden Störungen mit Beeinträchtigung der Gestaltungs- und Erlebnisfähigkeit kann eine höhere MdE erwogen werden.

15.6.4 Private Unfallversicherung

Infektionen durch Mikroorganismen und die daraus entstehenden Krankheiten zählen nicht zu den Risiken, für die ein Schutz der privaten Unfallversicherung besteht.

In den AUB (Allgemeinen Unfallversicherungs-Bedingungen) 61 fielen nur Wundinfektionen, die durch eine Unfallverletzung entstanden, unter Versicherungsschutz. Die AUB 88 betonten ebenfalls den nicht bestehenden Versicherungsschutz für Infektionen, ausgenommen solche, die durch eine Unfallverletzung entstanden sind. Nicht als Unfallverletzung gelten dabei Haut- oder Schleimhautläsionen, die als solche geringfügig sind und durch die Krankheitserreger sofort oder später in den Körper gelangen.

Damit fallen Infektionen, die durch einen Stich oder Biss eines Insektes entstanden sind, ausdrücklich nicht unter den Versicherungsschutz. Im Einzelfall können jedoch substanzielle Änderungen im Versicherungsvertrag individuell vereinbart werden.

15.6.5 Schwerbehindertenrecht und soziales Entschädigungsrecht

In den maßgeblichen „Anhaltspunkten für die ärztliche Gutachtertätigkeit im sozialen Entschädigungsrecht und nach dem Schwerbehindertenrecht" von 2004 ist die Lyme-Borreliose unter den im sozialen Entschädigungsrecht zu berücksichtigenden Infektionskrankheiten aufgeführt und die Inkubationszeit wird mit einer Zeitspanne von 3 bis 32 Tagen angegeben.

Für die Begutachtung ist auf nachweisbare Funktionsstörungen abzustellen. Eine verbliebene Fazialisparese, Restschäden am ZNS, eine chronische Arthritis und Herzmuskelschäden sind angemessen zu bewerten.

Positive Borreliosetiter im Serum rechtfertigen alleine weder die Diagnose einer klinisch relevanten Lyme-Borreliose noch begründen sie eine quantitative oder qualitative Leistungsminderung, auch nicht in Zusammenhang mit geklagten Befindlichkeitsstörungen.

Literatur

Berthele A, Conrad B. Neues zur Neuroborreliose. Nervenheilkunde 2003; 22: 301–6.

Hausotter W. Begutachtung der Lyme-Borreliose. Versicherungsmedizin 2004; 56: 25–9.

Herzer P. Lyme-Borreliose. Darmstadt: Steinkopff 1989.

Kamradt T, Krause A, Priem S, Burmester GR. Die Lyme-Arthritis. Dtsch Ärztebl 1998; 95: A-214–9.

Koch J, Klotz JM, Langohr HD. Wertigkeit klinischer und laborchemischer Verlaufsparameter bei Neuroborreliose. Fortschr Neurol Psychiat 1995; 63: 358–62.

Krause A, Burmester G. Lyme-Borreliose. 2. Aufl. Stuttgart, New York: Thieme 2000.

Mauch E. Neuroborreliose. In: Rauschelbach HH, Jochheim KA, Widder B (Hrsg). Das neurologische Gutachten. Stuttgart, New York: Thieme 2000.

Prange H. Erregerbedingte Entzündungen des Zentralnervensystems. In: Suchenwirth RMA, Kunze K, Krasney OE. Neurologische Begutachtung – Ein praktisches Handbuch für Ärzte und Juristen. 3. Aufl. München, Jena: Urban & Fischer 2000.

Satz N. Klinik der Lyme-Borreliose. 2. Aufl. Bern: Hans Huber 2002.

Schmutzhard E. Neuroborreliose. Med Welt 1990; 41: 248–52.

Suchenwirth RMA. Begutachtung der Neuroborreliose. Med Sach 1998; 94: 197–200.

16 Alkoholfolgekrankheiten

Der Alkoholismus ist zweifellos von erheblicher sozialmedizinischer Relevanz. Es kann davon ausgegangen werden, dass in Deutschland mindestens 2–3% der Gesamtbevölkerung als alkoholabhängig bezeichnet werden müssen (Tab. 16.1 u. 16.2). Da Alkohol in besonderem Maße auf das zentrale und periphere Nervensystem wirkt, spielen Alkoholfolgekrankheiten in der neurologischen Begutachtung eine nicht unerhebliche Rolle (Tab. 16.3).

16.1 Diagnose

Die Diagnose orientiert sich an der Anamnese, möglichst auch fremdanamnestischen Angaben, dem klinischen Befund und der Labordiagnostik mit Bestimmung der biologischen Marker wie Gamma-GT, MCV und des „Carbohydrate Deficient Transferrin" (CDT). Hilfreich können Testuntersuchungen wie der Münchener Alkoholismus-Test (MALT) und andere Tests als Ergänzung sein, sofern der Betroffene die Items zutreffend beantwortet.

> Grundsätzlich gilt, dass Alkoholabhängigkeit ohne Folgeschäden keine Leistungsminderung begründet.

Gebräuchlich ist hinsichtlich der *Prägnanztypen* der Alkoholkonsumenten die Einteilung nach Jellinek (Tab. 16.4).

16.2 Klinisches Bild

Unter **Alkoholfolgeschaden** wird eine Beeinträchtigung in den körperlichen, psychischen und sozialen Funktionen des Menschen verstanden, wie sie gemäß dem Alter, dem Geschlecht und der normativen sozialen Rolle des Betreffenden als wesentliche Grundkomponente des täglichen Lebens angesehen wird.

Folgekrankheiten bei chronischem Alkoholmissbrauch auf neurologischem Fachgebiet sind zunächst allgemeine Hirnveränderungen, wobei sich in den bildgebenden Verfahren eine *Hirnatrophie* mit Erweiterung der inneren und äußeren Liquorräume und des Interhemisphärenspaltes nachweisen lässt. Dabei konnte bei strikter mehrmonatiger Alkoholabstinenz in manchen Fällen eine Rückbildung der Hirnatrophie nachgewiesen werden. Eine Alkohol-Enzephalopathie kann besonders bei älteren Menschen zu variablen kognitiven Defiziten bis hin zur Ausbildung eines Frontalhirnsyndroms führen. Selten entwickelt sich eine

Tab. 16.1 Diagnostische Leitlinien für Abhängigkeit nach ICD-10

- Starker Wunsch, psychotrope Substanzen zu konsumieren
- Verminderte Kontrollfähigkeit
- Körperliches Entzugssyndrom nach Beendigung oder Reduktion des Konsums
- Nachweis einer Toleranzentwicklung
- Fortschreitende Vernachlässigung anderer Interessen
- Anhaltender Substanzkonsum trotz eindeutigem Nachweis schädlicher Folgen

Tab. 16.2 Kriterien der Abhängigkeit

Psychische Abhängigkeit	Nicht-Aufhören-Können, andernfalls Missstimmung und Angst
	ohne Substanz fehlen positive und angenehme Gefühle
	starkes Verlangen nach der Substanz: „Craving"
	Kontrollverlust
Physische Abhängigkeit	Entzugserscheinungen beim Versuch der Dosisreduktion
	Kontrollverlust

Tab. 16.3 Psychische Störungen durch Alkohol nach ICD-10

F10.0	**Akute Intoxikation**
F10.00	Ohne Komplikationen
F10.01	Mit Verletzung oder sonstiger körperlicher Schädigung
F10.02	Mit sonstigen medizinischen Komplikationen
F10.03	Mit Delir
F10.04	Mit Wahrnehmungsstörungen
F10.05	Mit Koma
F10.06	Mit Krampfanfällen
F10.07	Pathologischer Rausch
F10.1	**Schädlicher Gebrauch**
F10.2	**Abhängigkeitssyndrom**
F10.20	Gegenwärtig abstinent
F10.21	Gegenwärtig abstinent, aber in beschützender Umgebung
F10.22	Gegenwärtig Teilnahme an einem ärztlich überwachten Ersatzdrogenprogramm
F10.23	Gegenwärtig abstinent, aber in Behandlung mit aversiven oder hemmenden Medikamenten
F10.24	Gegenwärtiger Substanzgebrauch
F10.25	Ständiger Substanzgebrauch
F10.26	Episodischer Substanzgebrauch
F10.3	**Entzugssyndrom**
F10.30	Ohne Komplikationen
F10.31	Mit Krampfanfällen
F10.4	**Entzugssyndrom mit Delir**
F10.40	Ohne Krampfanfälle
F10.41	Mit Krampfanfällen
F10.5	**Psychotische Störung**
F10.50	Schizophreniform
F10.51	Vorwiegend wahnhaft

Tab. 16.3 Fortsetzung

F10.52	Vorwiegend halluzinatorisch
F10.53	Vorwiegend polymorph
F10.54	Vorwiegend depressive Symptome
F10.55	Vorwiegend manische Symptome
F10.56	Gemischt
F10.6	**Amnestisches Syndrom**
F10.7	**Restzustand und verzögert auftretende psychotische Störung**
F10.70	Nachhallzustände (Flashbacks)
F10.71	Persönlichkeits- oder Verhaltensstörung
F10.72	Affektives Zustandsbild
F10.73	Demenz
F10.74	Sonstige anhaltende kognitive Beeinträchtigung
F10.75	Verzögert auftretende psychotische Störung
F10.8	**Sonstige psychische und Verhaltensstörungen**
F10.9	**Nicht näher bezeichnete psychische und Verhaltensstörung**

Alkoholhalluzinose als psychotische Störung mit Angstgefühlen, psychomotorischer Unruhe und akustischen Halluzinationen.

Vom *Wernicke-Korsakow-Syndrom* werden etwa 3–5% aller Alkoholiker meist im 5.–6. Lebensjahrzehnt befallen (Feuerlein et al.

Tab. 16.4 Alkoholikertyp nach Jellinek (aus Feuerlein et al. 1998)

Art des Alkoholismus	Psychologische Anfälligkeit	Soziokulturelle Elemente	Suchtkennzeichen	Abhängigkeit	Versuch einer Typisierung (nach Feuerlein)
α	+++ – ++++	+ – (++++)	0 kein Kontrollverlust, aber undiszipliniertes Trinken	nur psychisch	Konflikttrinker
β	+	+++ (Wochenendtrinker)	0 kein Kontrollverlust	keine, außersoziokulturelle	Gelegenheitstrinker
γ	+++ – ++++	+ – (+++)	++++ Kontrollverlust, jedoch Fähigkeit zur Abstinenz	zuerst psychische Abhängigkeit, später physische Abhängigkeit	süchtiger Trinker
δ	+	+++ – ++++	++++ Unfähigkeit zur Abstinenz aber kein Kontrollverlust	physische Abhängigkeit	Gewohnheitstrinker

1998). Ursächlich ist ein Vitamin-B$_1$(Thiamin)-Mangel. Charakteristisch sind Augenmuskellähmungen, konjugierte Blicklähmungen, Pupillenstörungen, Nystagmus sowie eine Gang- und Standataxie. Psychische Störungen beginnen meist in leichter Form, später bildet sich zunehmend ein amnestisch-konfabulatorisches Syndrom aus, dabei Verlust des Altgedächtnisses, verbunden mit der Unfähigkeit, sich neue Gedächtnisinhalte einzuprägen, Beeinträchtigung der Auffassungsfähigkeit, der Spontaneität und der Initiative. Zudem liegen Bewusstseins- und Orientierungsstörungen vor. Konfabulationen sind hierbei nicht selten, doch nicht obligat, stets kommt es jedoch zu Störungen der Konzentrationsfähigkeit.

Häufig findet sich eine *alkoholische Kleinhirnatrophie* mit Gang- und Standataxie, z. T. auch einer Rumpfataxie, jedoch meist weniger ausgeprägter Extremitätenataxie. Frühzeitig wird auch ein Tremor der Hände, manchmal auch des Kopfes beobachtet, gelegentlich auch ein Blickrichtungsnystagmus und eine leichte Dysarthrie.

Die zahlenmäßig häufigste Alkoholfolgekrankheit stellt die *alkoholtoxische Polyneuropathie* dar, unter der 20−40 % aller Alkoholabhängigen leiden. Die ersten Krankheitserscheinungen stellen meist Kribbelparästhesien bis hin zu schmerzhaften Missempfindungen dar, häufig Muskelkrämpfe, nicht selten auch Gangunsicherheit. Frühzeitig lässt sich eine Störung der Tiefensensibilität beobachten. Die Symptome sind im Allgemeinen an den unteren Extremitäten deutlicher ausgeprägt. Recht charakteristisch ist die vermehrte Schweißneigung an den Füßen.

Ein *alkoholinduzierter Tremor* wird nicht selten gleichzeitig beobachtet, allerdings verstärkt in der Entzugssituation. Bei Alkoholabstinenz kommt es meist zu einer weitgehenden Rückbildung.

Weitere Alkoholfolgeerscheinungen sind unter anderem die zentrale pontine Myelinolyse, die alkoholische Myelopathie und – nicht ganz so selten – eine Optikusatrophie im Sinne der Tabak-Alkohol-Amblyopie.

Neurologisch von besonderer Bedeutung sind *zerebrale Krampfanfälle*, vor allem in der Entzugsphase, aber auch z. T. während des Alkoholmissbrauchs. Die früher als Krankheitseinheit aufgefasste Alkoholepilepsie wird heute differenzierter betrachtet, wobei diskutiert wird, ob eine latente Anfallsbereitschaft erst durch den Alkoholabusus manifest wurde, eine zufällige Koinzidenz bestand oder eine Anfallsprovokation durch die Entzugssituation erfolgte. Das EEG ist bei alkoholbedingten Anfällen meist unauffällig.

Zu berücksichtigen ist schließlich eine *Alkoholschädigung der Muskulatur* im Sinne einer akuten Myopathie bis hin zur Rhabdomyolyse, nicht allzu selten auch einer chronischen alkoholbedingten Myopathie, wobei vor allem die proximale Muskulatur der unteren Extremitäten betroffen ist.

16.3 Begutachtung

16.3.1 Gesetzliche Rentenversicherung

Die Beurteilung im Rentenverfahren richtet sich nach den eingetretenen Alkoholfolgeschäden. Art und Ausmaß der körperlichen, geistigen und seelischen Beeinträchtigung sind dafür maßgeblich. Entscheidend ist dabei auch, inwieweit die bestehenden Möglichkeiten zur Rehabilitation durch eine geeignete Entwöhnungsbehandlung berücksichtigt und ausgeschöpft wurden. Es gilt auch hier das Prinzip „Rehabilitation vor Rente". Eine dauernde Leistungsbeeinträchtigung ist in aller Regel bei fehlenden organischen oder psychischen Folgeschäden nicht gegeben. Sicher spielt die primäre Motivation des Alkoholkranken zu einer Entwöhnungsbehandlung eine wesentliche Rolle. Nicht selten gelingt es aber auch erst im Rahmen der stationären Therapie, eine entsprechende Motivation zur langfristigen Alkoholabstinenz zu wecken. Die oft mehrfach durchgeführten kurzfristigen stationären Entgiftungen in örtlichen Krankenhäusern sind in aller Regel alleine nicht erfolgreich.

Zu bedenken bleibt auch, dass sich Rentengewährungen, auch Zeitrenten, durchaus ungünstig auswirken können. Vielmehr stellt eine geregelte Erwerbstätigkeit mit strukturiertem Tagesablauf oft einen stabilisierenden Faktor dar. Eine dauernde Aufhebung des Leistungsvermögens ist in der Regel nur in fortgeschrittenen Fällen mit ausgeprägten und irreversiblen organischen Schäden anzunehmen, z. B. aktiver Leberzirrhose, erheblichen neurologischen Ausfällen und/oder schweren psychischen Veränderungen (Wernicke-Korsakow-Syndrom, Demenz etc.) und fortgeschrittener Depravation. Nicht selten spielt auch das Ausmaß einer primär bestehenden psychischen Grundkrankheit oder einer Persönlichkeitsstörung eine Rolle. In solchen Fällen sind auch weitere Rehabilitationsmaßnahmen nicht mehr erfolgversprechend.

Bezüglich der Rehabilitation ist auf die sog. *Therapiekette* zu verweisen mit der erstmaligen Kontaktphase, der nachfolgenden Entgiftungsphase im Heimatkrankenhaus, der stationären Entwöhnungsbehandlung im Fachkrankenhaus und der Nachsorge durch geeignete Gruppen wie AA, Blaues Kreuz u. a. Entscheidend ist dabei, ob eine entsprechende Motivation zur Abstinenz geweckt werden konnte. Grundsätzlich gilt, dass der Abhängige – wenn irgend möglich – nach erfolgter Entwöhnung wieder an seinen alten Arbeitsplatz zurückkehren sollte. Problematisch ist dies bei Berufen mit besonderer Alkoholgefährdung, etwa in der Gastronomie, als Bierbrauer etc., wobei unter Umständen berufsfördernde Maßnahmen erforderlich werden. Inwieweit Arbeitsplätze mit Anforderungen an das Konzentrations- und Reaktionsvermögen, die Umstellungs- und Anpassungsfähigkeit und

mit Publikumsverkehr geeignet sind, muss im Einzelfall entschieden werden.

16.3.2 Gesetzliche Unfallversicherung

Für die gesetzliche Unfallversicherung hat die Alkoholabhängigkeit in zweierlei Hinsicht Bedeutung.

Einmal besteht das Problem des *Arbeitsunfalls unter Alkoholeinfluss*. Nach Schönberger et al. (2003) ist dabei nach der Rechtsprechung eine „Lösung vom Betrieb" nachzuweisen, die alkoholbedingt dann vorliegt, wenn der Unfallversicherungsträger nachweisen kann, dass der Versicherte infolge einer sehr hohen Blutalkoholkonzentration keine sachgerechte, dem Betrieb noch dienliche Verrichtung erfüllen konnte. Bei Volltrunkenheit ist die Verrichtung einer versicherten Tätigkeit als Grundlage des Versicherungsschutzes nicht möglich. Selbst für Unfälle, die nicht mit einem Rauschzustand zusammenhängen, besteht dann kein Versicherungsschutz. Die „Lösung vom Betrieb" gilt in Abhängigkeit von der Tätigkeit. Dabei ist der Arbeitsvorgang im Einzelnen mit Anforderungen an Merk- und Reaktionsfähigkeit sowie körperlichen Einsatz zu berücksichtigen. Durch Zeugenaussagen sind die Symptome der Alkoholisierung zu belegen. Sofern eine sachverständige Äußerung ergibt, dass der Versicherte noch eine den Anforderungen des Arbeitsplatzes genügende Leistung verrichten konnte, besteht der Versicherungsschutz grundsätzlich weiter.

Betrinkt sich ein Versicherter während der Arbeitszeit und wird für sein Entfernen aus dem Betrieb nicht gesorgt, bleibt der Versicherungsschutz bestehen, es sei denn, der Versicherte setzt sich durch sein Verhalten in der Trunkenheit besonderen Gefahren aus. Dabei ist nicht nur die Blutalkoholkonzentration relevant, hinzukommen müssen Verlängerung der Reaktionszeit, erhebliche Störungen der Gleichgewichtsfunktion, der Aufmerksamkeit und des Sehvermögens. Dem Alkoholrausch gleichzusetzen sind Einwirkungen von Drogen und Medikamenten, die auf das zentrale Nervensystem einwirken.

Es wird ein durch berauschende Mittel bedingter Leistungsabfall von einem vollständigen Leistungsausfall unterschieden: Bei Ersterem ist der Beschäftige noch fähig, eine wirksame Arbeit zu verrichten, ist jedoch in seiner Leistungsfähigkeit gemindert. Hierbei entfällt der Versicherungsschutz nur, wenn der rauschmittelbedingte Leistungsabfall im Einzelnen die rechtlich allein wesentliche Unfallursache darstellt.

Ein anderes Problem stellen *Suchterkrankungen als Unfallfolgen* dar. Nach Schönberger et al. (2003) ist für die Anerkennung eines Suchtleidens als Folge eines Unfalles zu fordern, dass ein zeitlicher und ursächlicher Zusammenhang zwischen Unfall und auftretender Sucht gewahrt ist; die Gewöhnung muss auf Gebrauch derjenigen Mittel beruhen, die wegen eines schmerzhaften Unfallfolgezustandes ärztlicherseits verordnet worden sind. Ein ursächlicher Zusammenhang werde nicht allein dadurch ausgeschlossen, dass ein durchschnittlicher Mensch auf das Ereignis nicht mit dem Hineinleben in eine Sucht reagiert hätte. Arbeitsunfall oder Berufskrankheit seien nur dann als Gelegenheitsursache zu werten, wenn eine abnorme seelische Bereitschaft so ausgeprägt war, dass an Stelle des Unfalles jederzeit ein anderes alltägliches Ereignis die Sucht auslösen konnte. Dem Süchtigen müsse auch Gelegenheit zu einer Entziehung der Sucht gegeben sein. Als Beispiel wird angeführt: Wenn ein chronischer Alkoholiker einen leichteren Arbeitsunfall erleidet mit damit verbundenem Krankenhausaufenthalt und daraus die sofortige Entziehung des Alkohols resultiert, wodurch es bei dem Verletzten zu einem Entzugsdelir kommt, an dessen Fol-

gen er stirbt, so sei der Träger der Unfallversicherung für den Tod leistungspflichtig. Dem Unfall sei die Bedeutung einer wesentlichen mitwirkenden Teilursache für den Eintritt des Todes beizumessen (Schönberger et al. 2003).

16.3.3 Schwerbehindertenrecht

Nach dem Schwerbehindertenrecht gilt gemäß den „Anhaltspunkten", dass eine Alkoholkrankheit dann vorliegt, wenn ein chronischer Alkoholkonsum zu körperlichen oder psychischen Schäden geführt hat. Die GdB-Bewertung ist abhängig von den Organschäden, z. B. Leberschaden, alkoholtoxische Polyneuropathie, organisch-psychische Veränderungen oder hirnorganischen Anfällen. Bei nachgewiesener Alkoholabhängigkeit mit Kontrollverlust und erheblicher Einschränkung der Willensfreiheit ist der Gesamt-GdB aufgrund der Alkoholkrankheit in der Regel nicht niedriger als mit 50 zu bewerten.

Ist bei nachgewiesener Abhängigkeit eine Entwöhnungsbehandlung durchgeführt worden, so ist eine Heilungsbewährung im Allgemeinen von 2 Jahren abzuwarten. Während dieser Zeit ist in der Regel ein GdB von 30 allein dafür anzunehmen

Literatur

Feuerlein W, Küfner H, Soyka M. Alkoholismus – Missbrauch und Abhängigkeit. 5. Aufl. Stuttgart, New York: Thieme 1998.

Jellinek EM. The disease concept of alcoholism. New Haven: Hillhouse 1960.

Schönberger A, Mehrtens G, Valentin H. Arbeitsunfall und Berufskrankheit. 7. Aufl. Berlin: Schmidt 2003.

Singer MV, Teyssen S (Hrsg). Kompendium Alkohol. Berlin: Springer 2002.

17 Chronische Schmerzsyndrome

Während noch vor 20 Jahren Probanden mit chronischen Schmerzen als Hauptsymptom für den Gutachter eine absolute Rarität waren, stellen sie heute das Gros in der Begutachtung in allen Rechtsgebieten dar. Die Beurteilung von Schmerzen ist zu einem Problem unserer Zeit geworden. Schmerz gilt als das vorrangige Symptom bei der Präsentation von Beschwerden in der Begutachtung.

17.1 Definitionen

„Schmerz ist ein unangenehmes Sinnes- und Gefühlserlebnis, das mit aktueller oder potenzieller Gewebsschädigung verknüpft ist oder mit Begriffen einer solchen Schädigung beschrieben wird." (Definition der Internationalen Gesellschaft zum Studium des Schmerzes)

Diese Definition spricht also eine sensorische und emotionale Komponente an und setzt den Schmerz, der lediglich mit Begriffen einer Gewebsschädigung beschrieben wird, also ohne eine solche einhergeht, dem durch eine strukturelle Schädigung bedingten Schmerz gleich.

Dem **akuten Schmerz** kommt eine wichtige Rolle als Warnfunktion und diagnostischem Wegweiser zu. Er ist allerdings kaum je Gegenstand der Begutachtung. Allenfalls kann der Gutachter im Rahmen einer Schmerzensgeldforderung zur Stellungnahme über die mutmaßliche Intensität des Schmerzes aufgefordert werden.

Der **chronische Schmerz** hat diese sinnvolle biologische Funktion verloren. Dagegen treten hier – definitionsgemäß bei mehr als 6 Monate Dauer – psychologische und soziale Faktoren in den Vordergrund. Chronischer Schmerz kann aus einem organisch bedingten akuten Schmerz hervorgehen, aber auch ohne identifizierbaren somatischen Grund als psychogenes Schmerzerleben auftreten und persistieren. Das bio-psycho-soziale Krankheitsmodell nach Engel wird diesem Phänomen am ehesten gerecht.

Bei der Begutachtung ist zunächst ein organischer Anteil des chronischen Schmerzes abzugrenzen und zu erfassen. Chronische inkurable Grundkrankheiten wie Tumoren sind kaum Gegenstand der neurologischen Schmerzbegutachtung, hier steht die Beeinträchtigung durch das Grundleiden im Vordergrund. Ähnliches gilt für Schmerzen, die durch persistierende Verletzungsfolgen mit bleibenden strukturellen Schäden, z. B. eine Pseudarthrose, eine posttraumatische Arthrose, eine knöcherne Fehlstellung, zu erklären sind. Hier ist die chirurgisch-orthopädische Beurteilung vorrangig.

Der Neurologe sieht als Gutachter überwiegend Schmerzen, für die sich kein oder kein adäquates organisches Substrat findet.

17.2 Pathogenese

Geht man von pathogenetischen Erwägungen aus, so kann ein Nozizeptorschmerz durch Erregung von Nozizeptoren, z. B. beim Zahnschmerz oder beim Schmerz bei Verletzungen, von einem neuropathischen Schmerz wie bei der Neuralgie oder der Nervenkompression durch Erregung von Schmerzfasern abgegrenzt werden. Beim Deafferenzierungsschmerz nimmt man eine abnorme Erregung von Nervenzellen auf zentraler Ebene an, z. B. beim Phantomschmerz und nach Wurzelausriss. Autonome, motorische und sensible Störungen sind der Schmerzentstehung bei der sympathischen Reflexdystrophie und der Kausalgie (CRPS Typen I und II) zuzuordnen. Das moderne Konzept des „mixed pain" ist in diesem Rahmen zu erwähnen.

17.3 Schmerz-chronifizierung

Zur Chronifizierung von Schmerzen aus einer biologischen Grundlage heraus tragen psychische und soziale Faktoren entscheidend bei, wobei psychodynamische Überlegungen oft als Erklärung hilfreich sind. Das Konzept des primären oder inneren *Krankheitsgewinns* als unbewusste Konfliktlösung bzw. Stabilisierung, etwa als Entlastung von unbewussten Schuldgefühlen, muss erwogen werden. Der sekundäre oder äußere Krankheitsgewinn fördert durch soziale Verstärkungen, unter anderem in der Partnerbeziehung, im beruflichen Bereich oder durch die Zuwendung Dritter, insbesondere im Rentenverfahren, aber nicht nur dort, die Symptomerhaltung. Es wird auch von einem „tertiären" Krankheitsgewinn gesprochen, wenn z. B. Familienangehörige Nutzen aus der Erkrankung des Betroffenen ziehen. Allgemein gilt die Erfahrung, dass die Schmerzkrankheit nicht selten bei der Lösung von Lebensproblemen hilft.

Der chronische Schmerz ist ein Sammeltopf für ganz unterschiedliche Schmerzphänomene, sowohl der Ätiologie als auch der Intensität nach (Tab. 17.1 u. 17.2).

Es gibt chronische Schmerzen nach banalen Schädelprellungen oder einfachen HWS-Distorsionen, die sich aus verschiedenen Gründen als therapieresistent und chronisch erweisen, aber auch am anderen Ende des Spektrums das „Syndrom des unbehandelbaren Schmerzes", bei dem tatsächlich die gesamten Möglichkeiten der Behandlung in vielfältiger Form durchgespielt wurden, ohne dass sich glaubhaft eine Besserung des Beschwerdebildes erzielen ließ.

17.4 Begutachtung

17.4.1 Allgemeine Aspekte

Die meisten zu begutachtenden Schmerzprobanden stehen irgendwo zwischen den Polen der schwer nachvollziehbaren, eher „banalen" Schmerzen und dem tatsächlich „inkurablen" Schmerz (Tab. 17.3). Wenn eine adäquate multimodale und auch stationäre psychosomatische Behandlung erfolgte und der zu Begutachtende bereits lange aus dem Berufsleben ausgeschieden ist, im Sinne der „Vorwegnahme gelebten Rentnerdaseins", so kann davon ausgegangen werden, dass eine berufliche Wiedereingliederung wohl kaum mehr realistisch erscheint. Von wesentlicher Bedeutung ist, ob und in welcher Form überhaupt

Tab. 17.1 Einteilung chronischer Schmerzen nach ihrem Entstehungsmodus

- Organisch bedingter Schmerz mit sekundären psychischen Veränderungen (somatopsychischer Schmerz)
- Zeitliches Zusammenfallen emotionaler Probleme mit Schmerz (psychosomatischer Schmerz)
- Psychogener Schmerz, ggf. mit sekundären organischen Veränderungen, etwa Medikamentabusus oder iatrogene Schädigung z. B. durch Operationen

Tab. 17.2 Stadien der Schmerzchronifizierung (nach Gerbershagen 1986; Schmitt 1990)

Stadium I	akuter, subakuter und remittierender Schmerz, wenig komplizierende Faktoren
Stadium II	chronischer Schmerz, mehrere komplizierende Faktoren (z. B. Multilokalisation, Polypragmasie, Medikamentenabusus)
Stadium III	lang andauernder chronischer Schmerz, viele komplizierende Faktoren (z. B. unklare Schmerzlokalisation, langjährige Polytoxikomanie, schwere psychosoziale Alteration)

angemessene Behandlungsmaßnahmen erfolgten und vom Betroffenen mit entsprechender Motivation durchgeführt wurden.

Chronische Schmerzen, bei denen ganz offensichtlich der materielle Ausgleich in Form von Entschädigung und Rente im Vordergrund steht und bei denen differenzierte therapeutische Maßnahmen weder vom behandelnden Arzt noch vom Betroffenen selbst für erforderlich gehalten werden, rechtfertigen keine entsprechende Entschädigung. Auch mit dem Instrument der Zeitrente sollte sehr vorsichtig umgegangen werden. Die Erfahrung zeigt, dass eine berentete Schmerzkrankheit, wie jede andere berentete Erkrankung, eine Tendenz zur Symptomerstarrung fördert.

17.4.2 Anamnese und klinischer Befund

Der Anamnese kommt besondere Bedeutung zu (Tab. 17.7). Sie sollte nicht nur die unmittelbare Krankheitsvorgeschichte mit spezieller Schmerzanamnese enthalten, sondern auch eine biographische Anamnese, mit Arbeits- und Sozialbiographie, bisherige Behandlungsmaßnahmen, Einschränkungen in den Aktivitäten des täglichen Lebens einschließlich Familienleben und Freizeitaktivitäten, wobei eine minutiöse Schilderung des Tagesablaufes oft sehr hilfreich ist. Manchmal gelingt dies nur bedingt, wenn der Proband nicht in der Lage oder willens ist, sich im Gespräch bei der Begutachtung entsprechend zu öffnen. Die Erhebung der Fremdanamnese ist wünschenswert, allerdings nur mit ausdrücklicher Genehmigung des Probanden, aber nie in seiner Anwesenheit.

Der klinische Befund erstreckt sich nicht nur auf den unmittelbaren Organbefund, sondern auch auf die Beobachtung während der Untersuchung, des An- und Auskleidens, welches am zweckmäßigsten im Untersuchungszimmer ohne gezielte Aufmerksamkeitszuwendung erfolgen sollte, auch auf Allgemeinbefunde wie Arbeitsspuren, Verschwielungen, Körperpflege, Körperbräune u. a. Dass ein genauer neurologischer, aber auch psychiatrischer, orthopädischer und internistischer Befund erhoben wird, ist selbstverständlich. Die technische Zusatzdiagnostik richtet sich nach den Erfordernissen. Testpsychologische Untersuchungen können ergänzend zur Anwendung kommen.

Methoden der „Algesimetrie" sind in der Begutachtung nicht verwertbar, da es sich um ausschließlich subjektive und ggf. zielgerichtete Angaben handelt.

Tab. 17.3 Schmerzen in der Begutachtungssituation (nach Widder et al. 2002)

- „Übliche Schmerzen" als Begleitsymptom körperlicher Erkrankungen
- „Außergewöhnliche Schmerzen", z. B. CRPS, Thalamusschmerz, Phantomschmerzen
- „Körperlich nicht oder nicht hinreichend erklärbare Schmerzen", z. B. somatoforme Schmerzstörung

Tab. 17.4 Anforderungen an den Auftraggeber eines Gutachtens zur Schmerzproblematik (nach Widder et al. 2002)

- Klare Fragestellung
- Leistungsauszug der Krankenkasse zu Vorerkrankungen
- Lückenlose ärztliche Vorbefunde
- Bei Unfallbegutachtung eingehende Dokumentation des Schadensereignisses, der Erstbefunde, der späteren Behandlung und bildgebende Diagnostik möglichst im Original

Tab. 17.6 Haltung des Gutachters bei Schmerzprobanden

- Reflexion der Gegenübertragung
- Offenheit gegenüber unerwarteten Aspekten
- Vermeidung von Voreingenommenheit
- Möglichst differenzierte Beschreibung des Probanden und seines Schmerzerlebens
- Auswirkungen auf Arbeits- und Privatleben
- Herausarbeitung von schmerzverstärkenden und schmerzhemmenden Einflüssen
- Beschreibung nicht konsistenter Anteile

Schmerz lässt sich bekanntlich weder objektivieren noch hinsichtlich seiner Intensität messen.

17.4.3 Gesetzliche Rentenversicherung

Man wird in der finalen Begutachtung für die Rentenversicherung versuchen, sich dem geklagten Phänomen Schmerz von verschiedenen Seiten zu nähern und die Auswirkungen auf die unterschiedlichen Lebensbereiche zu erfassen. Dazu gehört eine Prüfung der Plausibilität und der Konsistenz der vorgebrachten Beschwerden (Tab. 17.5 u. 17.6). Die unten ge-

Tab. 17.5 Allgemeine Anforderungen an den Gutachter (nach Widder et al. 2002)

- Unparteilichkeit
- Eigenverantwortlichkeit
- Sorgfalt
- Vollständige Erfassung der Sachverhalte
- Beschränkung auf die Fragestellung
- Klarheit und Verständlichkeit der Sprache
- Termingerechte Erstellung des Gutachtens
- Beachtung der Schweigepflicht
- Beachtung der Verweigerungsrechte des Probanden

nannte Faustregel ist bei der sachlichen Beurteilung im Rahmen der Begutachtung durchaus hilfreich. Es empfiehlt sich, im Gutachten nicht von „glaubhaft" zu sprechen, da dies juristisch in anderem Kontext verwendet wird, sondern von „plausibel" oder „nachvollziehbar".

> Faustregel: „Wer Schmerzen bei der Arbeit hat, hat diese auch in der Freizeit." (Widder u. Aschoff 1995)

Der „Vertrauensgrundsatz", wonach ein Patient, der über Schmerzen klagt, auch an Schmerzen leidet, kann naturgemäß nur für die therapeutische, aber nicht für die gutachtliche Situation gelten. Der Begriff „schmerztherapeutisches Gutachten" ist allein schon aus sprachlichen Gründen abzulehnen. Es werden dabei therapeutische Aspekte mit gutachtlichen Fragestellungen unreflektiert vermischt. Abgesehen davon ist es nicht sinnvoll, ein solches Gutachten vom behandelnden „Schmerztherapeuten" anzufordern, da der Rollenkonflikt zwischen behandelndem und begutachtendem Arzt meist nicht adäquat bewältigt wird. Die Begutachtung chronischer Schmerzen obliegt einem Arzt mit neurologischer und psychiatrischer Kompetenz. Ein Anästhesist ist weder sachverständig für die Ursachen des Schmerzes, seien sie primär kör-

Tab. 17.7 Anamnese bei der Begutachtung chronischer Schmerzen

- Allgemeine Anamnese körperlicher und seelischer Erkrankungen
- Biographische Anamnese, einschließlich entsprechender Schmerzerfahrungen
- Arbeits- und Sozialanamnese
- Spezielle Schmerzanamnese
- Einzelheiten der bisherigen Behandlungsmaßnahmen
- Einschränkungen in der Partizipation und den Aktivitäten des täglichen Lebens
- Eigene Einschätzung eines positiven und negativen Leistungsbildes
- Soziale Unterstützung und Qualität der Partnerbeziehung
- Fremdanamnese mit Einverständnis des Probanden

perlich oder psychisch bedingt, noch in aller Regel für die sozialmedizinischen Fragen, die sich daraus ergeben. Ein eigenständiges „schmerztherapeutisches Gutachten" kann es daher sinnvollerweise nicht geben. Für die Begutachtung des nicht strukturell erklärbaren Schmerzes ist allein der Neurologe und Psychiater zuständig.

Die genannten Kriterien beziehen sich vor allem auf die finale Begutachtung im Rentenverfahren, schließen aber auch Überlegungen im Rahmen der kausalen Begutachtung von Unfallfolgen mit ein.

17.4.4 Gesetzliche und private Unfallversicherung

In der **kausalen Begutachtung** von Unfallfolgen spielen chronische Schmerzen eine große Rolle. Es gilt auch hier, zunächst organische Störungen auszuschließen bzw. adäquat zu berücksichtigen. Probleme bereiten jedoch fortbestehende Schmerzen, für die sich eben

kein ausreichendes organisches Korrelat mehr finden lässt. Persönlichkeitsimmanenten Faktoren kommt dabei zweifellos Bedeutung zu, jedoch gilt in der gesetzlichen Unfallversicherung, dass der Verletzte grundsätzlich in dem – auch seelischen – Gesundheitszustand versichert ist, in dem er sich zum Zeitpunkt des Unfalls befand. Gleiches gilt auch für die dem Zivilrecht zugehörige Haftpflichtversicherung. Ein Vergleich mit einem „Durchschnittsmenschen" ist in keiner Weise zulässig. Es ist stets auf den Einzelfall abzustellen.

Der nicht selten benutzte Begriff *„Bagatelltrauma"* ist problematisch, da er sehr eng auf ein „alltägliches, beliebig austauschbares Ereignis" zu beziehen ist, wobei laut Rechtsprechung auch ein solches rechtlich wesentlicher Auslöser einer seelischen Reaktion sein kann. Ein Unfallzusammenhang kann nicht nur deshalb abgelehnt werden, weil die Schädigung bei vielen anderen, die denselben Bedingungen ausgesetzt waren, nicht aufgetreten ist (Tab. 17.10).

Auch die *„Gelegenheitsursache"* ist in diesem Zusammenhang sehr zurückhaltend zu beurteilen. Sie ist dann anzunehmen, wenn die Schadensanlage bereits so stark ausgeprägt war, dass es „nur noch eines geringfügigen, auch im nicht versicherten Alltagsleben ständig vorkommenden Anlasses bedurfte, um den Gesundheitsschaden auszulösen", laut Rechtsprechung „durch ein alltäglich vorkommendes Ereignis zu annähernd derselben Zeit und in annähernd gleichem Ausmaß".

Eine *seelische Störung als Vorschaden* oder Schadensanlage, auch eine „psychische Labilität", ist im Sinne des Vollbeweises nachzuweisen, was eher selten gelingt. Bloße Annahmen und Vermutungen, auch der Verweis auf die „ärztliche Erfahrung" reichen keinesfalls aus.

Eindeutige seelische Reaktionen auf Unfälle mit entsprechendem engem zeitlichem Zusammenhang sind nach der aktuellen Rechtsprechung so gut wie immer als Unfallfolge zu werten, es sei denn, es liegt gesichert (!) eine dokumentierte einschlägige seelische

Tab. 17.8 Plausibilitätsprüfung bei der Begutachtung chronischer Schmerzen (nach Widder et al. 2002)

- Sind geklagte Beschwerden mit den objektiven Befunden in Einklang zu bringen?
- Diskrepanz zwischen subjektiven Beschwerden und körperlicher Beeinträchtigung während der Untersuchungssituation?
- Geringer Leidensdruck trotz intensiv geschilderter Beschwerden
- Vage, wechselhafte und unpräzise Schilderung
- Appellativ-demonstrative Klagen, ohne dass beim Gutachter das Gefühl von Betroffenheit entsteht
- Diskrepanzen zwischen eigenen Angaben und fremdanamnestischen Informationen, einschließlich Aktenlage
- Angabe andauernder Beschwerden, die sich „durch nichts" bessern lassen
- Diskrepanz zwischen geschilderten Beeinträchtigungen und Aktivitäten des täglichen Lebens (Hobby, Urlaub, Autofahren u. a.)
- Fehlen ausreichender Therapiemaßnahmen trotz ausgeprägt geschilderter Beschwerden
- Fehlen eigener Strategien zur Schmerzbewältigung (Coping)
- Fehlende sachliche Diskussion möglicher Verweistätigkeiten

Erkrankung vor bzw. zum Zeitpunkt des Unfalles vor.

Die „*Verschiebung der Wesensgrundlage*" hat dann Bedeutung, wenn eine andere unfallunabhängige Leidensursache an die Stelle der Unfallfolge tritt, das Leidensbild nach außen aber unverändert erscheint. Auch dies ist im Grunde eher selten und bedarf sehr genauer Beweisführung.

In der privaten Unfallversicherung sind seelische bzw. psychoreaktive Störungen als Unfallfolge ausdrücklich von der Leistungspflicht ausgenommen.

17.4.5 Schwerbehindertenrecht und soziales Entschädigungsrecht

Nach dem Schwerbehindertenrecht und im sozialen Entschädigungsrecht werden Schmerzen in ähnlicher Art beurteilt. Auch hier sind in den „Anhaltspunkten" im jeweiligen GdB für die einzelnen organisch bedingten Behinderungen die in diesem Rahmen allgemein zu erwartenden Schmerzen bereits enthalten. Solche, die über dieses übliche Maß hinausgehen,

Tab. 17.9 Sozialmedizinische Beurteilung chronischer Schmerzen (nach Widder et al. 2002)

- Konsistente Befunde – keine Probleme
- Inkonsistente Befunde – Zweifel, ob das tatsächliche Ausmaß der Beeinträchtigung dem der geklagten Beschwerden entspricht
- Sekundärer Krankheitsgewinn – schwierig zu beurteilen, inwieweit bereits eine derartige Chronifizierung eingetreten ist, die dem willentlichen Zugriff entzogen ist, muss im Einzelfall kritisch beurteilt werden
- Primär psychische Erkrankung – Depression, Konversionsstörung u. a., auch hier Abwägung, inwieweit eigenständiger Krankheitswert zukommt
- Fehlende Kooperation – eine klare Beurteilung ist dann nicht möglich, Beweislast liegt beim Antragsteller, Gericht kann dann Rentengewährung ablehnen

Tab. 17.10 Schmerzen nach Unfalltrauma

Argumentationskette für die Kausalität
● Enger zeitlicher Zusammenhang
● Typischer Schmerzverlauf (in der Regel decrescendo)
● Brückensymptome
● Ausschluss konkurrierender Ursachen

können bei entsprechender Begründung zusätzlich anerkannt werden und zu einer Höherstufung des GdB führen.

Es gilt, dass über das gewöhnliche Maß hinausgehende Schmerzen dann anzunehmen sind, wenn eine spezielle ärztliche Behandlung des Schmerzsyndroms erforderlich ist. Das Behandlungskriterium wird in den „Anhaltspunkten" ausdrücklich vermerkt.

Beispielhaft sei die Migräne für die Begutachtung aufgeführt: Für die klassische Migräne gilt bei leichter Verlaufsform, d. h. Anfälle durchschnittlich einmal im Monat, ein GdB von 0–10, für eine mittelgradige Verlaufsform, d. h. häufige Anfälle, die einen oder mehrere Tage anhalten können, ein GdB von 20–40. Für schwere Verlaufsformen mit lang dauernden Attacken mit stark ausgeprägten Begleiterscheinungen und Anfallspausen von nur wenigen Tagen ein GdB von 50–60. Clusterkopfschmerzen und Spannungskopfschmerzen können je nach Verlaufsform in analoger Form beurteilt werden.

Schwere Kausalgien, aber auch schwere Zosterneuralgien rechtfertigen den Schwerbehindertenstatus. Allerdings ergibt sich auch hier ein durchaus weiter Beurteilungsbereich, wobei auf die individuellen Gegebenheiten, nicht zuletzt auf die Notwendigkeit einer entsprechenden Behandlung und eine schwerwiegende Beeinträchtigung im Alltagsleben abgestellt werden muss.

Zu berücksichtigen ist auch bei der Beurteilung nach dem Schwerbehindertenrecht, dass sich Schmerzzustände und Depressionen in vielfältiger Weise gegenseitig beeinflussen, unabhängig davon, welcher Leidenszustand primär auftrat. Bei der Einschätzung des Gesamt-GdB kommt dem besondere Bedeutung zu.

17.4.6 Haftpflichtversicherung

Nach § 823 Abs.1 BGB gilt als „Körperverletzung" eine solche der körperlichen Unversehrtheit inklusive der Schmerzzufügung, als „Gesundheitsverletzung" eine solche der „inneren Funktionen" inklusive des psychischen Wohlbefindens.

Dabei ist jeweils eine nicht ganz unwesentliche Beeinträchtigung oder Störung zu fordern.

Widerrechtlichkeit bedeutet Rechtswidrigkeit, es sei denn, es liegt Einwilligung oder Notwehr vor, *Verschulden* bedeutet Vorsatz oder Fahrlässigkeit. Der *Haftungsumfang* erfasst sämtliche Folgeschäden. Auch hier gilt, dass der primäre Körperschaden dem Vollbeweis unterliegt. Der Schädiger hat keinen Anspruch, auf ein „psychisch gesundes Opfer" zu treffen. Liegt die psychische Vulnerabilität unterhalb der Schwelle der reinen „Begehrenshaltung", behindert dies nicht die Zurechnung sämtlicher Schadensfolgen, auch von Schmerzen. Sie kann sich allenfalls anspruchsmindernd beim Schmerzensgeld auswirken.

17.5 Einzelne für die Begutachtung relevante Schmerzsyndrome

17.5.1 Kopf- und Gesichtsschmerzen

Sozialmedizinisch und im Behandlungsalltag haben in der Neurologie – neben den Wirbelsäulenbeschwerden, auf die in Kapitel 11 eingegangen wird – die Kopf- und Gesichtsschmerzen besondere Bedeutung. Auch hier überschneiden sich organische Ursachen wie Kopfschmerzen nach Schädel-Hirn-Traumen, bei zerebralen Zirkulationsstörungen, Veränderungen der Halswirbelsäule u. a. mit psychosomatischen Faktoren. Problematisch bleibt, dass sich Kopfschmerzen – wie die anderen Schmerzen auch – durch nichts objektivieren lassen. Andererseits kann bei entsprechender Erfahrung allein schon aus einer sorgfältigen Anamnese eine diagnostisch richtige Zuordnung getroffen werden. In der Begutachtung kommt somit auch hier der eingehenden Erhebung der Vorgeschichte besondere Bedeutung zu.

Die klassische *Migräne* lässt sich ausschließlich durch die Schilderung der typisch ablaufenden Schmerz- und sonstigen Phänomene diagnostizieren. Selbstverständlich muss aber auch bei einem charakteristischen Beschwerdebild dieser Art sorgfältig eine anderweitige symptomatische Ursache ausgeschlossen werden.

Bei der Begutachtung für die **Rentenversicherung** werden Kopfschmerzen, insbesondere auch Migräne, Spannungskopfschmerzen und vaskulär bedingte Zephalgien, nur selten zu einer wesentlichen rentenrelevanten Leistungsminderung im Erwerbsleben führen. Allerdings können durch Migräneattacken durchaus Ausfallzeiten am Arbeitsplatz und damit Zeiten der Arbeitsunfähigkeit resultieren. Gelegentlich kann bei einer sehr verantwortungsvollen Tätigkeit durch häufige Kopfschmerzattacken von einer Minderung des Leistungsvermögens ausgegangen werden. Entscheidend ist hierfür eine schlüssige Anamnese.

Eine idiopathische Trigeminusneuralgie im Sinne des klassischen Tic douloureux ist eine Erkrankung des höheren Lebensalters. Werden noch Berufstätige davon betroffen und lässt sich die Neuralgie nicht durch die übliche medikamentöse oder ggf. auch neurochirurgische Behandlung wesentlich bessern, kann bei häufigen Attacken dieser Art durchaus von

Leistungsunfähigkeit ausgegangen werden. Auch hier ist für die Beurteilung eine differenzierte Anamnese mit Berücksichtigung der vorausgegangenen Behandlung und der Art und des Ablaufes der Attacken zu berücksichtigen.

Insgesamt ist die Begutachtung von Kopf- und Gesichtsschmerzen oft schwierig und sollte sich einerseits auf den Ausschluss fassbarer symptomatischer Ursachen beziehen, andererseits sehr eingehend Art und Ausmaß der geschilderten Schmerzen, aber auch die Summe der vorausgegangenen Behandlungsmaßnahmen und die Beeinträchtigungen im Alltag einschließlich der Freizeitaktivitäten bewerten.

Relevant für die Rentenversicherung kann gelegentlich eine postzosterische Neuralgie werden. Sie betrifft überwiegend ältere Patienten. Soweit sie noch im Erwerbsleben stehen, kann bei einer schweren Schmerzsymptomatik durchaus eine zeitliche Minderung des Leistungsvermögens resultieren.

Bei der Begutachtung für die **Unfallversicherung** kommt den objektivierbaren Unfallfolgen besondere Bedeutung zu. In den Erfahrungswerten der MdE in der gesetzlichen Unfallversicherung sind die üblicherweise vorhandenen Schmerzen bereits eingeschlossen. Es kann jedoch bei außergewöhnlichen Schmerzsyndromen eine höhere MdE in Betracht kommen. Es muss dies allerdings schlüssig begründet werden unter Berücksichtigung der Auswirkungen auf die Erwerbsfähigkeit und einer über das übliche Maß hinausgehenden Schmerzsymptomatik. Auf die vorausgehenden Überlegungen zur Psychosomatik darf verwiesen werden.

Die Schwere des Unfalltraumas korreliert bekanntlich nicht mit der Ausprägung des nachfolgenden Kopfschmerzes. Nach schweren Schädel-Hirn-Verletzungen sieht man eher seltener posttraumatische Kopfschmerzen als nach Bagatelltraumen.

Die unfallbedingten posttraumatischen Kopfschmerzen werden bei der Begutachtung von Schädel-Hirn-Traumen berücksichtigt.

Ein besonderes, letztlich nicht befriedigend gelöstes Problem ist die Frage, ob eine *Migräne durch Schädel-Hirn-Traumen* oder eine *HWS-Beschleunigungsverletzung* ausgelöst werden kann. Bei vorbestehender Migräne wird auch eine Zunahme von Frequenz und Dauer der Attacken nach den Kriterien der gesetzlichen Unfallversicherung kaum je auf den Unfall zurückzuführen sein. In der privaten Unfallversicherung und im Bereich der Haftpflichtversicherung sind unfallunabhängige und unfallbedingte Faktoren voneinander abzugrenzen und gegeneinander abzuwägen. Bei der Erstmanifestation einer Migräne kann der Unfall im Einzelfall als „wesentliche Teilursache" für die Entstehung der Migräne angesehen werden. Allerdings stehen dem im Grunde die heutigen Erkenntnisse über die Migräneentstehung und die Bedeutung genetischer Faktoren entgegen. Man wird diese Frage also sehr kritisch sehen müssen.

17.5.2 Komplexes regionales Schmerzsyndrom (CRPS)

Das komplexe regionale Schmerzsyndrom (CRPS) bereitet gutachtlich gelegentlich Probleme. Im akuten Krankheitsstadium finden sich die bekannten, auch objektivierbaren Symptome, Jahre später bei einer Begutachtung können diese längst weitgehend abgeklungen sein, die oft sehr quälenden Schmerzen jedoch verbleiben. Das CRPS tritt meist nach geringfügigen, oft banalen, aber schmerzhaften Traumata auf (Tab. 17.11 u. 17.12).

Die Einschätzung der unfallbedingten MdE für die gesetzliche Unfallversicherung wird sich primär am Ausmaß der Gebrauchsbehinderung der betroffenen Extremität orientieren, dann aber auch das Schmerzsyndrom gebührend berücksichtigen. Eine Erhöhung der MdE für den Schmerz um 10–30% ist meist gerechtfertigt, unter Umständen unter Berücksichtigung des Einzelfalls auch durchaus höher.

17.5.3 Phantom- und Stumpfschmerzen

Phantomschmerzen, d.h. Schmerzen meist brennenden oder stechenden Charakters in einem nicht mehr vorhandenen Glied, nach einer Amputation sind nicht selten, in ihrer Intensität aber auch häufig an bestimmte Persönlichkeitsentwicklungen gebunden. Wenn sie auftreten, geschieht dies fast immer innerhalb der ersten Tage bis Wochen nach der Amputation, ein späterer Beginn ist selten. Charakteristisch ist das Teleskopphänomen, d.h. der Eindruck, dass sich das amputierte Glied im Laufe der Zeit zunehmend verkürzt. Erhebliche Skepsis ist geboten, wenn erst Jahre oder gar Jahrzehnte nach einer Verletzung Phantomschmerzen aufgetreten sein sollen und wenn das nicht mehr vorhandene Glied in seiner ganzen Länge empfunden wird.

Die Stumpfschmerzen dagegen sind umschriebene Schmerzen im Stumpfbereich, nicht selten Ausdruck eines lokalen Narbenneuroms, z.T. auch begleitet von Knochen-

Tab. 17.11 Komplexes regionales Schmerzsyndrom (CRPS)

Typ I	Sudeck-Syndrom, sympathische Reflexdystrophie – ohne periphere Nervenläsion
Typ II	Kausalgie – mit peripherer Nervenläsion
Klinik	ziehend-brennender Ruhe- und Bewegungsschmerz, Allodynie, Hyperpathie, Dysästhesie, manchmal Paresen, Ödembildung, Schweißsekretionsstörungen, trophische Störungen
Diagnostik	Anamnese, klinischer Untersuchungsbefund, 3-Phasen-Skelettszintigraphie, Röntgenbild

Tab. 17.12 Begutachtung des CRPS

- Ist eine traumatische Läsion nachgewiesen? – Vollbeweis!
- Besteht eine adäquate plausible Schmerzschilderung?
- Findet sich noch ein korrelierender klinischer Befund?
- Ist Zusatzdiagnostik sinnvoll?
- Bestehen ggf. sekundäre psychische Folgen? Abgrenzung von anderen seelischen Störungen!
- Wie „erheblich" ist die Schmerzsymptomatik im rechtlichen Sinn?

und Gelenkveränderungen am Stumpf. In den üblichen Tabellen zur MdE sind die bei Amputationen allgemein auftretenden Schmerzen bereits im jeweiligen MdE-Grad berücksichtigt. Außergewöhnliche, das übliche Maß überschreitende Schmerzen lassen hier ebenfalls gelegentlich eine Höherstufung gerechtfertigt erscheinen, auch dazu bedarf es einer eingehenden und schlüssigen Anamnese, die die tatsächlich durchgeführte Behandlung ebenso berücksichtigt wie Aktivitäten des Untersuchten in der Freizeit.

Literatur

Egle UT, Nickel R, Schwab R, Hoffmann SO. Die somatoforme Schmerzstörung. Dtsch Ärztebl 2000; 97: A-1469–73.

Egle UT, Hoffmann SO, Lehmann KA, Nix WA (Hrsg). Handbuch Chronischer Schmerz. Stuttgart, New York: Schattauer 2003.

Foerster K. Begutachtung von Patienten mit chronischen Schmerzen aus psychiatrisch-psychotherapeutischer Sicht. Med Sach 2002; 98: 152–6.

Gerbershagen U. Organisierte Schmerzbehandlung – Eine Stadienbestimmung. Internist 1986; 27: 459–69.

Hausotter W. Begutachtung chronischer Schmerzen. Med Sach 1996; 92: 125–30.

Kastrup O, Widder B. Begutachtung von Kopfschmerzpatienten. In: Diener HC (Hrsg). Kopfschmerzen. Stuttgart, New York: 2003.

Schmitt N. The Mainz Pain Staging Systems (MPSS) for Chronic Pain. Pain (Suppl) 1990; 5: 484.

Schneider W, Henningsen P, Rüger U. Sozialmedizinische Begutachtung in Psychosomatik und Psychotherapie. Bern: Hans Huber 2001.

Stadtland C, Schütt S, Nedopil N, Gündel H. Somatoforme Störungen und Frühberentung. Nervenheilkunde 2004; 23: 567–71.

Widder B, Egle UT, Foerster K, Schiltenwolf M. Leitlinien für die Begutachtung von Schmerzen (Version 9.21). Akt Neurol 2005; 32: 149–54.

Widder B, Aschoff JC. Somatoforme Störungen und Rentenantrag. Erstellen einer Indizienliste zur quantitativen Beurteilung des beruflichen Leistungsvermögens. Med Sach 1995; 91: 14–20.

Widder B, Hausotter W, Marx P, Puhlmann HU, Wallesch CW. Empfehlungen zur Schmerzbegutachtung. Med Sach 2002; 98: 27–9.

Winckler P, Foerster K. Zum Problem der „zumutbaren Willensanspannung" in der sozialmedizinischen Begutachtung. Med Sach 1996; 92: 120–4.

18 Psychogene Störungen in der Neurologie

18.1 Definitionen

„Symptombildung" bedeutet die Manifestation der Symptome einer Neurose als Ergebnis eines psychischen Prozesses, insbesondere eines reaktualisierten Entwicklungskonfliktes, wobei heute neben diesem Konfliktmodell zusätzlich von einem Defizit-, Trauma- und Lernmodell ausgegangen wird. Die Symptome können als Ersatz-, Kompromiss- oder Reaktionsbildung für verdrängte und dadurch pathogene Erlebnisse aufgefasst werden, oft ausgelöst durch Versuchungs- und Versagungssituationen, sofern diese einen psychischen Konflikt mobilisieren. Sie stellen eine unzureichende Lösung i. S. eines missglückten Reparationsversuches dar. Ein primärer und sekundärer Krankheitsgewinn spielen dabei eine wesentliche Rolle (Hoffmann u. Hochapfel 2004).

Von *„Konversion"* spricht man, wenn die Unschädlichmachung einer unerträglichen Vorstellung und deren Erregungssumme, also ein intrapsychischer Konflikt, in ein körperliches Symptom mit Symbolcharakter umgesetzt werden.

Die Bezeichnung *„pseudoneurologische Störungen"* verweist auf die Häufigkeit, mit der körperlich anmutende Störungen auftreten, die neurologischen Krankheitsbildern sehr ähneln.

Unter *„Dissoziation"* wird eine Desintegration von Bewusstsein, Gedächtnis, Identität und Wahrnehmung der Umwelt verstanden, wobei auch körperliche Funktionsstörungen mit erfasst sind.

Der Begriff *„somatoform"* soll ausdrücken, dass die Beschwerden wie körperlich bedingt erscheinen, dies aber nicht sind.

Die ICD-10 geht in diesem Zusammenhang im Kapitel F4 „Neurotische Störungen" vom Konzept der „Dissoziativen Störungen oder Konversionsstörungen" (F44) und der „Somatoformen Störungen" (F 45) aus (Tab. 18.1). Es lassen sich diesem Themenkomplex aber auch weitere Krankheitsbilder zuordnen.

Ergänzend sind in Tabelle 18.2 die vergleichbaren Positionen im DSM-IV angeführt.

18.2 Dissoziative oder Konversionsstörungen (F44)

18.2.1 Allgemeine Kennzeichen

Als charakteristisch gilt der teilweise oder völlige Verlust der normalen Integration, die sich auf Erinnerungen an die Vergangenheit, das Identitätsbewusstsein, unmittelbare Empfindungen sowie die Kontrolle von Körperbewegungen bezieht. Die Auffassung der dissoziativen Störungen als psychogen fordert eine nahe zeitliche Verbindung zu traumatisierenden Ereignissen, unlösbaren und unerträglichen Konflikten oder gestörten Beziehungen und interpersonellen Schwierigkeiten. Schwere chronische Traumata, insbesondere sexuelle Misshandlungen werden als besonders bedeutsam angesehen. Die dissoziativen Störungen gelten als nicht störungsspezifisch und können bei Konfliktreaktionen ebenso wie bei Persönlichkeitsstörungen, besonders vom Borderline-Typus und bei der posttraumatischen Belastungsstörung, vorkommen.

Tab. 18.1 Neurotische, Belastungs- und somatoforme Störungen nach ICD-10

F43.0	**Akute Belastungsreaktion**
F43.1	Posttraumatische Belastungsstörung
F43.2	Anpassungsstörungen
F44.0	**Dissoziative Amnesie**
F44.1	Dissoziative Fugue
F44.2	Dissoziativer Stupor
F44.4	Dissoziative Bewegungsstörungen
F44.5	Dissoziative Krampfanfälle
F44.6	Dissoziative Sensibilitäts- und Empfindungsstörungen
F45.0	**Somatisierungsstörung**
F45.1	Undifferenzierte Somatisierungsstörung
F45.2	Hypochondrische Störung
F45.3	Somatoforme autonome Funktionsstörung
F45.4	Anhaltende somatoforme Schmerzstörung
F48.0	**Neurasthenie (Erschöpfungssyndrom)**

Die Symptome verkörpern oft die laienhafte Vorstellung der betroffenen Person, wie sich eine körperliche Erkrankung manifestieren müsste. Bei der Konversion ins Körperliche spielt der Symbolcharakter eine wichtige Rolle.

Häufig finden sich ein plötzlicher Beginn und ein abruptes Ende der dissoziativen Zustandsbilder. Ist der Beginn mit einem traumatisierenden Lebensereignis verbunden, so kommt es meist zur Remission. Chronische Zustände wie Lähmungen oder Sensibilitätsstörungen entwickeln sich manchmal aber auch recht langsam, besonders wenn sie mit unlösbaren Problemen etwa im interpersonellen Bereich verbunden sind. Solche länger bestehenden dissoziativen Störungen sind dann relativ therapieresistent.

Grundsätzlich muss stets die Möglichkeit eines zusätzlichen oder auch späteren Auftretens ernsthafter körperlicher oder anderer psychischer Erkrankungen bedacht werden.

Der Beginn liegt meist am Anfang des 3. Lebensjahrzehnts.

Komorbidität besteht unter anderem mit affektiven Störungen, Angststörungen, posttraumatischer Belastungsstörung und Persönlichkeitsstörungen.

Diagnostische Leitlinien für die dissoziativen Störungen

● entsprechende klinische Charakteristika für die einzelnen Störungsmuster

Tab. 18.2 Neurotische Störungen nach DSM-IV

300.81	Somatisierungsstörung
300.81	Undifferenzierte somatoforme Störung
300.11	Konversionsstörung (mit oder ohne motorische oder sensorische Symptome, mit Anfällen oder Krämpfen oder mit gemischtem Erscheinungsbild)
307.xx	Schmerzstörung
307.80	In Verbindung mit psychischen Faktoren
307.89	In Verbindung mit psychischen Faktoren wie einem medizinischen Krankheitsfaktor – akut oder chronisch
300.7	Hypochondrie
300.7	Körperdysmorphe Störung
300.81	Nicht näher bezeichnete somatoforme Störung

- keine körperliche Erkrankung, welche die Symptome erklären könnte
- Beleg für eine psychische Verursachung, d. h. ein plausibler zeitlicher Zusammenhang mit entsprechenden seelischen Belastungen

Der Beleg für eine adäquate seelische Belastung kann oft schwierig zu erbringen sein, da die Betroffenen eine solche häufig leugnen, verdrängen und nicht wahrhaben wollen.

18.2.2 Einzelne Krankheitsbilder

F44.0 Dissoziative Amnesie

Dissoziative Amnesie bezeichnet den teilweisen oder vollständigen Erinnerungsverlust für überwiegend wichtige und belastende Erlebnisse der Vergangenheit, der nicht durch organische psychische Störungen bedingt ist. Meist zentriert sich die Amnesie auf traumatische Ereignisse wie Unfälle oder unerwartete Trauerfälle, aber auch Misshandlungen in Kindheit und Ehe, Vergewaltigungen oder lebensbedrohliche Situationen. Das Ausmaß der Amnesie kann von Tag zu Tag wechseln.

Auszuschließen sind organisch bedingte seelische Erkrankungen jeglicher Art, unter anderem alkohol- oder substanzbedingte Störungen, postiktale Amnesien, nicht zuletzt auch Simulationen.

F44.1 Dissoziative Fugue

Unter dissoziativer Fugue wird eine plötzliche zielgerichtete Ortsveränderung (lat. fugere = fliehen, weglaufen) von zu Hause oder vom Arbeitsplatz weg verstanden, wobei die betreffende Person sich äußerlich geordnet verhält. Zusätzlich liegen die Kennzeichen einer dissoziativen Amnesie vor. Das Verhalten der Betroffenen während dieser Zeit kann auf unabhängige Beobachter vollständig normal wirken.

Als diagnostische Leitlinien gelten die Kennzeichen der dissoziativen Amnesie, ein zielgerichtetes Verlassen des normalen Aufenthaltsortes über den üblichen täglichen Aktionsbereich hinaus bei gleichzeitiger Aufrechterhaltung der einfachen Selbstversorgung und üblicher sozialer Interaktionen wie Kauf von Fahrkarten oder Benzin, Bestellen von Mahlzeiten usw. Sie kann mit einer Störung der persönlichen Identität verbunden sein, bis hin zur Annahme einer neuen Identität.

Differenzialdiagnostisch ist an eine Temporallappenepilepsie zu denken, wobei jedoch neben einer entsprechenden Anamnese die Aktivitäten und Reisen des Epileptikers weniger zielgerichtet und fragmentarischer sind. Alkohol- und Drogeneinfluss sowie psychotische Episoden müssen ausgeschlossen werden. Die Unterscheidung von bewusster Simulation kann gerade unter forensischen Aspekten sehr schwierig sein.

F44.2 Dissoziativer Stupor

Beim dissoziativen Stupor findet sich eine beträchtliche Verringerung oder meist das völlige Fehlen willkürlicher Bewegungen und der Sprache sowie normaler Reaktionen auf äußere Reize wie Licht, Geräusche, Berührung oder Schmerz. Der Patient liegt oder sitzt lange Zeit überwiegend bewegungslos. Eine sprachliche Äußerung und spontane oder gezielte Bewegungen fehlen. Trotz Hinweisen auf eine mögliche Bewusstseinsstörung verraten Muskeltonus, Haltung, Atmung, gelegentliches Öffnen der Augen und koordinierte Augenbewegungen, dass der Patient weder schläft noch bewusstlos ist. Bei der gezielten Untersuchung werden die Augen meist zugekniffen. Für eine körperliche Ursache darf sich kein Hinweis ergeben. Dagegen finden sich häufig kurz vorausgegangene belastende Ereignisse oder im Vordergrund stehende schwerwiegende interpersonale oder soziale Probleme.

Differenzialdiagnostisch muss neben einer organischen Erkrankung ein katatoner, depressiver oder manischer Stupor abgegrenzt werden, wobei sich Letztere meist langsam entwickeln. Beim katatonen Stupor gehen häufig Symptome voraus, die auf eine Schizophrenie hinweisen.

F44.3 Trance- und Besessenheitszustände

Beim Trancezustand kommt es zu einem zeitweiligen Verlust der persönlichen Identität und der vollständigen Wahrnehmung der Umgebung. Aufmerksamkeit und Bewusstsein können auf wenige Aspekte der unmittelbaren Umgebung begrenzt und konzentriert sein. Abzugrenzen sind Trancezustände während akuter, meist schizophrener Psychosen mit Halluzinationen und Wahn, außerdem Bewusstseinsstörungen bei einer körperlichen Krankheit sowie solche im Rahmen gewollter religiöser oder kulturell akzeptierter Situationen.

Im Besessenheitszustand sind die Betroffenen überzeugt, von einem Geist, von Gott oder einer anderen Person beherrscht zu werden. Auszuschließen ist eine Schizophrenie oder eine andere Psychose.

F44.4 Dissoziative Bewegungsstörungen

Kennzeichnend für diese im engeren Sinne *„pseudoneurologischen Störungen"* ist der vollständige oder teilweise Verlust der Bewegungsfähigkeit eines oder mehrerer Körperglieder sowie Sprachstörungen. Die Lähmung kann partiell oder auch vollständig sein. Unterschiedliche Formen und verschiedene Grade mangelnder Koordination können besonders an den Beinen vorkommen mit bizarrem Gang oder der Unfähigkeit, zu gehen und zu stehen (Abasie, Astasie). Auch können ein Zittern oder Schütteln der Extremitäten oder des Körpers ebenso wie eigenartige Sprachstörungen bis hin zum Sprachverlust (psychogene Aphonie oder Dysphonie) auftreten.

Die Zustände ähneln fast jeder Form von organisch bedingten neurologischen Störungen wie Paresen, Dyskinesien, Ataxie, Dysarthrie oder Aphonie.

F44.5 Dissoziative Krampfanfälle

Psychogene nichtepileptische Anfälle können sehr eindrucksvoll und in vielfältiger Art sämtliche Formen von epileptischen Anfällen in ihren Bewegungsabläufen nachahmen. Kein Symptom ist dafür pathognomonisch und die Differenzialdiagnose ist oft schwierig. Nicht selten kommen organisch bedingte zerebrale Krampfanfälle neben psychogenen Anfällen vor (Tisher et al. 1993). Die besondere Problematik besteht darin, dass der Neurologe selten selbst einen derartigen Anfall beobachten kann und meist auf die Fremdanamnese mit all ihren Unschärfen angewiesen ist. Das interiktale EEG zeigt bei Erwachsenen bei einem gesicherten epileptischen Anfallsleiden nur in höchstens 50 % der Fälle eindeutige epilepsiespezifische Veränderungen, sodass auch das EEG nur bedingt hilfreich ist. Am aussagekräftigsten ist die simultane Video-EEG-Aufzeichnung (Reuber u. Bauer 2003).

Hinweise auf dissoziative Anfälle:
- Fehlen von seitlichem Zungenbiss, Sturzverletzungen, Urininkontinenz, Hypersalivation, Zyanose
- die Augen sind im Anfall fast stets geschlossen bzw. werden bei der Untersuchung oft zugekniffen
- keine lichtstarren Pupillen
- fehlende Bewusstlosigkeit, stattdessen Stupor oder Trance-ähnlicher Zustand
- irreguläre schleudernde Extremitätenbewegungen oder rhythmisches Schütteln
- schleudernde Kopfbewegungen
- meist langsames Zu-Boden-Sinken
- weinen oder jammernde Laute im Anfall
- meist situationsgebunden, nie aus dem Schlaf heraus, selten ohne Zeugen
- Dauer des Zustandes meist mehr als 10 Minuten

F44.6 Dissoziative Sensibilitäts- und Empfindungsstörungen

Bei dissoziativen Sensibilitäts- und Empfindungsstörungen entsprechen die Grenzen der sensibel gestörten Hautareale im Allgemeinen den laienhaften Vorstellungen des Patienten über Körperfunktionen. Sie sind meist median scharf begrenzt oder ärmelförmig. Es können auch unterschiedliche Verluste verschiedener Berührungsempfindungen angegeben werden, die sich organneurologisch nicht erklären lassen.

Psychogene Sehstörungen werden seltener als Visusverlust, sondern häufiger als allgemeines Verschwommensehen oder „Tunnelsehen" angegeben. Die allgemeine Beweglichkeit und die Raumorientierung sind aber meist gut erhalten.

Seltener sind dissoziative Taubheit und Anosmie.

F44.8 Andere dissoziative oder Konversionsstörungen

Als *Gansersyndrom* wird eine komplexe Störung verstanden, die durch „Vorbeiantworten" gekennzeichnet ist, meist begleitet von anderen dissoziativen Störungen. Sie findet sich häufig bei akuten psychosozialen Belastungssituationen, etwa Inhaftierungen u. a., wobei eine eher bewusstseinsnahe Zweckreaktion angenommen wird.

Eine *multiple Persönlichkeitsstörung* wird kontrovers diskutiert und als durchaus selten angenommen.

18.2.3 Grundsätzliche Aspekte der pseudoneurologischen Störungen

Bei den pseudoneurologischen dissoziativen Störungen, die vor allem die Bewegungsabläufe und die Sinnesempfindungen betreffen, werden körperliche Beschwerden geklagt oder

somatische Funktionsstörungen vom Verhalten her demonstriert, ohne dass die Symptome objektivierbar sind und ohne dass eine körperliche Ursache nachgewiesen werden könnte. Dabei folgen die Symptome häufig den Vorstellungen des Patienten, die erheblich von anatomischen oder physiologischen Gegebenheiten abweichen können. Bei Erhellung der sozialen Situation im Kontext der biographischen Anamnese und Erhebung des psychopathologischen Befundes ergibt sich meist, dass die Behinderung und Funktionsstörung dem Patienten hilft, einem unangenehmen seelischen Konflikt zu entgehen oder indirekt Abhängigkeit oder Verstimmung auszudrücken. Die betroffene Person selbst verleugnet allerdings meist entsprechende Konflikte und führt jegliche Beschwerden auf die dargebrachten Symptome zurück. Diese wiederum können sehr wechselhaft sein und sind teils abhängig von den anwesenden Personen, teils vom emotionalen Zustand des Patienten.

Eine enge Beziehung zu psychischem Stress lässt sich häufig feststellen, nicht selten findet sich aber bei oberflächlicher Betrachtung ein unangemessen gleichgültiges, ruhiges Annehmen einer ernsthaften Behinderung, die „belle indifference", als Ausdruck des primären Krankheitsgewinns. Prämorbide Auffälligkeiten sind in der Regel festzustellen, besonders in den persönlichen Beziehungen und in der Persönlichkeit. Recht häufig litten enge Bezugspersonen unter einer körperlichen Krankheit mit ganz ähnlichen Symptomen.

Stets muss eine körperliche Krankheit als Ursache sicher ausgeschlossen werden und es muss auch ausreichend viel über den psychologischen und sozialen Hintergrund des Betroffenen bekannt sein, um als Erklärung für das Auftreten der Erkrankung zu gelten. Ist dies nicht möglich, so sollte es bei einer Verdachtsdiagnose bleiben. Nicht selten sind somatische Erkrankungen, insbesondere neurologischer Art, im Frühstadium schwer abgrenzbar. Eine bewusste Simulation ist oft schwierig von dissoziativen Störungen zu unterscheiden. In vielen Fällen hilft erst die genaue Verlaufsbeobachtung über einen längeren Zeitraum weiter.

18.3 Somatoforme Störungen (F45)

18.3.1 Allgemeine Kennzeichen

Somatoforme Störungen sind charakterisiert durch die wiederholte Darbietung körperlicher Symptome in Verbindung mit hartnäckigen Forderungen nach medizinischen Untersuchungen trotz mehrfacher negativer Ergebnisse und Versicherung der Ärzte, dass die Beschwerden nicht körperlich begründbar seien. Es handelt sich somit um eine psychische Symptomatik, die auf den Körper bezogen geäußert wird. Falls körperliche Symptome vorhanden sind, dann erklären sie nicht die Art und das Ausmaß des Beschwerdebildes, das Leiden und die innerliche Beteiligung des Patienten. Auch wenn sich eine enge Beziehung zu unangenehmen Lebensereignissen oder Konflikten aufzeigen lässt, widersetzt sich der Betroffene gewöhnlich den Versuchen, auch nur die Möglichkeit einer psychischen Ursache zu diskutieren. Nicht selten findet sich ein gewisses Aufmerksamkeit suchendes, histrionisches Verhalten, gerade wenn es den Betroffenen nicht gelungen ist, Ärzte von der von ihnen angenommenen körperlichen Natur ihrer Erkrankung zu überzeugen.

Die vorgebrachten Beschwerden sind vielgestaltig, unspezifisch und unterschiedlich lokalisiert, wobei alle Organsysteme betroffen sein können.

Der Zusammenhang mit psychosozialem Stress kann als gesichert gelten. Traumatische Lebenserfahrungen unterschiedlicher Art wie Ablehnung von Seiten der Eltern, Deprivation, Gewalterfahrungen, sexueller Missbrauch in der Kindheit, Ehescheidung der Eltern oder früher Tod eines Elternteils u. a. finden sich gehäuft in der Anamnese. Ein übermäßiger Somatisierungsstil in der Familie, ebenso einschlägige Krankheiten in der Primärfamilie und in der eigenen Kindheit können prägend wirken. Auch der Einfluss behandelnder Ärzte und des medizinischen Versorgungssystems muss bedacht werden.

Eine Alexithymie, d. h. eine eingeschränkte Wahrnehmung eigener Gefühle und Befindlichkeiten und die Unfähigkeit, sie mit Worten zu beschreiben, ist häufig.

Synonyme sind psychovegetatives Syndrom, Organneurose, psychosomatische oder funktionelle Störung.

Somatoforme Störungen sind ausgesprochen häufig, wobei nach Schätzungen 20–40% der Patienten einer Allgemeinpraxis davon betroffen sind (Kruse et al. 1998).

Es besteht eine hohe Komorbidität mit affektiven, besonders depressiven Störungen, Angststörungen und Persönlichkeitsstörungen.

Die somatoformen Störungen zeigen eine erhebliche Tendenz zur Chronifizierung,

Tab. 18.3 Personen mit ausgeprägtem somatischen Krankheitskonzept

- Kognitive Grundeinstellung: Gesundheit ist Abwesenheit jeglicher körperlicher Missempfindungen
- Tatsächlich ist eine Vielzahl davon Ausdruck eines gesunden Funktionierens
- Eigene, an sich normale Körperfunktionen werden in erhöhtem Maße beobachtet und katastrophisierend bewertet
- Schonverhalten, Vermeidungsstrategien und Inanspruchnahme medizinischer Dienste sind die Folge

Tab. 18.4 Bio-psycho-soziales Krankheitsmodell (Engel)

- Kein linear-kausaler Denkansatz
- Keine Trennung von Leib und Seele
- Molekulare Veränderungen – organ-pathologische Veränderungen – seelische Dimension – zwischenmenschliche Beziehungen als hierarchische Ebenen
- Die verschiedenen hierarchischen Ebenen stehen miteinander in ständiger Wechselwirkung
- „Aufwärts- und Abwärtsvorgänge" innerhalb dieser hierarchischen Ebenen sind kennzeichnend

spontane Remissionen sind kaum zu erwarten. Es kommt ihnen eine hohe sozialmedizinische Relevanz zu mit beträchtlichen Kosten aufgrund der Erfordernis ausgedehnter Ausschlussdiagnostik, auch vom Betroffenen oft geforderter unnötiger apparativer Untersuchungen, häufigen Krankschreibungen und schließlich nicht selten vorzeitiger Berentung (Hausotter 2004).

Eine besondere Bedeutung kommt in diesem Zusammenhang Personen mit einem ausgeprägten somatischen Krankheitskonzept als persönlichkeitseigentümliche Reaktionsweise zu (Tab. 18.3).

Das moderne Konzept des bio-psychosozialen Krankheitsmodells nach Engel wird heute als theoretische Grundlage für das Verständnis psychosomatischer Wechselwirkungen im weitesten Sinne akzeptiert (Tab. 18.4).

18.3.2 Einzelne Krankheitsbilder

F45.0 Somatisierungsstörung

Charakteristisch für eine Somatisierungsstörung sind multiple, wiederholt auftretende und häufig wechselnde körperliche Beschwerden, die wenigstens zwei Jahre bestanden haben. Eine lange und komplizierte Anamnese mit vielen negativen organischen Untersuchungen und gelegentlich auch ergebnislosen Operationen ging meist voraus. Die Symptome können sich auf jeden Körperteil oder jedes Körpersystem beziehen. Depressionen und

Angst kommen meist zusätzlich vor. Der Verlauf der Störung ist chronisch fluktuierend und häufig mit einer lang dauernden Beeinträchtigung des sozialen interpersonalen und familiären Verhaltens verbunden. Sie ist bei Frauen deutlich häufiger als bei Männern anzutreffen und beginnt überwiegend im frühen Erwachsenenalter.

Diagnostische Kriterien einer Somatisierungsstörung:

- mindestens zwei Jahre bestehende Klagen über multiple und wechselnde körperliche Symptome, die durch keine körperliche Krankheit erklärt werden können; liegt eine körperliche Krankheit vor, erklärt sie nicht Schwere und Ausmaß der körperlichen Beschwerden
- die ständige Beschäftigung mit den Symptomen führt zu andauerndem Leiden und zu vielfachen ärztlichen Konsultationen
- hartnäckige Weigerung, zu akzeptieren, dass keine organische Ursache für die geklagten Beschwerden vorliegt
- sechs oder mehr Symptome aus der folgenden Liste aus mindestens zwei verschiedenen Gruppen: gastrointestinal (Bauchschmerzen, Übelkeit, Überblähung, schlechter Geschmack im Mund, Erbrechen, Durchfall); kardial (Atembeschwerden, Brustschmerzen); urogenital (Dysurie, genitale Missempfindungen, Ausfluss); Hautveränderungen; Schmerzen in Extremitäten und Gelenken; Taubheits- und Kribbelgefühl

Als dazu gehöriger Begriff gilt die multiple psychosomatische Störung.

Auszuschließen sind stets eine körperliche Erkrankung als Ursache, aber auch affektive, vor allem depressive und ängstliche, wahnhafte und hypochondrische Störungen.

F45.1 Undifferenzierte Somatisierungsstörung

Eine undifferenzierte Somatisierungsstörung gilt als „verdünnte" Form der Somatisierungsstörung, wenn zahlreiche und unterschiedliche körperliche Beschwerden mindestens 6 Monate vorliegen, jedoch das vollständige klinische Bild einer Somatisierungsstörung nicht erfüllt ist. Es können Hinweise auf eine psychologische Verursachung zu finden sein, *aber eben auch nicht*. Eine solche ist für die Diagnosestellung jedenfalls nicht obligat. Immer dann, wenn sich entsprechende seelische Faktoren nicht eruieren lassen, sollte diese Kategorie zum Ansatz kommen.

F45.2 Hypochondrische Störung

Vorherrschendes Kennzeichen einer hypochondrischen Störung ist die ausgeprägte Selbstbeobachtung und die beharrliche Beschäftigung mit der Möglichkeit, an einer schweren körperlichen Krankheit zu leiden. Hypochondrische Menschen haben Angst davor, krank zu werden oder sie leiden unter der Überzeugung, bereits krank zu sein, ohne dass ein entsprechender objektivierbarer Organbefund besteht. Normale Empfindungen des Körpers werden von der betroffenen Person oft als abnorm und belastend interpretiert und die Aufmerksamkeit wird meist auf ein oder zwei Organsysteme fokussiert. Dabei kann die befürchtete körperliche Krankheit meist benannt werden, etwa im Rahmen einer Karzinophobie.

Depression und Angst finden sich dabei häufig. Eine seelische Genese wird im Allgemeinen strikt abgelehnt.

Dazu gehört auch die Dysmorphophobie, wenn bestimmte Körperteile subjektiv als missgestaltet empfunden werden.

F45.3 Somatoforme autonome Funktionsstörung

Die Symptome einer somatoformen autonomen Funktionsstörung werden von den Betroffenen so geschildert, als beruhten sie auf einer körperlichen Erkrankung eines Organsystems, welches weitgehend vegetativ innerviert wird:

- des kardiovaskulären Systems (F45.30)
- des oberen und unteren Gastrointestinaltraktes (F45.31 und F45.32)
- des respiratorischen Systems (F45.33)
- des urogenitalen Systems (F45.34)
- weiterer Organsysteme (F45.38)

Vielfältige Beschwerden wie Herzklopfen, Schwitzen, Erröten, Zittern, Bauchbeschwerden, Aufstoßen, Völlegefühl, Blasenstörungen, Atemstörungen, Hyperventilation werden vorgebracht. Bei vielen Patienten kann man psychische Belastungsfaktoren oder gegenwärtige Schwierigkeiten und Probleme eruieren. Bei zahlreichen Betroffenen mit Beschwerden dieser Art ist dies allerdings nicht der Fall.

Viele andere, in der Medizin geläufige Begriffe können darunter subsumiert werden wie Herzneurose, Dyspepsie, Magenneurose, Colon irritabile, psychogene Hyperventilation, psychogener Husten, Dysurie, psychogene Pollakisurie.

Auch hier ist stets der Ausschluss einer einschlägigen Organerkrankung essenziell.

F45.4 Anhaltende somatoforme Schmerzstörung

Bei der anhaltenden somatoformen Schmerzstörung handelt es sich um eine im neurologischen Alltag außerordentlich häufige seelische Störung. Eine ausgesprochen bildhafte, plastische und gleichzeitig vage Schmerzbeschreibung weist in diese Richtung. Problematische Lebensumstände und psychosoziale Konflikte werden fast stets hartnäckig geleugnet und es wird von den Betroffenen immer wieder erneute organmedizinische Behandlung gesucht. Sehr viele „chronische Schmerzpatienten" gehören in diese Kategorie.

Diagnostische Kriterien der anhaltenden somatoformen Schmerzstörung:
- mindestens sechs Monate kontinuierlich anhaltender schwerer und quälender Schmerz, der nicht vollständig durch einen physiologischen Prozess oder eine körperliche Störung erklärt werden kann und den Hauptfokus der Aufmerksamkeit des Betroffenen darstellt
- in Verbindung mit emotionalen Konflikten oder psychosozialen Problemen auftretend, die schwer genug sein sollten, um als entscheidende ursächliche Einflüsse zu gelten
- die Folge ist gewöhnlich eine beträchtliche persönliche oder medizinische Betreuung oder Zuwendung, letztlich ein oft deutlicher sekundärer Krankheitsgewinn
- auszuschließen ist eine organische Erkrankung oder eine andersartige mit Schmerzen einhergehende seelische Störung von Krankheitswert

F45.8   Sonstige somatoforme Störungen

Unter den sonstigen somatoformen Störungen finden sich alle anderen Störungen der Wahrnehmung und der Körperfunktion, die mit belastenden Ereignissen eng in Verbindung stehen, z. B. psychogene Formen von Dysmenorrhö, Dysphagie mit „Globus hystericus", Pruritus, Torticollis, Tinnitus, psychogener Schwindel, Schlafstörungen, Zähneknirschen.

18.4   Weitere körperlich nicht ausreichend begründbare Störungen

F68.0   Entwicklung körperlicher Symptome aus psychischen Gründen

Körperliche Symptome, ursprünglich verursacht durch eine organische Störung, werden wegen des psychischen Zustandes des Betroffenen aggraviert oder halten länger an. Es entwickelt sich ein Aufmerksamkeit suchendes (histrionisches) Verhalten mit zusätzlichen Beschwerden nicht körperlichen Ursprungs. Unzufriedenheit mit Behandlungen oder Enttäuschung über mangelnde persönliche Zuwendung können motivierende Faktoren sein, ebenso die Möglichkeit, eine finanzielle Entschädigung nach Unfällen zu erhalten. Das Syndrom verschwindet meist dann nicht, wenn ein Rechtsstreit erfolgreich beendet ist.

Dazugehöriger Begriff: „Rentenneurose".

F68.1   Artifizielle Störungen

Selbstverletzendes Verhalten kann unterschiedliche Ursachen haben. Schwere offene vorsätzliche Selbstverletzungen kommen bei schizophrenen Psychosen in sehr eindrucksvoller Form vor. Sehr viel häufiger ist dies allerdings Symptom einer emotional-instabilen Persönlichkeitsstörung vom Borderline-Typus (F60.31) (Gaebel u. Müller-Spahn 2002).

Der Neurologe wird gelegentlich mit heimlichen Selbstverletzungen konfrontiert. Die Patienten fügen sich dabei zunächst unerkannt körperliche Schädigungen ganz unterschiedlicher Art zu: neben Haut- und Schleimhautverletzungen künstliches Fieber durch bakterielle Infektionen, Abszesse, Anämien durch selbst induzierten Blutverlust, auch komatöse Zustände durch Hypoglykämien nach nicht indizierten Insulininjektionen u. a. Charakteristisch ist, dass der Betroffene versucht, ein dem Arzt vertrautes Krankheitsbild zu erzeugen, um entsprechende Aufmerksamkeit und Zuwendung zu erzwingen. Viele Patienten wirken dabei vom Verhalten her unauffällig. Ein kleinerer Teil zeigt allerdings Verhaltensauffälligkeiten im Sinne einer Pseudologia phantastica mit dem Ziel, sich immer wieder in Krankenhäusern stationär aufnehmen zu lassen und sich sogar vielfältigen Operationen zu unterziehen (Münchhausen-Syndrom). Werden dabei Familienangehörige einbezogen, spricht man von „Münchhausen by proxy".

F48.0   Neurasthenie

Im Erscheinungsbild einer Neurasthenie bestehen beträchtliche kulturelle Unterschiede. Bei der einen Form steht die vermehrte Müdigkeit nach geistigen Anstrengungen im Vordergrund, oft bedingt durch das Eindringen ablenkender Assoziationen oder Erinnerungen. Bei einer zweiten Form sind Klagen über rasche körperliche Erschöpfbarkeit schon nach geringen Anstrengungen vorrangig, verbunden mit Schmerzen und der Unfähigkeit, sich zu entspannen. Diffuse weitere Befindlichkeitsstörungen und die Symptome einer Depression werden häufig geklagt. Die Abgrenzung zum „Chronic Fatigue Syndrome" ist kaum möglich (Bynum 2003).

G93.3   Chronic Fatigue Syndrome

Hauptkriterium des Chronic Fatigue Syndrome ist die rasche Erschöpfbarkeit und persistierende Müdigkeit für mindestens 6 Monate, die nicht durch eine andere Erkrankung erklärt werden kann, neu aufgetreten ist, nicht die Folge einer chronischen Belastungssituation darstellt, nicht entscheidend durch Bettruhe zu beheben ist und die die durch-

schnittliche Leistungsfähigkeit deutlich reduziert.

Nebenkriterien sind flüchtige Halsschmerzen, vorübergehende schmerzhafte zervikale oder axilläre Lymphknoten, Muskelschmerzen, wandernde nicht entzündliche Arthralgien, neu aufgetretene Kopfschmerzen, Konzentrations- und Kurzzeitgedächtnisstörungen, keine Erholung durch Schlaf und verlängerte Müdigkeit nach früher gut tolerierten Beanspruchungen.

Mindestens vier der Nebenkriterien müssen definitionsgemäß neben der Müdigkeit bestehen und sechs Monate angehalten haben (Definition der Centers for Disease Control 1994).

Differenzialdiagnostisch ist ein identisches Beschwerdebild bei bis zu 80 % der an Multipler Sklerose Erkrankten, die „MS-Fatigue", zu berücksichtigen.

Es bestehen erhebliche Kontroversen hinsichtlich der Ursache, wobei sehr unterschiedliche somatische oder psychische Krankheitskonzepte vertreten werden. Eine ausgedehnte Ausschlussdiagnostik hinsichtlich möglicher vielfältiger organischer Erkrankungen ist in jedem Falle unverzichtbar.

Die Bewertung als „Angstneurose" oder somatisierte Angststörung erscheint gut begründet (Kütemeyer 1991).

Die Komorbidität mit Depressionen, Angststörungen und somatoformen Störungen ist sehr hoch.

M79.0   Fibromyalgie

Die Diagnose Fibromyalgie wird fast stets von Orthopäden und Rheumatologen gestellt, wenn sich die geklagten Schmerzen ihrer Patienten nicht organisch zuordnen lassen, ohne dass – aus einem organischen Krankheitskonzept heraus – gleichzeitig eine weitere Abklärung möglicher seelischer Komponenten erfolgt oder veranlasst wird.

Betroffen sind weit überwiegend Frauen, meist im mittleren Lebensalter. Eine organische Ursache mit unterschiedlichem Ansatz wird immer wieder diskutiert, neuerdings eine Änderung der zentralen Schmerzregulation und eine neuroendokrine Stressreaktion (Neeck u. Crofford 2000; Klein 2003), letztlich bisher ohne allgemeinen Konsens. Psychosomatische Erklärungsmodelle auf dem Boden des bio-psycho-sozialen Krankheitskonzeptes überzeugen sehr viel mehr. Psychische und soziale Faktoren spielen eine entscheidende Rolle für eine gestörte Stress- und Schmerzverarbeitung. Von den Betroffenen und ihren Selbsthilfegruppen wird aber mehrheitlich an der Vorstellung einer somatischen Genese festgehalten.

Es besteht eine hohe Komorbidität mit Depressionen, Angststörungen, Neurasthenie und Persönlichkeitsstörungen (Stärk 1999).

Diagnostische Kriterien der Fibromyalgie (American College of Rheumatology, Wolfe et al. 1990):

- ausgebreitet persistierende Schmerzen („wide spread pain") der ganzen rechten und/oder linken bzw. oberen und/oder unteren Körperhälfte unter Einschluss der Wirbelsäule
- mindestens dreimonatige Dauer
- lokaler Druckschmerz an mindestens 11 von 18 definierten Druckpunkten, den „tender points" (Tab. 18.5)
- vielfältige diffuse, vegetativ geprägte Organbeschwerden unterschiedlicher Art, unter anderem Kopfschmerzen, funktionelle Atembeschwerden, Darmbeschwerden (Colon irritabile), Tremor, Parästhesien, Globusgefühl

Gegen Fibromyalgie sprechen:
- erhöhte CK im Blut
- länger anhaltendes Fieber
- Entzündungsparameter im Blut
- Schmerzen in (!) den Gelenken
- pathologische Befunde in der technischen Zusatzdiagnostik
- Deformierung von Gelenken oder Muskulatur

Tab. 18.5 Definierte Druckschmerzpunkte („tender points") bei der Fibromyalgie

Bei digitaler Palpation jeweils bilateral
• Kranial okzipital an den Ansätzen der subokzipitalen Muskeln
• Kaudal okzipital an den Querfortsätzen der HWK 5–7
• M. trapezius in der Mitte des Muskeloberrandes
• M. supraspinatus oberhalb der Mitte der Spina scapulae
• Knorpel-Knochen-Grenze der zweiten Rippe
• 2 cm distal des Epicondylus lateralis
• Gluteal im oberen äußeren Quadranten
• Am Trochanter major
• Am Knie proximal und medial des Gelenkspaltes

Die Palpation sollte mit einem Druck von etwa $4\,kp/cm^2$ erfolgen, wobei der Untersuchte dabei Schmerz und nicht nur Überempfindlichkeit angeben muss.

T78.4 Multiple Chemical Sensitivity und andere umweltassoziierte Erkrankungen

Umweltassoziierte Störungsbilder wie die „Multiple Chemical Sensitivity" (MCS) oder vielfache Chemikalienunverträglichkeit, das „Sick-Building-Syndrom" (SBS), Intoxikationen durch organische Lösungsmittel oder andere Schadstoffe unter Umweltbedingungen, Amalgam, Elektrosensibilität u. a. werden immer wieder als Erklärung von vielfältigen Befindlichkeitsstörungen geltend gemacht. Sie beruhen auf dem Paradigma der Umweltmedizin, dass kleinste Substratmengen, die weit unter denen liegen, die in der Arbeitsmedizin eine Rolle spielen und dort sehr genau erforscht sind, bei Menschen unter Alltagsbedingungen – in unserer „normalen alltäglichen

Umwelt" – zu Krankheitserscheinungen sehr unterschiedlicher Art führen sollen. Dabei sind die geklagten Beschwerden diffus, völlig unspezifisch, umfassen nahezu jedes Organsystem und lassen sich von funktionellen Störungen klinisch nicht abgrenzen. Für die postulierten Schadstoffmengen im Organismus und im Wohnbereich, die als pathogen angenommen werden, existieren keine allgemein anerkannten Grenzwerte oder Toleranzbereiche, ganz abgesehen von den methodischen Problemen, die sich labortechnisch bei der Bestimmung dieser extrem niedrigen Substratmengen ergeben und aus denen sich auch die sehr unterschiedlichen Messwerte verschiedener Labors erklären.

Das Gefühl der Bedrohung durch nicht fassbare und nicht kontrollierbare Noxen spielt psychisch offensichtlich eine wesentliche Rolle.

Die Nähe zu somatoformen Störungen ist evident, wird jedoch von den Betroffenen und ihren Selbsthilfegruppen und Interessenverbänden meist vehement abgelehnt. Ebenso augenfällig ist die Nähe zu hypochondrischen Störungen, besonders zu Angsterkrankungen und Persönlichkeitsstörungen (Bornschein et al. 2002; Wiesmüller et al. 2003).

18.5 Begutachtung

18.5.1 Allgemeine Aspekte der Begutachtung

Die sozialmedizinischen Aspekte somatoformer Störungen sind immens, wobei entsprechende Statistiken nur bedingt zu verwerten sind, da vielfache Überschneidungen mit körperlichen Störungen bestehen und viele Gutachter organische Diagnosen als Begründung für die Rentenempfehlung vorziehen (z. B. „chronisches Zervikal- und Lumbalsyndrom bei altersgemäßen degenerativen Veränderun-

gen"), obgleich diese einer Nachprüfung oft nicht standhalten.

Besonders zu prüfen sind psychische und somatische Komorbiditäten, die psychosozialen Auswirkungen der Störung vor allem auf den außerberuflichen Bereich, eine primäre Chronifizierung ohne Remissionen und erfolglose, aber immerhin konsequent durchgeführte Vorbehandlungen (Henningsen et al. 2001) (Tab. 18.6).

Bei der Begutachtung findet man häufig hypochondrische Ängste, externalisierte Attributionen, z. B. an die Umwelt, organisch zentrierte Krankheitskonzepte, ein intensives und zugleich wechselndes Kontaktverhalten zu Ärzten und medizinischen Einrichtungen, einen sekundären Krankheitsgewinn, besonders im sozialen Bereich, auch vielfältige subjektive soziale Stressoren.

Grundlage für die Begutachtung ist auch heute noch ein Urteil des Bundessozialgerichtes aus dem Jahr 1964. Danach umfasst der Krankheitsbegriff „Neurose" seelische Störungen, die der Versicherte – auch bei zumutbarer Willensanspannung – nicht aus eigener Kraft überwinden könne und welche die Arbeits- und Erwerbsfähigkeit in einer vom Betroffenen selbst nicht zu überwindenden Weise hemmen. Es wird daher meist von den Sozialgerichten die Frage nach der *zumutbaren Willensanspannung* gestellt. Der „Wille" ist nach Widder (2000) keine naturwissenschaftlich oder testpsychologisch messbare Größe, sondern ordnet sich in kulturelle und soziale Kon-

Tab. 18.6 Indikatoren zur Schweregradbeurteilung und Prognose psychosomatischer Störungen (gemäß der Leitlinie der DGPM 2001)

- Art der psychischen Störung
- Psychische und körperliche Komorbidität
- Psychosoziale Auswirkungen der Störung
- Primäre Chronifizierung oder Remissionen
- Erfolglose, aber konsequent durchgeführte Vorbehandlungen

ventionen ein, denen sowohl der zu Begutachtende als auch der Gutachter unterliegt. Es erscheint daher sinnvoller, diese Frage mit der nach dem Schweregrad und der Prognose einer krankheitsbedingten Beeinträchtigung gleichzusetzen. Wird der Schweregrad plausibel als erheblich und die Prognose als eher ungünstig eingeschätzt, so wird eine zumutbare Willensanspannung eher zu verneinen sein als bei leichten Schweregraden und günstiger Prognose.

> Ohne Bedeutung ist nach der Rechtsprechung für die gesetzliche Rentenversicherung die Vermittelbarkeit am Arbeitsmarkt, Entwöhnung von der Arbeit, Doppelbelastung, häusliche Pflege von Angehörigen, Lebensalter, auch GdB nach dem Schwerbehindertenrecht oder MdE seitens der Berufsgenossenschaft.

18.5.2 Aggravation und Simulation

Bei der Begutachtung ergeben sich immer wieder Verdachtsmomente auf eine Aggravation oder Simulation. Der Unterschied zwischen Simulation als bewusstes Vortäuschen einer krankhaften Störung und einer somatoformen Störung von Krankheitswert liegt im bewussten Erleben des Probanden. Bei *Simulation* werden die Beschwerden präsentiert, aber nicht erlebt; bei einer krankheitswertigen psychischen Störung werden sie präsentiert und erlebt. In beiden Fällen sind sie nicht organisch begründet und „Überlistungen" bei der Untersuchung beweisen nur, dass eine nicht organische Genese vorliegt, nicht jedoch per se eine Simulation. Von der artifiziellen Störung unterscheidet sich die Simulation durch die Motivation. *Aggravation* ist die bewusst überhöhende Darstellung einer vorhandenen Störung zum Zweck der Erlangung von (materiellen) Vorteilen. Sie ist in der Begutachtungssituation häufig, aber nicht regelmäßig und sollte im Gutachten in sachlicher Form erwähnt und aufgezeigt werden. Eine *Verdeutlichungstendenz* kann interaktionell motiviert sein, um den Gutachter vom Vorhandensein und dem subjektiven Schweregrad der Beschwerden zu überzeugen.

Aggravation und Simulation sind bewusst gesteuert, können aber im Einzelfall auf unbewusste intrapsychische Konflikte zurückgehen und insoweit psychodynamisch erklärbar sein (Tab. 18.7). In der Regel kann dies aber nicht dazu führen, dass daraus ein Anspruch an die sozialen Sicherungssysteme abgeleitet werden kann.

Es ist meist unmöglich, in der Begutachtungssituation eine aus dem Unbewussten stammende Konversionssymptomatik von einer bewusstseinsnahen oder bewussten Symptombildung abzugrenzen. Entscheidend ist die Berücksichtigung des langfristigen Verlaufes mit Eruierung relevanter lebensgeschichtlicher Ereignisse im Rahmen der biographischen Anamnese.

Der Begriff „Rentenneurose" ist obsolet. Im Einzelfall ist zu klären, inwieweit einerseits bewusste Aggravation, andererseits nicht doch eine unbewusste krankheitswertige Entwicklung zugrunde liegt.

Tab. 18.7 Aggravation, Simulation, artifizielle Störung

Motivation und Symptombildung unbewusst	= somatoforme Störung
Motivation und Symptombildung bewusst	= Simulation, Aggravation
Motivation unbewusst, Symptombildung bewusst	= artifizielle Störung oder Gerechtigkeitsbegehren

18.5.3 Gesetzliche Rentenversicherung

In der finalen Begutachtung für die Rentenversicherung stehen Fragen zum verbliebenen Leistungsvermögen im Vordergrund, wobei es stets gilt, sowohl ein negatives als auch ein positives Leistungsbild aufzuzeigen.

Es stellt sich die Frage nach einem krankheitsbedingten Nicht-Können oder einem einfachen Nicht-Wollen.

Einer sorgfältigen Anamnese, die auch biographische Aspekte erfasst, einer genauen Befunderhebung und einer möglichst detaillierten Schilderung nicht nur der beruflichen, sondern auch der privaten Einschränkungen im Alltag kommt dabei besondere Bedeutung zu.

Tab. 18.8 Relevante Fragen zur Prognosebeurteilung somatoformer Störungen (nach Foerster 1992)

- Liegt eine im rechtlichen Sinne „erhebliche Störung" vor?
- Handelt es sich um einen mehrjährigen Verlauf?
- Ist der Verlauf durch eine kontinuierliche Chronizität charakterisiert oder sind zwischenzeitliche Remissionen – ggf. nach therapeutischen Maßnahmen – zu beobachten?
- Bestand bzw. besteht noch eine regelmäßige ambulante Therapie?
- Haben stationäre Behandlungsversuche, auch mit unterschiedlichen therapeutischen Ansatzpunkten, stattgefunden?
- Sind Rehabilitationsmaßnahmen gescheitert?
- Komorbidität körperlicher und psychischer Störungen?
- Ausgeprägter Krankheitsgewinn?
- Akzentuierte prämorbide Persönlichkeit?

Für den gutachtlichen Alltag haben sich bei diesen Krankheitsbildern die Prognosekriterien von Foerster (1992) als ausgesprochen hilfreich erwiesen (Tab. 18.8).

Sind diese Fragen bezüglich des Verlaufs zu bejahen und liegt eine im rechtlichen Sinne „erhebliche Störung" vor, so dürfte mit der Wiederherstellung der vollen Erwerbstätigkeit kaum zu rechnen sein, falls dies im Verlauf der Erkrankung zu einem Problem geworden ist.

Tab. 18.9 Therapie als Beurteilungskriterium

- Gewinnt zunehmend an Bedeutung
- Kann leicht anhand der Aktenlage überprüft werden
- Diskrepanz zwischen Ausmaß der Beschwerden und tatsächlich durchgeführter Therapie beachten
- Indiz für den Leidensdruck
- Hinweis auf Coping-Strategien und Motivation zu einer Lebensveränderung

Tab. 18.10 Beurteilung der Leistungsfähigkeit nach der „International Classification of Impairment, Disabilities and Handicaps" (ICIDH II)

1. Ebene der Schäden der Funktion und der Struktur mit Schweregrad und Verlauf
2. Ebene der Aktivität des alltäglichen Lebens einschließlich Prognose
3. Ebene der Partizipation mit negativem und positivem Leistungsbild

Deutliche Diskrepanzen zwischen Partizipationsmöglichkeiten im privaten und im beruflichen Bereich erfordern eine sorgfältige Plausibilitätsprüfung (Tab. 18.9 u. 18.10).

18.5.4 Private Berufsunfähigkeitsversicherung

Im Rahmen der privaten Berufsunfähigkeitsversicherung ist zu prüfen, ob die versicherte Person „infolge Krankheit, Körperverletzung oder Kräfteverfalls, die ärztlich nachzuweisen

Tab. 18.11 Kriterien der psychosozialen Anforderungen an den Arbeitsplatz (nach der Leitlinie der DGPM 2001)

- Zeitstruktur, z. B. Schichtarbeit, Überstunden
- Arbeitsumwelt, z. B. Großraumbüro
- Physikalische Umweltbelastungen, z. B. Lärm, Hitze
- Handlungsspielräume am Arbeitsplatz, z. B. eingeengt durch Bandarbeit, sozialer Druck durch Gruppenarbeit
- Geforderte Aufmerksamkeit, z. B. monoton oder erhöht
- Anforderungen an Konzentration und Gedächtnis
- Eingebundensein in soziale Kontexte
- Ausmaß an eigener Verantwortung
- Soziale Interaktionsmuster, z. B. Hierarchie, Führungsstil, Konkurrenz
- Inhalte der Arbeit, z. B. Sinnentleerung
- Psychosoziale Gratifikationen, z. B. Lohn, Karrieremöglichkeit, gesellschaftliche Anerkennung der Tätigkeit

sind, voraussichtlich 6 Monate ununterbrochen außerstande ist, ihren Beruf oder eine andere Tätigkeit auszuüben, die aufgrund ihrer Ausbildung und Erfahrung ausgeübt werden kann und ihrer bisherigen Ausbildung entspricht". In der Mehrzahl der Fälle wird Berufsunfähigkeitsrente bei mindestens 50% Einschränkung gewährt. Entscheidend ist dabei, auf den konkret zuletzt ausgeübten Beruf abzustellen. Der BU-Grad wird bestimmt, indem die festgestellten funktionellen Einschränkungen auf die zuletzt konkret ausgeübte Tätigkeit bezogen werden. Bei den somatoformen Störungen müssen im Rahmen

eines umfassenden diagnostischen Prozesses klar definierte Kriterien in einem gewissen Ausprägungsgrad herausgearbeitet werden (Tab. 18.11 u. 18.12).

18.5.5 Gesetzliche Unfallversicherung

Bei der kausalen Begutachtung für die gesetzliche Unfallversicherung ist zu klären, ob die aktuellen Beschwerden mit Wahrscheinlichkeit auf den geltend gemachten Unfall im Sinne einer wesentlichen Bedingung zurückzuführen

Tab. 18.12 Kategorisierungsmöglichkeit von Antragstellern auf Berufsunfähigkeit (aus Svitak u. Rauh 2004)

	Funktionelle Einschränkungen	Keine Einschränkungen
Organisches Korrelat	I • Berufsunfähigkeit? • Aggravation?	II • Krankheit ohne ausreichenden Einfluss auf Funktionsfähigkeit im letzten Beruf?
Fehlendes organisches Korrelat	III • somatoforme Störung? • psychische Störung? • soziale Problematik? • Simulation?	IV • gesund

oder als rechtlich nicht wesentliche Ursache, als sog. Gelegenheitsursache zu werten sind. Grundsätzlich sind psychoreaktive Störungen nach Unfallereignissen und deren körperliche Auswirkungen als Unfallschaden zu werten. Es ist dabei nicht relevant, wenn vor dem Unfall bereits psychische Veränderungen bestanden haben, die jedoch noch nicht zu behandlungsbedürftigen Funktionsstörungen geführt haben. Auch ein anzunehmender psychischer „Vorschaden" unterliegt dem Vollbeweis.

An psychoreaktiven Störungen kommen neben den beschriebenen somatoformen Störungen auch eine akute Belastungsreaktion (F43.0), eine posttraumatische Belastungsstörung (F43.1), eine Anpassungsstörung (F43.2), Phobien, Ängste, Depressionen und gegebenenfalls Persönlichkeitsänderungen als Unfallfolge in Betracht.

Dabei muss auch hier das äußere Trauma im Vollbeweis nachgewiesen sein, für den Nachweis des wesentlichen Zusammenhangs der Gesundheitsstörung mit dem Trauma genügt die Wahrscheinlichkeit, d. h. es spricht mehr dafür als dagegen.

Nach juristischer Auffassung sind bei Neurosen, Depressionen, Phobien und anderen seelischen Störungen wegen der Simulationsnähe und der Schwierigkeit, wirklich krankhafte Prozesse von nur vorstellungsbedingten Störungen ausreichend klar zu unterscheiden, an den Nachweis strenge Anforderungen zu stellen. Es ist auch zu klären, ob die Störungen noch mit zumutbarer Willensanspannung – gegebenenfalls mit ärztlicher oder psychologischer Hilfe – überwunden werden können oder bereits so fixiert sind, dass sie sich der Steuerung durch den Willen entziehen. Es sei zu fordern, dass diesen Störungen ein eigenständiger Krankheitswert beizumessen ist und sie sich deutlich von normalen seelischen Begleiterscheinungen organischer Gesundheitsschäden deutlich abheben. Bloße Vorstellungen von Kranksein oder vordergründige wunschbedingte Versorgungstendenzen müssten ausgeschlossen werden.

Von Kaiser (2005) stammt der Vorschlag einer MdE-Tabelle für psychische Gesundheitsschäden nach Unfällen im Rahmen der Begutachtung für die gesetzliche Unfallversicherung.

Tab. 18.13 Empfohlene MdE-Werte für psychische Gesundheitsschäden für die gesetzliche Unfallversicherung (nach Kaiser 2005)

	MdE in %
Belastungsstörungen mit emotionaler Einschränkung der Erlebnis- und Gestaltungsfähigkeit	
• in geringerem Ausmaß, allgemeiner Leidensdruck, auch mit leichteren vegetativen Beschwerden, jedoch ohne wesentliche soziale Anpassungsschwierigkeiten	bis 10
• in stärkerem Ausmaß, insbesondere mit sozial-kommunikativer Beeinträchtigung	10–20
• in erheblichem Ausmaß, insbesondere mit starker sozial-kommunikativer Beeinträchtigung, auch angstbestimmten Verhaltensweisen	20–30
• in schwerem Ausmaß, insbesondere mit starker sozial-kommunikativer Beeinträchtigung, Angstzuständen und ausgeprägtem Vermeidungsverhalten, Antriebsminderung, vegetativer Übererregbarkeit (u. U. auch mit körperlicher Symptomatik)	30–50
Phobien als wesentliches Störungsbild	
• allgemeine Phobie mit Ausrichtung auf unspezifische (auch wechselnde) Situationen oder Objekte, insbesondere mit emotionaler Einschränkung und sozial-kommunikativer Beeinträchtigung (vor allem Vermeidungsverhalten), auch vegetativen Beschwerden und Depressionen	bis 30
• spezifische (isolierte) Phobie mit unmittelbarer Ausrichtung auf wesentliche, konkrete Arbeitssituationen oder berufliche Tätigkeitsfelder (je nach ihrer Bedeutung im Erwerbsleben)	bis 30

Tab. 18.14 Abwägung eines Kausalzusammenhangs zwischen schädigendem Ereignis und psychosomatischer Störung (nach Leitlinie der DGPM 2001)

1. Objektiver Schweregrad des schädigenden Ereignisses – tatsächlich lebensbedrohlich, dramatisch, Verlauf der körperlichen Behandlung

2. Überindividueller Schweregrad des subjektiven Erlebens – Todesangst, Ohnmachtserleben, Verletzung von subjektiv besonders bedeutungsvollen Körperteilen (Gesicht, Genitale)

3. Individuell bedingter Schweregrad des subjektiven Erlebens – biographische Hinweise auf unspezifische oder spezifische Vulnerabilität in der Bewältigung von Lebensereignissen (unspezifisch – eher nicht kausal, spezifisch – eher kausal)

4. Mögliche sekundäre Motive mit Begehrenshaltung – bewusst, unbewusst, Verlangen nach Gerechtigkeit oder Entschädigung – in der Regel unfallfremd

Testpsychologische Untersuchungen sind gegenüber dem klinischen Bild und dem kritischen Beurteilungsvermögen des Gutachters zweitrangig (Tab. 18.13 u. 18.14).

Ausprägung vorliegen, dass eine spezielle ärztliche Behandlung dieser Störungen – z. B. eine Psychotherapie – erforderlich ist.

18.5.6 Schwerbehindertenrecht und soziales Entschädigungsrecht

Nach den „Anhaltspunkten 2004" werden psychogene Störungen je nach Schweregrad abgestuft beurteilt (Tab. 18.15).

Nach den „Anhaltspunkten" sind außergewöhnliche seelische Begleiterscheinungen dann anzunehmen, wenn anhaltende psychoreaktive Störungen in einer solchen

Literatur

Ahrens S, Hasenbring M, Schultz-Venrath U, Strenge H (Hrsg). Psychosomatik in der Neurologie. Stuttgart, New York: Schattauer 1995.

Bornschein S, Hausteiner C, Zilker T, Förstl H. Psychiatric and somatic disorders and multiple chemical sensitivity in 264'environmental patients'. Psychol Med 2002; 32(8): 1387–94.

Bynum B. Neurasthenia. Lancet 2003; 361(9370): 1753.

Dilling H, Mombour W, Schmidt MH (Hrsg). Internationale Klassifikation psychischer Störungen, ICD-10 Kapitel V (F). 4. Aufl. Bern: Hans Huber 2000.

Tab. 18.15 Beurteilung von „Neurosen, Persönlichkeitsstörungen, Folgen psychischer Traumen" nach dem Schwerbehindertenrecht und dem sozialen Entschädigungsrecht

	GdB/MdE
Leichtere psychovegetative oder psychische Störungen	0–20
Stärker behindernde Störungen mit wesentlicher Einschränkung der Erlebnis- und Gestaltungsfähigkeit (z. B. ausgeprägtere depressive, hypochondrische, asthenische oder phobische Störungen, Entwicklungen mit Krankheitswert, somatoforme Störungen)	30–40
Schwere Störungen (z. B. schwere Zwangskrankheit)	
• mit mittelgradigen sozialen Anpassungsschwierigkeiten	50–70
• mit schweren sozialen Anpassungsschwierigkeiten	80–100

Egle UT, Ecker-Egle ML, Nickel R, van Houdenhove B. Fibromyalgie aus psychosomatischer Sicht. Nervenheilkunde 2004; 23: 556–62.

Foerster K. Psychiatrische Begutachtung im Sozialrecht. Nervenarzt 1992; 63: 129–36.

Gaebel W, Müller-Spahn F (Hrsg). Diagnostik und Therapie psychischer Störungen. Stuttgart: Kohlhammer 2002.

Hausotter W. Begutachtung somatoformer und funktioneller Störungen. 2. Aufl. München, Jena: Elsevier Urban & Fischer 2004.

Hausotter W. Kann die Diagnose „Fibromyalgie" dem Patienten schaden? Orthopäd Praxis 2005; 41: 26–31.

Henningsen P, Rüger U, Schneider W. Die Leitlinie „Ärztliche Begutachtung in der Psychosomatik und Psychotherapeutischen Medizin – Sozialrechtsfragen". Versicherungsmedizin 2001; 53: 138–41.

Hoffmann SO, Hochapfel G. Neurotische Störungen und Psychosomatische Medizin. 7. Aufl. Stuttgart, New York: Schattauer 2004.

Kaiser V. Psychische Störungen nach Unfällen. In: Mehrhoff F, Meindl RC, Muhr G. Unfallbegutachtung. 11. Aufl. Berlin, New York: de Gruyter 2005.

Klein R. Mit chronischem Müdigkeits- bzw. Fibromyalgiesyndrom assoziierte Manifestationen: Ausdruck einer Dysbalance im neuroendokrinoimmunologischen Regelkreis? In: Berg PA (Hrsg). Chronisches Müdigkeits- und Fibromyalgiesyndrom. 2. Aufl. Berlin: Springer 2003.

Kruse J, Heckrath C, Schmitz N, Alberti L, Tress W. Somatoforme Störungen in der hausärztlichen Praxis. In: Rudolf G, Henningsen P. Somatoforme Störungen. Stuttgart, New York: Schattauer 1998

Kütemeyer M. Das Chronic-Fatigue-Syndrom: Eine Form der Angstneurose. Akt Neurol 1991; 18: 188–91.

Leitlinie der Deutschen Gesellschaft für Psychotherapeutische Medizin (DGPM). Ärztliche Begutachtung in der Psychosomatik und Psychotherapeutischen Medizin – Sozialrechtsfragen. AWMF-Leitlinien-Register Nr. 051/022, Entwicklungsstufe 2, 2001.

Mehrhoff F, Meindl RC, Muhr G. Unfallbegutachtung. 11. Aufl. Berlin, New York: de Gruyter 2005.

Nedopil N. Probleme der ärztlichen Begutachtung aus der Psychiatrie. In: Fritze E, May B, Mehrhoff F (Hrsg). Die ärztliche Begutachtung. 6. Aufl. Darmstadt: Steinkopff 2001.

Neeck G, Crofford LJ. Neuroendocrine perturbations in fibromyalgia and chronic fatigue syndrome. Rheum Dis Clin North Am 2000; 26: 989–1002.

Reuber M, Bauer J. Psychogene nichtepileptische Anfälle. Dtsch Ärztebl 2003; 100: A2013–8.

Rudolf G, Henningsen P. Somatoforme Störungen. Stuttgart, New York: Schattauer 1998.

Schneider W, Henningsen P, Rüger U. Sozialmedizinische Begutachtung in Psychosomatik und Psychotherapie. Bern: Hans Huber 2001.

Stärk C. Das Fibromyalgiesyndrom – eine Störung aus dem affektiven Formenkreis. Med Sach 1999; 95: 134–6.

Svitak M, Rauh E. Die Zunahme psychischer und psychosomatischer Erkrankungen: Folgen für die Beurteilung der Berufsunfähigkeit und die Praxis der Rehabilitation. Versicherungsmedizin 2004; 56: 63–6.

Tisher PW, Holzer JC, Greenberg M, Benjamin S, Devinsky O, Bear DM. Psychiatric presentations of epilepsy. Harv Rev Psychiatry 1993; 1(4): 219-8.

Wiesmüller GA, Ebel H, Hornberg C, Kwan O, Friel J. Are syndromes in environmental medicine variants of somatoform disorders? Med Hypotheses 2003; 61(4): 419–30.

Widder B. Schmerzsyndrome und Befindlichkeitsstörungen. In: Rauschelbach HH, Jochheim KA, Widder B (Hrsg). Das neurologische Gutachten. 4. Aufl. Stuttgart, New York: Thieme 2000.

Wolfe F, Smythe HA, Yunus MA et al. The American College of Rheumatology 1990. Criteria for the classification of fibromyalgia: report of the multicenter criteria committee. Arthrit Rheum 1990; 33: 160.

Anhang

Beispiel eines Gutachtens für eine private Unfallversicherung

Briefkopf des Gutachters mit Fachgebietsbezeichnung und Wohnort

Datum der Gutachtenerstellung

Betrifft:
Az. 70 U 92-432647
Unfall vom 22.09.02
J. T., geb. 19.10.85
wohnhaft I.....

Auf Anforderung der Unfallversicherung B. V. vom 25.03.04 erstatte ich über Herrn J. T., geb. 19.10.85 das folgende **neurologische Gutachten**.

Das Gutachten stützt sich
1. auf die Kenntnis der Krankengeschichte der Chirurgischen Abteilung des Klinikums I. mit einer Aufenthaltszeit vom 26.09.02–30.10.02 sowie
2. auf eine eingehende ambulante neurologisch-psychiatrische Untersuchung des Herrn J. am 26.04.04.

Das Gutachten soll dazu Stellung nehmen, ob und, wenn ja, welche Folgen aus dem Unfall vom 22.09.02 verblieben sind und inwieweit unfallunabhängige Gesundheitsstörungen vorliegen.

Aktenvorgeschichte

Verlegungsbericht aus der Abteilung für Unfallchirurgie des Krankenhauses K. vom 22.09.02: Herr J. sei am 22.09.02 ohne Fremdeinwirkung vom Fahrrad gestürzt, kein Fahrradhelm, lt. Notarzt zeitweise wach und agitiert, später eingetrübt, links weitere Pupille. Zu einem Bewusstseinsverlust keine Angaben. Röntgenologisch an der HWS, BWS und LWS kein Frakturnachweis, Beckenübersicht unauffällig. Im Bereich des Schädels „Schädelberstungsfraktur rechts okzipital". Im kranialen CT schmaler Flüssigkeitssaum rechts, entsprechend einem subduralen Hämatom mit Mittellinienverlagerung geringen Ausmaßes. Sofortige Weiterverlegung in die Neurochirurgische Klinik R. Aus dem Rückverlegungsbericht in das Heimatkrankenhaus I. nach einem Aufenthalt dort vom 22.09.–26.09.02 ergab sich: „Z. n. SHT mit Berstungsfraktur rechts okzipital, subdurales Hämatom rechts und traumatische Subarachnoidalblutung, Hirnödem", am 22.09.02 operative Implantation einer epiduralen Hirndrucksonde. Bei der Verlegung „wach, ansprechbar, kooperativ, orientiert, bewegt die Extremitäten seitengleich, deutlicher Meningismus".

Im Kontroll-CT vom 30.9.02: „Fraglich minimaler subduraler Hämatomsaum rechts. Rechts frontal könnte die Folge einer Hirnkontusion vorliegen. Keine enzephalitischen Herde nachweisbar". Im EEG Herdbefund rechts frontotemporal. Bei der neurologischen Konsiliaruntersuchung am 29.09.02 keine Hirnnervenausfälle, ausgeprägte Nackensteife, keine Halbseitensymptomatik, deutliche psychomotorische Unruhe. Am 01.10.02 operative Entleerung eines ausgedehnten subgalearen

Hämatoms rechts parietookzipital und links okzipital. Am 05.10.02 nach wie vor ausgeprägte Nackensteife, fortbestehendes, jedoch insgesamt gebessertes Durchgangssyndrom, deutliche mnestische Schwächen.

Entlassung aus dem Kreiskrankenhaus I. nach Hause am 30.10.02.

Es schloss sich eine Anschlussheilbehandlung im Neurologischen Rehabilitationskrankenhaus in G. vom 04.11.02–24.03.03 an. Entlassungsdiagnosen:
1. Schädel-Hirn-Trauma mit Schädelberstungsfraktur rechts okzipital und Subarachnoidalblutung nach Fahrradunfall (9/02),
2. Ausräumung von Subduralhämatomen rechts parietookzipital und links okzipital (01.10.02),
3. passagere Stimmlippenparese links und Hypoglossusparese rechts,
4. Verdacht auf Hypoplasie des linken M. trapezius.

Im Befund diskrete Halbseitensymptomatik links, psychisch verlangsamt. Auch neuropsychologisch stand die psychomotorische Verlangsamung und die eingeschränkte Konzentrationsfähigkeit im Vordergrund. Röntgenologisch im Bereich der HWS diskrete Retrolisthesis HWK 3/4, diskrete skoliotische Fehlhaltung BWS und LWS; keine Traumafolgen. Eine dortige orthopädische Konsiliaruntersuchung ergab: „Im Bereich der LWS fällt eine Steifigkeit auf, die den Patienten jedoch subjektiv nicht beeinträchtigt", dafür seien keine eindeutigen Ursachen feststellbar.

Eigene Angaben des Herrn J. zur Vorgeschichte anlässlich der ambulanten Begutachtung am 26.04.04

Familienanamnese

Beide Elternteile leben, 4 Geschwister, er sei der Älteste in der Geschwisterreihe. Keine familiär gehäuften bzw. vererbten Krankheiten bekannt.

Frühere Erkrankungen

Kinderkrankheiten nicht erinnerlich, mit etwa 9 Jahren Unterarmfraktur mutmaßlich rechts, ansonsten sei er nie ernstlich krank gewesen.

Soziale Anamnese

Geboren und aufgewachsen in I., Besuch von 9 Klassen Hauptschule, keine Klasse wiederholt. Danach Beginn einer Maurerlehre. Nach dem ersten Lehrjahr habe sich der Unfall am 22.09.02 ereignet. Im Rahmen der Reha-Maßnahmen in G. sei er als Maurer für nicht mehr einsatzfähig erklärt worden. Er habe daraufhin eine Lehre in der Holzverarbeitung begonnen, die er derzeit noch fortsetze. Er nehme an, im nächsten Jahr die Gesellenprüfung ablegen zu können. Probleme in der Berufsschule gebe es nicht. Ledig, er wohne bei den Eltern.

Jetzige Beschwerden und unmittelbare Vorgeschichte

„Auf der linken Seite habe ich manchmal Krämpfe, es wechselt, eigentlich nur im linken Bein, das Bein ist manchmal verspannt. Wenn es kalt ist, dann zieht es die linke Hand manchmal zusammen, seit dem Unfall bin ich anfälliger für Erkältungen. Ich habe oft einen rauen Hals. Kopfschmerzen habe ich keine, das Gedächtnis ist vielleicht etwas schlechter geworden."

Herr J. berichtete auf gezieltes Befragen über keine durchgehende Verkrampfung der linksseitigen Extremitäten, manchmal, vor allem bei Kälte, verkrampfe sich die linke Hand, häufiger ziehende Missempfindungen im linken Bein, keine auslösenden Faktoren, keine Generalisation, kein Bewusstseinsverlust.

Er werde hausärztlich von Herrn Dr. F. betreut, derzeit keinerlei Behandlungsmaßnahmen, weder medikamentös noch physikalisch.

Zum Unfall vom 22.09.02 gab er an, es bestehe dafür ein vollständiger Erinnerungsverlust. Es fehle ihm auch ein Zeitraum von etwa 12 Stunden vor dem Unfall. Für die Zeit nach dem Unfall bestehe ein Erinnerungsverlust von 14 Tagen. An den Aufenthalt in R. und auch in der Intensivstation des Krankenhauses I. könne er sich nicht erinnern.

Er komme jetzt beruflich gut zurecht, auch die schulischen Leistungen in der Berufsschule seien gut. Er fühle sich auch in der Freizeit nicht wesentlich beeinträchtigt. Nikotin-, Drogen- und Alkoholkonsum wurden verneint. Er besitze keinen Schwerbehindertenausweis. Er habe den Führerschein und fahre auch wieder Auto.

Befund

Internistischer Befund

18-jähriger Mann in gutem AZ und EZ, Haut und sichtbare Schleimhäute gut durchblutet, kein Ikterus, keine Zyanose, keine Dyspnoe, keine Einflussstauung.

Gebiss
Saniert, keine Struma, keine Lymphknoten tastbar.

Thorax
Symmetrisch konfiguriert und seitengleich beamtet.

Lunge
Perkutorisch und auskultatorisch unauffällig.

Herz
Grenzen im Normbereich, Aktion regelmäßig, Töne rein, keine pathologischen Geräusche.

Abdomen
Bauchdecken weich, Leber und Milz nicht tastbar vergrößert, keine pathologischen Resistenzen, kein Druckschmerz. Nierenlager beidseits nicht klopfempfindlich.

Extremitäten
Im Bereich der unteren Extremitäten keine wesentliche Varicosis, keine Beinödeme. Fußpulse beidseits gut tastbar.

RR 120/80 mm Hg. Puls 72/Min.

Neurologischer Befund

Kopf
Normal konfiguriert, Kalotte nicht klopfschmerzhaft, kein Meningismus. NAP nicht druckdolent. Kein Karotisstenosegeräusch.

Wirbelsäule
Gerade aufgebaut, keine wesentliche Seitwärtsverkrümmung, Schulter- und Beckengeradstand. Die HWS weitgehend frei beweglich, keine gröberen muskulären Verspannungen der paravertebralen zervikalen Muskulatur. Die occipitalen NAP beidseits nicht druckdolent. Im Bereich der BWS kein Klopf- oder Druckschmerz. Im Bereich der LWS deutliche muskuläre Verspannungen der paravertebralen lumbalen Muskulatur beidseits bei ausgeprägter Bewegungseinschränkung. Der Finger-Boden-Abstand bei der Rumpfbeuge nach vorne 40 cm, auch die Seitwärtsneigung beidseits eingeschränkt, dabei kein Klopfschmerz im Bereich der gesamten LWS. Keine Druckdolenz einzelner Valleix'scher Punkte beidseits. Lasegue-Zeichen beidseits bei 70° positiv, Bragard-Zeichen beidseits negativ.

Hirnnerven

I.: Geruch geprüft, o. B.

II.: Sehkraft grobklinisch altersentsprechend, Gesichtsfeld bei orientierender Fingerprüfung intakt. Im Augenhintergrund Papillen beidseits scharf begrenzt, gut gefärbt bei regelrechter Gefäßzeichnung ohne Hinweis auf eine chronische Stauungspapille.

III., IV. und VI.: Lidspalten mittelweit, Augenmotilität frei und koordiniert, kein Nystagmus, auch nicht unter der Frenzelbrille bzw. nach Lageänderung des Kopfes nachweisbar. Keine Doppelbilder. Pupillen rund, seitengleich mittelweit, reagieren prompt auf Lichteinfall und Konvergenz.

V.: Sensibilität im Gesicht intakt. Cornealreflex beidseits gut auslösbar.

VII.: Mimisch und willkürlich o.B.

VIII.: Gehör subjektiv beidseits ausreichend gut, Umgangssprache wird gut verstanden. Bei Stimmgabelprüfung seitengleiches Hörvermögen. Im Weber'schen Versuch keine Lateralisation.

IX. und X.: Gaumensegel wird seitengleich gehoben, Schluckakt subjektiv unbehindert.

XI.: M. sternocleidomastoideus beidseits symmetrisch und kräftig.

XII.: Die Zunge wird gerade herausgestreckt, Bewegungen frei, kein Faszikulieren. Die Sprache nicht neurogen gestört.

Peripherie

Der Muskeltonus der Extremitäten seitengleich und regelrecht. Kein Rigor. Die Motilität in den Gelenken frei, lediglich endgradige Bewegungseinschränkung im linken Schultergelenk ohne wesentliche Schmerzangabe. Die grobe motorische Kraft nirgends beeinträchtigt, kein Hinweis auf latente Paresen, keine isolierten Muskelatrophien, kein Faszikulieren.

Reflexe

Chvostek beidseits negativ. BSR, RPR und TSR seitengleich gut auslösbar. Trömner beidseits negativ. BHR in allen 3 Etagen seitengleich ausreichend gut zu erhalten. PSR und ASR beidseits gut auslösbar. Babinski, Oppenheim und Gordon beidseits negativ.

Koordination

FNV, FFV und KHV beidseits zielsicher. Diskrete Dysdiadochokinese links. Kein Tremor. Negatives Reboundphänomen.

Sensibilität

Im Bereich des Stammes und der Extremitäten keinerlei Minderung der Gefühlsempfindung für alle Qualitäten einschließlich Zahlenerkennen und Vibrationsempfinden.

Stehen und Gehen

Der Gang nicht neurogen behindert, Fersen- und Fußspitzengang beidseits kräftig. Im Romberg'schen Versuch kein Schwanken und keine Absinktendenz oder Pronationstendenz eines Armes beim Vorhalteversuch. Der Unterberger'sche Tretversuch regelrecht ohne Drehungstendenz und ohne Fallneigung. Im Strichgang mit offenen Augen ausreichende Sicherheit, im Blindgang leicht unsicher ohne konstante Abweichtendenz oder Fallneigung nach einer Seite. Einbeinstand, monopedales Wippen und Trendelenburg seitengleich regelrecht.

Psychischer Befund

Bewusstseinsklar, örtlich, zeitlich, zur Person und situativ voll orientiert, im Gespräch gut zugewandt, kontaktbereit und wendig. Gute affektive Schwingungsfähigkeit, keinesfalls tiefer gehend depressiv verstimmt. Keine psychotischen Elemente, keine formalen oder inhaltlichen Denkstörungen, keine Sinnestäuschungen, keine Wahnwahrnehmungen, keine Ich-Störungen. Der Denkablauf geordnet. Die Konzentrations- und Merkfähigkeit nicht beeinträchtigt. Keine Antriebsstörungen. Wesentliche kognitive Störungen fanden sich bei der Exploration jetzt nicht.

Es wird eine 14-tägige anterograde Amnesie angegeben, für die Folgezeit keine Beeinträchtigung des Erinnerungsvermögens. Das Verhalten bei der Exploration und bei der Untersuchung sachlich und korrekt, zu keinem Zeitpunkt Hinweise auf Verdeutlichungstendenzen oder demonstrative Verhaltensweisen.

Zum Tagesablauf befragt, gab er an, vollschichtig seine Lehre in einem holzverarbeitenden Betrieb zu absolvieren. Er besuche problemlos die Berufsschule. In der Freizeit sei das wichtigste Hobby Autofahren. Sportlich betätige er sich wenig.

Insgesamt kein Hinweis auf ein schwer wiegendes hirnorganisches Psychosyndrom, kein Nachweis einer Psychose oder einer tiefer gehenden depressiven Verstimmung, auch nicht auf eine krankheitswertige seelische Fehlhaltung.

Zusatzuntersuchungen

EEG

Regelmäßiger, spindelförmiger, um 9/s liegender Alphagrundrhythmus 40–60 μV hoch mit einzelnen diffus unterlagernden mittelfrequenten Thetawellen im Amplitudenniveau. Keine Seitendifferenz und kein Herdhinweis sowohl in den unipolaren als auch in den bipolaren Reihenableitungen. Gut abgrenzbare visuelle Blockadereaktion beidseits. Unter Hyperventilation bzw. gleichzeitiger Flimmerlichtaktivierung keine entscheidende Änderung, keine Aktivierung eines latenten Herdbefundes bzw. hypersynchroner Potenziale.

Insgesamt normaler Kurvenverlauf vom Alphatyp ohne Nachweis einer derzeit erhöhten zerebralen Anfallsbereitschaft bzw. eines EEG-manifesten umschriebenen hirnorganischen Prozesses.

Im mitgeschriebenen EKG regelmäßiger Sinusrhythmus.

VEP (visuell evozierte Potenziale)

Unter TV-Schachbrettmuster-Umkehrstimulation unter den üblichen Registrierbedingungen beidseits konstant reproduzierbare Potenzialkurven. Die P-100-Latenzen rechts 118 ms, links 120 ms. Die Amplituden rechts und links etwa seitengleich.

Insgesamt Normbefund.

AEP (frühe akustisch evozierte Hirnstammpotenziale)

Bei Click-Stimulation mit einer Lautstärke von 90 dB und üblichen Ableitungsbedingungen beidseits gut reproduzierbare Werte für die einzelnen Latenzen. Form und Amplitude der Potenziale im normalen Bereich. Die Interpeak-Latenz I-V rechts mit 4,40 ms und links mit 4,40 ms normal. Die Interpeak-Latenz III-V rechts und links mit 2,08 und 2,12 ms normal.

Mehrfachwahl-Wortschatz-Intelligenztest (MWT-B)

In dem von Lehrl angegebenen MWT-B, der die kristallisierte oder Basisintelligenz misst, erreichte Herr J. 23 Punkte. In der dem Test beigefügten Normentabelle entspricht dies einem IQ von 93 und damit der Intelligenzstufe „durchschnittliche Intelligenz".

Kurztest für allgemeine Intelligenz (KAI)

Im KAI von Lehrl, Gallwitz und Blaha, der im Gegensatz zum MWT-B das aktuelle fluide Intelligenzniveau misst, erreichte Herr J. einen IQ von 89, d. h. keine wesentliche Differenz zum MWT-B.

Syndrom-Kurztest (SKT)

Im SKT von Erzigkeit zur Erfassung von Aufmerksamkeits- und Gedächtnisstörungen erreichte Herr J. unter Berücksichtigung eines IQ im MWT-B von 93 und des Lebensalters eine Gesamtpunktzahl von 3. Dies entspricht dem Ergebnis: „Keine zerebrale Insuffizienz im Sinne eines Durchgangssyndroms oder organischen Psychosyndroms nachweisbar."

Gutachtliche Beurteilung

Der damals knapp 17-jährige Maurerlehrling erlitt bei einem Fahrradsturz am 22.09.02 ein Schädel-Hirn-Trauma mit Schädelberstungsfraktur rechts okzipital. Im kranialen CT anfangs schmales subdurales Hämatom rechts okzipital sowie später Hinweise auf kleine Kontusionsherde rechts frontal wohl im Sinne eines Contrecoup.

Der weitere Verlauf ist gut dokumentiert. Nach zunehmender Eintrübung und links weiterer Pupille im erstversorgenden Krankenhaus Verlegung in eine neurochirurgische Klinik. Dort wurde keine Operationsindikation gesehen, lediglich eine epidurale Hirndrucksonde implantiert und die Weiterverlegung in das Heimatkrankenhaus veranlasst. Hier zeigte sich ein eindeutiges Durchgangssyndrom mit psychomotorischer Unruhe sowie ein ausgeprägter Meningismus. Am 01.10.02 wurde ein ausgedehntes subgaleares (nicht subdurales!) Hämatom rechts parieto-okzipital und links okzipital entleert. In der Folgezeit kontinuierliche Besserung. Die Entlassung aus der stationären Behandlung konnte am 30.10.02 erfolgen. Es schloss sich eine stationäre medizinische Rehabilitationsmaßnahme in einer Fachklinik an.

Der Entlassungsbericht aus der Reha-Klinik vom 30.03.03 geht von der „Ausräumung von Subduralhämatomen" aus, dies trifft bei Kenntnis der Originalkrankengeschichte nicht zu, es wurde nur ein subgaleares Hämatom entleert. Während der Reha-Maßnahme fiel links noch eine sehr diskrete Halbseitensymptomatik auf sowie eine psychomotorische Verlangsamung mit eingeschränkter Konzentrationsfähigkeit, weshalb von der Fortsetzung der Maurerlehre abgeraten und eine Lehre als Holzmechaniker empfohlen wurde, die der Versicherte zwischenzeitlich aufgenommen hat.

Der Versicherte klagt jetzt noch über zeitweilige Muskelverspannungen im Bereich des linken Beines und der linken Hand, jeweils unabhängig voneinander, keine Generalisation und kein Bewusstseinsverlust. Der Schilderung nach ist dies einem fokalen Anfallsgeschehen nicht zuzuordnen. Ansonsten besteht keine wesentliche Beeinträchtigung, auch keine Kopfschmerzen. Es wird keinerlei Behandlung durchgeführt, er fühle sich durchaus leistungsfähig, sowohl im Beruf als auch in der Freizeit.

Bei der Untersuchung hier fand sich internistisch kein pathologischer Befund, neurologisch keine Hirnnervenausfälle. In der Peripherie diskrete Dysdiadochokinese links, im Strichgang mit geschlossenen Augen leichte Unsicherheit ohne konstante Abweichtendenz nach einer Seite, ansonsten unauffälliger Befund. Bemerkenswert war eine massive Bewegungseinschränkung der LWS mit einem Finger-Boden-Abstand von 40 cm und deutlichen muskulären Verspannungen der paravertebralen lumbalen Muskulatur. Dabei ist zu berücksichtigen, dass zu keinem Zeitpunkt Hinweise auf eine Wirbelsäulenbeteiligung im Rahmen des Unfalles vom 22.09.02 beschrieben wurden, weder bei den Erstuntersuchungen noch in der Folgezeit, auch röntgenologisch keine Traumafolgen im Bereich der gesamten Wirbelsäule nachweisbar. Der Entlassungsbericht aus dem Rehabilitationskrankenhaus in G. vom 30.03.03 beschreibt ebenfalls eine Lendenstrecksteife, allerdings orthopädischerseits dafür keine Erklärung, ein Unfallzusammenhang wurde nicht gesehen.

Psychisch ergab sich jetzt kein Hinweis auf ein schwer wiegendes hirnorganisches Psychosyndrom, auch affektiv unauffällig, gut steuerungsfähig, keine wesentlichen kognitiven, insbesondere mnestischen Schwächen.

Testpsychologisch fand sich im MWT-B ein IQ von 93, der die kristallisierte oder Basisintelligenz repräsentiert, im KAI fand sich ein IQ von 89 als Ausdruck der verfügbaren fluiden Intelligenz, eine größere Diskrepanz würde für eine organische Beeinträchtigung sprechen, was hier nicht der Fall ist. Damit stimmt auch das Ergebnis des SKT zur Erfassung von Aufmerksamkeits- und Gedächtnisstörungen überein, welcher mit 3 Punkten einen vollständig unauffälligen Befund ergab, ohne Hinweis auf ein hirnorganisches Psychosyndrom. Dies entspricht auch dem klinischen Eindruck. Letztlich korreliert damit auch die Angabe des Versicherten selbst, es bestünden keine Beeinträchtigung der schulischen Leistungen in der Berufsschule und keine Schwierigkeiten bei der Umstellung der Lehre vom Maurerberuf zum Holzhandwerker. Er werde planmäßig die Gesellenprüfung im kommenden Jahr ablegen.

Auch die Zusatzdiagnostik mit EEG, VEP und AEP war unauffällig.

Zusammenfassend bestand bei dem jetzt 18-jährigen Versicherten zweifellos ein Schädel-Hirn-Trauma vom Grad einer Contusio cerebri, wobei allein das lang dauernde Durchgangssyndrom, die etwa 12-stündige retrograde Amnesie und die etwa 14-tägige anterograde Amnesie in diese Richtung weisen. Die Dauer der primären Bewusstlosigkeit ist nicht dokumentiert. Neben einer Schädelberstungsfraktur rechts okzipital bestand ein konservativ behandeltes schmales subdurales Hämatom rechts okzipital sowie eine traumatische Subarachnoidalblutung bzw. Hinweise auf eine rechts frontale Hirnkontusion, wohl als Contrecoup zu werten. Eine ausgedehnte substanzielle Hirnschädigung fand sich allerdings nicht. Die weitere Behandlung erfolgte konservativ, das subdurale Hämatom musste nicht entleert werden.

Für die Beurteilung sind ggf. jetzt noch bestehende Folgen des Unfalles vom 22.09.02 entscheidend, neurologisch vor allem solche der substanziellen Hirnschädigung. Spontan klagte der Versicherte über zeitweilige Verkrampfungen des linken Armes und des linken Beines, jedoch nicht synchron und auch nicht anfallsartig etwa im Sinne eines fokalen Anfallsgeschehens. Es ergab sich ein völlig unauffälliger EEG-Befund und es bestand auch keine Behandlungsnotwendigkeit. Im klinischen Befund diskrete Dysdiadochokinese links. Zusammen mit dem Befund aus G. vom 30.03.03 mit dort offenbar noch etwas deutlicher ausgeprägter Halbseitensymptomatik links ist dies noch als Residualsyndrom nach stattgehabter substanzieller Hirnschädigung im Bereich der rechten Hemisphäre zu werten. Für eine organische Wesensänderung hat sich kein Hinweis ergeben. Klinisch fanden sich keine kognitiven Störungen und auch keine Beeinträchtigung der Affektivität und der Spontaneität, auch die entsprechende Zusatzdiagnostik war unauffällig. Schließlich ist zu berücksichtigen, dass keine wesentliche Beeinträchtigung im Alltagsleben vorliegt, weder beruflich noch im privaten Bereich.

Die auffällige Lendenstrecksteife ohne entsprechendes Beschwerdebild wurde schon in G. beschrieben, ein Wirbelsäulentrauma fand im Rahmen des Unfalles vom 22.09.02 nicht statt. Ein Unfallzusammenhang lässt sich nicht begründen.

Beantwortung der im Gutachtensauftrag gestellten Fragen

Unfallfolgen vom 22.09.02 auf neurologischem Fachgebiet

Diskrete Halbseitenstörung links nach substanzieller Hirnschädigung bei Schädelberstungsfraktur rechts okzipital, traumatischem subduralen Hämatom rechts okzipital, traumatischer Subarachnoidalblutung und Hinweisen auf rechts frontale kleinere Kontusionsherde.

Unfallunabhängige Erkrankungen

Bewegungseinschränkung der LWS ohne radikuläre Symptomatik.

Den **Invaliditätsgrad** für die private Unfallversicherung schätze ich abgestuft wie folgt ein:
vom 22.09.02 bis 31.03.03 mit 100%,
vom 01.04.03 bis 31.03.04 mit 30%,
vom 01.04.04 bis 31.03.05 mit 20%.

Es empfiehlt sich dann eine neurologische Nachuntersuchung. Behandlungsmaßnahmen sind nicht erforderlich.

(Unterschrift)

Kommentar

Das Gutachten zeigt zunächst die Notwendigkeit, ärztliche Unterlagen und auch Entlassungsberichte von Krankenhäusern sorgfältig zu prüfen und – falls möglich – durch die Original-Krankengeschichte zu ergänzen. Hier war einmal von der „Ausräumung von Subduralhämatomen" die Rede, obgleich in Wirklichkeit nur ein subgaleares Hämatom ausgeräumt wurde. Es zeigt sich auch die Bedeutung der Erstbefunde für die spätere Beurteilung von Unfallfolgen und die Abgrenzung von unfallunabhängigen Erkrankungen, hier im Bereich der LWS. Schließlich lässt sich auch hier beobachten, dass anfangs sehr dramatisch imponierende Krankheitsbilder gerade im jugendlichen Alter nicht selten ohne gravierende Folgen ausheilen. Die Begutachtung muss sich stets auf die tatsächlich nachweisbaren Unfallfolgen beschränken.

Entschädigt wird nicht die Schwere des Unfallgeschehens, sondern die tatsächlich verbleibenden und nachweisbaren Unfallfolgen.

Weiterführende Literatur

Ahrens S, Hasenbring M, Schultz-Venrath U, Strenge H (Hrsg). Psychosomatik in der Neurologie. Stuttgart, New York: Schattauer 1995.

Berlit P (Hrsg). Klinische Neurologie. 2. Aufl. Berlin: Springer 2005.

Bleecker ML, Hansen JA. Occupational Neurology and Clinical Neurotoxicology. Baltimore: Williams & Wilkins 1994.

Bundesministerium für Gesundheit und Soziale Sicherung. Anhaltspunkte für die ärztliche Gutachtertätigkeit im sozialen Entschädigungsrecht und nach dem Schwerbehindertenrecht (Teil 2 SGB IX). Bonn 2004.

Erlenkämper A. Arzt und Sozialrecht. Rechtliche Grundlagen der Sozialmedizin und der sozialmedizinischen Begutachtung. Darmstadt: Steinkopff 2003.

Erlenkämper A, Fichte W. Sozialrecht. 4. Aufl. Köln: Heymanns 1999.

Foerster K. Neurotische Rentenbewerber. Stuttgart: Enke 1984.

Gorman WF. Legal Neurology and Malingering: Cases and Techniques. St. Louis, Missouri: Green 1993.

Hackhausen W. Sozialmedizin und ärztliche Begutachtung – Ein Kompendium für Ärzte und Juristen. Landsberg: Ecomed 2003.

Hausotter W. Begutachtung somatoformer und funktioneller Störungen. 2. Aufl. München, Jena: Elsevier Urban & Fischer 2004.

Hoffmann SO, Hochapfel G. Neurotische Störungen und Psychosomatische Medizin. 7. Aufl. Stuttgart, New York: Schattauer 2004.

Konrad N. Leitfaden der forensisch-psychiatrischen Begutachtung. Stuttgart, New York: Thieme 1997.

Ludolph E, Lehmann R, Schürmann J (Hrsg). Kursbuch der ärztlichen Begutachtung. Loseblattausgabe. Landsberg: Ecomed 2005 (aktualisiert).

Marx HH, Klepzig H (Hrsg). Basiswissen medizinische Begutachtung. Stuttgart, New York: Thieme 1998.

Mehrhoff F, Meindl RC, Muhr G. Unfallbegutachtung. 11. Aufl. Berlin, New York: de Gruyter 2005.

Mollowitz GG (Hrsg). Der Unfallmann. 12. Aufl. Berlin: Springer 1998.

Nedopil N. Forensische Psychiatrie. Stuttgart, New York: Thieme 1996.

Rauschelbach HH, Jochheim KA, Widder B (Hrsg). Das neurologische Gutachten. 4. Aufl. Stuttgart, New York: Thieme 2000.

Rompe G, Erlenkämper A (Hrsg). Begutachtung der Haltungs- und Bewegungsorgane. 4. Aufl. Stuttgart, New York: Thieme 2004.

Rudolf G, Henningsen P. Somatoforme Störungen. Stuttgart, New York: Schattauer 1998.

Rudolf GAE, Röttgers HR. Rechtsfragen in Psychiatrie und Neurologie. 2. Aufl. Wiesbaden: Deutscher Universitäts-Verlag 2000.

Schneider W, Henningsen P, Rüger U. Sozialmedizinische Begutachtung in Psychosomatik und Psychotherapie. Bern: Huber 2001.

Schönberger A, Mehrtens G, Valentin H. Arbeitsunfall und Berufskrankheit. 7. Aufl. Berlin: Schmidt 2003.

Suchenwirth RMA. Neurologische Untersuchung. 2. Aufl. Bad Hersfeld: Neuromedizin 1998.

Suchenwirth RMA, Ritter G, Widder B (Hrsg). Neurologische Begutachtung bei inadäquaten Befunden. Ulm: Gustav Fischer 1997.

Suchenwirth RMA, Kunze K, Krasney OE (Hrsg). Neurologische Begutachtung – Ein praktisches Handbuch für Ärzte und Juristen. 3. Aufl. München, Jena :Urban & Fischer 2000.

Triebig G, Lehnert G. Neurotoxikologie in der Arbeitsmedizin und Umweltmedizin. Stuttgart: Gentner 1998.

Trimble M. Somatoform Disorders – A Medicolegal Guide. Cambridge: Cambridge University Press 2004.

Venzlaff U, Foerster K (Hrsg). Psychiatrische Begutachtung – Ein praktisches Handbuch für Ärzte und Juristen. 4. Aufl. München, Jena: Urban & Fischer 2004.

VDR (Hrsg). Sozialmedizinische Begutachtung für die gesetzliche Rentenversicherung. 6. Aufl. Berlin: Springer 2003.

Wallesch CW (Hrsg). Neurologie. München, Jena: Elsevier Urban & Fischer 2005.

Wenner U, Terdenge F, Martin R. Grundzüge der Sozialgerichtsbarkeit. 2. Aufl. Berlin: Schmidt 1999.

Sachverzeichnis

A